PHARMACOPÉE
HOMŒOPATHIQUE
FRANÇAISE

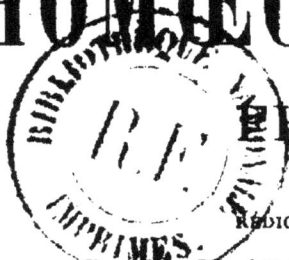

RÉDIGÉE SOUS LE PATRONAGE

De la Société Française d'Homœopathie

PAR

H. ECALLE, L. DELPECH et A. PEUVRIER

Pharmaciens à Paris

AVEC LA COLLABORATION DE

MM. les Docteurs Marc JOUSSET

ET

Vincent LÉON-SIMON

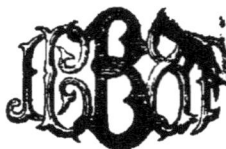

PARIS
LIBRAIRIE J.-B. BAILLIÈRE ET FILS

19, RUE HAUTEFEUILLE, PRÈS DU BOULEVARD SAINT-GERMAIN, 19

—

1898

PHARMACOPÉE HOMŒOPATHIQUE

FRANÇAISE

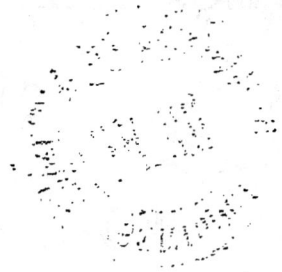

PHARMACOPÉE

HOMŒOPATHIQUE

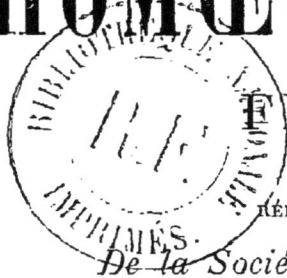

FRANÇAISE

RÉDIGÉE SOUS LE PATRONAGE

De la Société Française d'Homœopathie

PAR

H. ECALLE, L. DELPECH et A. PEUVRIER

Pharmaciens à Paris

AVEC LA COLLABORATION DE

MM. les Docteurs Marc JOUSSET

ET

Vincent LÉON-SIMON

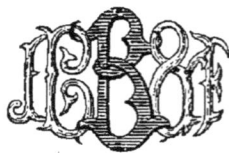

PARIS

LIBRAIRIE J.-B. BAILLIÈRE ET FILS

19, RUE HAUTEFEUILLE, PRÈS DU BOULEVARD SAINT-GERMAIN, 19

—

1898

PRÉFACE

Dans un mémoire présenté au Congrès homœopathique international, tenu à Paris au mois d'août 1889, M. Ecalle proposait la nomination d'une commission de Pharmacologie. Cette commission devait avoir pour but, d'abord de fixer certains points litigieux, et surtout de « mettre à l'étude une *Nouvelle Pharmacopée Homœopathique*, plus en rapport avec les progrès de la science ».

Le congrès renvoya ce projet à la Société française d'homœopathie, qui le discuta et nomma une commission composée des docteurs Marc Jousset et V$_t$ Léon-Simon, et de MM. Bourdet, Ecalle et Piotruszinski, avec mandat de publier une *Nouvelle Pharmacopée*.

Depuis, MM. Bourdet et Piotruszinski ont été remplacés par MM. Lud. Delpech et Aug. Peuvrier.

C'est l'œuvre de cette commission que nous publions aujourd'hui.

La publication d'une *Pharmacopée Homœopathique* et surtout d'une *Nouvelle Pharmacopée Homœopathique* a-t-elle sa raison d'être ? Oui, certes. Notre pharmacologie homœopathique diffère de la pharmacologie ordinaire par plusieurs points : elle ne prépare que des drogues simples, obtenues dans le plus grand état de pureté possible ; de plus, le pro-

cédé de la dilution et de la trituration dans un véhicule inerte, procédé exclusivement hahnemannien,
constitue une branche tout à fait originale de l'art
du pharmacien ; il est important de déterminer le
véhicule qui convient le mieux à chaque corps, la
manière de les incorporer l'un à l'autre, la proportion du médicament relativement au véhicule et la
durée de l'opération.

Ce procédé réduit nos médicaments à un état de
division extrême et à des doses d'une petitesse telle
que notre imagination a peine à les concevoir et que
les procédés d'analyse les plus délicats ne peuvent
les faire constater par nos sens. Ces doses, appelées
infinitésimales, nous ont attiré bien des moqueries.
Ces moqueries ne seraient plus de mise aujourd'hui
que tous les médecins emploient souvent des doses
aussi réduites que les nôtres. Quelle est en effet la
dose de toxine anti-rabique contenue dans les moelles
qui servent aux inoculations de Pasteur, sinon une
dose comparable aux doses infinitésimales?

La même remarque peut être faite pour le serum
antidiphtérique de Roux.

Les doses infinitésimales ne sont donc pas ridi-
cules; la plupart des médecins homœopathes leur
doivent leurs succès thérapeutiques; il est donc nécessaire que les pharmaciens connaissent exactement
la manière de les préparer. C'est ce que leur ensei-
gne la *Pharmacopée homœopathique.*

Il a existé en France deux œuvres analogues : la
Pharmacopée homœopathique de Jahr et Catellan,
le *Codex des médicaments homœopathiques* de Weber,

qui sont peut-être les plus anciennes publications sur
ce sujet, et qui traitent magistralement toutes les
questions qui se rattachent à la préparation de nos
médicaments; mais elles sont déjà anciennes, et un
grand nombre de médicaments sont entrés depuis
dans la pratique.

Il était donc nécessaire de les introduire dans la
pharmacopée homœopathique.

Hahnemann, qui, pour son temps, était un chimiste
très distingué et très minutieux, a fixé en termes
très précis la préparation de tous les médicaments
qu'il a expérimentés ; notre travail est absolument
conforme à ses indications, mais nous avons ajouté
tous les nouveaux médicaments appliqués depuis
lors.

Le mode de préparation des teintures, le mode de
préparation des atténuations a été discuté et voté
par la Société française d'Homœopathie, dont la commission n'est ici que l'interprète.

Nous pensons que les médecins comme les pharmaciens ont besoin de connaître le mode de préparation des médicaments qu'ils emploient.

Dr MARC JOUSSET. — Dr V. LÉON SIMON.

Paris, 1er décembre 1897.

PHARMACOPÉE HOMŒOPATHIQUE

FRANÇAISE

PREMIÈRE PARTIE

PHARMACOPÉE GÉNÉRALE

Les médicaments qu'on emploie en homœopathie sont, à quelques exceptions près, les mêmes que ceux dont se sert l'ancienne école. L'unique différence consiste à les employer dans toute leur pureté, et à les faire prendre exempts de tout mélange qui puisse en changer les propriétés.

Nous n'établirons pas ici s'il y a lieu de donner une préférence quelconque à la méthode basée sur l'usage des médicaments composés ou à celle dont la loi caractéristique et fondamentale est l'emploi des médicaments simples. Qu'il nous suffise d'insister sur ce point que l'usage de ces derniers est tellement lié au principe de la doctrine homœopathique qu'on ne saurait s'en écarter sans porter atteinte à la pratique. L'Homœopathie a donc expérimenté un certain nombre de médicaments simples, mais pour pouvoir mettre à profit les observations recueillies il est indispensable de se placer dans les mêmes conditions, c'est-à-dire d'employer ces médicaments dans le même état de pureté et surtout de simplicité, les remèdes composés formant bien une espèce d'unité médicamenteuse, mais qu'il est difficile de reproduire toujours d'une façon absolument identique, tandis que la nature n'a pas de ces variations qui existent malgré les précautions les plus minutieuses dans les préparations synthétiques des laboratoires.

Il serait cependant erroné de penser que l'Homœopathie n'a pour agents que les corps simples, comme le soufre, le mercure, l'antimoine, etc... Comme l'Allopathie, elle prend ses substances dans les trois règnes et emploie toutes les combinaisons chimiques qui procèdent de lois invariables et se reproduisent constamment en donnant un produit identique. C'est, en un mot, l'unité médicamenteuse que recherche avant tout l'Homœopathie, que la substance employée soit un corps simple ou composé.

Mais certains produits ne peuvent être ni administrés ni conservés sous leur forme première ; dans d'autres, la vertu médicamenteuse est pour ainsi dire à l'état latent et demande, pour se développer, l'addition d'une autre matière ; d'autres encore possèdent des principes tellement actifs qu'il est dangereux de s'en servir en leur état primitif et qu'on ne peut s'en permettre l'administration qu'en les mélangeant à d'autres substances qui en atténuent les effets. Mais quelles substances employer ? C'était là un point délicat, car s'il n'en est pas d'absolument neutres, il fallait du moins les choisir telles qu'elles permissent la dispensation et la conservation des médicaments sans en altérer les propriétés.

Nous avons adopté l'*eau distillée*, l'*alcool* et la *glycérine* pour les substances liquides ou solubles; le *sucre de lait* pour les substances insolubles; nous faisons ainsi des *teintures* et des *poudres*.

Les teintures s'obtiennent en mêlant à l'alcool pur le suc récemment exprimé des plantes fraîches ou en y faisant macérer les plantes sèches; les poudres, en triturant avec le sucre de lait les substances insolubles.

Mais ces préparations, obtenues par le mélange d'un suc frais à l'alcool ou par la trituration d'une substance quelconque avec le sucre de lait, sont généralement considérées comme trop actives pour être administrées de la sorte.

On les a alors atténuées en en prenant une certaine quantité, et en y ajoutant une nouvelle dose de véhicule. On a opéré sur cette seconde préparation comme sur la première, et on a fait de la même façon une série d'atténuations dans des proportions toujours fixes et telles qu'une quelconque contient toujours la 100e partie de la précédente.

La dispensation des médicaments se fait au moyen des véhicules employés à leur préparation en y ajoutant cependant les globules composés de sucre *très pur*. Chaque atténuation étant préparée d'avance, on en donne au malade la quantité prescrite sous forme de solution dans l'eau distillée pure ou additionnée d'alcool, sous forme de poudre mêlée avec une certaine quantité de sucre de lait ou encore sous forme de globules imprégnés de l'atténuation alcoolique.

Quoique très simples, les opérations homœopathiques exigent des soins minutieux, si l'on veut avoir entre les mains des médicaments aussi actifs et aussi sûrs que possible.

Nous allons, avant de nous occuper de la *pharmacopée spéciale*, c'est-à-dire des règles à observer pour chaque médicament en particulier, donner des règles générales et positives sur les soins à prendre et les fautes à éviter pour obtenir des médicaments sur l'effet desquels on puisse compter d'une façon absolue.

Nous traiterons donc :

1° *Des véhicules servant à la préparation des médicaments ;*

2° *Des préparations fondamentales,* c'est-à-dire, *de la préparation des médicaments à leur état primitif :* teintures mères et triturations ;

3° *Des atténuations ;*

4° *De la dispensation et de la conservation des médicaments.*

ARTICLE PREMIER

LES VÉHICULES

Comme nous l'avons dit (p. 2), on se sert en Homœopathie de quatre véhicules : 1° l'*alcool ;* 2° le *sucre de lait ;* 3° l'*eau ;* 4° la *glycérine.*

Mais ces substances ne se trouvant pas toujours dans le commerce en un parfait état de pureté, il est important de les préparer soi-même ou du moins de les purifier pour les rendre propres à l'usage qu'on en veut faire.

§ 1er. — L'ALCOOL

L'alcool n'est pas un produit naturel ; il provient de la

fermentation des matières sucrées ou amylacées dont on le retire par la distillation.

Il existe une foule de substances végétales contenant du sucre ou des matières amylacées capables de se transformer en glucose, puis en eau et en alcool : telles sont le vin, la bière, la canne à sucre, les merises, les prunes, les pêches, les betteraves, les pommes de terre, etc... Mais tous ces alcools ne sont pas propres à l'usage homœopathique. Ils contiennent souvent, suivant les substances dont on les a tirés, un peu d'acide acétique, de l'acide prussique, des huiles essentielles, empyreumatiques, etc.

Le plus convenable est l'alcool de vin. L'alcool a l'état complet de pureté a une pesanteur spécifique de 0,791. Il ne contient pas d'eau et marque 100° à l'alcoomètre.

On ne l'emploie jamais à cet état de concentration.

Celui du commerce, quelque pur qu'il soit, ne marque généralement que 81 à 82 degrés et on ne peut s'en servir qu'après l'avoir soumis à une nouvelle distillation. Pour cela, on en place une certaine quantité dans le bain-marie d'un alambic uniquement réservé à cet usage et on distille en rejetant le premier et le dernier vingtième. On obtient ainsi l'*alcool rectifié* qui marque 88 à 90 degrés. On l'emploie à ce degré ou on le ramène à 80° et même à 70° suivant le besoin. Quant au résidu, il ne doit servir en aucun cas.

Nous ne saurions trop recommander de n'employer que de l'alcool rectifié comme nous venons de le dire, car celui qui est purifié par des procédés chimiques, comme la chaux, l'alun, l'acétate de soude, retient toujours des traces du corps qui a servi à sa concentration.

§ 2. — LE SUCRE DE LAIT

Le sucre de lait (*Saccharum lactis*) est le véhicule des corps solides.

Il existe tout formé dans le lait de certains mammifères, mais il est plus abondant dans le lait d'ânesse que dans celui de vache, de jument, de chèvre, etc...

Suffisamment purifié, il ne contient pas d'azote, se dissout dans 12 fois son poids d'eau froide et 4 fois son poids d'eau bouillante. Il est très peu soluble dans l'alcool, insoluble dans l'éther, ne s'altère point à l'air, ne subit pas la fermentation vineuse, se boursoufle et se transforme par l'action du feu en une sorte de matière gommeuse, et décompose l'acétate de cuivre à la manière du sucre en dégageant des vapeurs d'acide hypoazotique. Traité par l'acide nitrique, il donne de l'acide mucique ; l'acide sulfurique et l'acide muriatique faible le transforment en sucre de raisin.

On extrait le sucre de lait par l'évaporation du sérum que donne en Suisse la préparation des fromages. On devra choisir le sucre cristallisé en forme de grappes, se le procurer toujours dans les pays de production et éviter soigneusement celui qui aura séjourné dans les magasins de droguerie où il se trouve imprégné des odeurs qu'exhalent les autres produits.

Pour servir aux préparations homœopathiques, il doit toujours être épuré, mais avant de procéder à cette opération on devra s'assurer qu'il ne contient aucune substance qui pourrait le rendre impropre à nos usages. Il pourrait par exemple n'avoir pas été complètement débarrassé des matières grasses que le lait renferme : dans ce cas il est moins blanc, il absorbe davantage l'humidité, enfin, sa saveur et son odeur sont moins pures et moins naturelles. Mêlé au sucre de canne, il a une saveur sucrée beaucoup plus marquée ; préparé dans des bassines de cuivre, il conserve des parcelles de ce métal qui font qu'une solution de ce sel à laquelle on ajoute un peu d'ammoniaque se colore en bleu ; s'il contient de l'alun, la même solution traitée par l'acétate de plomb donne un précipité de sulfate de plomb ; y a-t-il du chlorure de sodium, le nitrate d'argent forme un précipité blanc caillebotté de chlorure d'argent ; enfin, s'il y a des traces d'acide sulfurique, l'acétate de plomb donne un précipité de sulfate de plomb.

Lorsqu'on s'est assuré que le sucre de lait ne contient aucune des impuretés que nous venons d'énumérer, on procède alors à son épuration. Pour cela, on prend un kilogramme de sucre de lait que l'on dissout dans 4 kilos d'eau distillée bouillante. On filtre la dissolution, on y ajoute 4 kilos d'alcool à 85°, et on place le tout dans un endroit sec. Le sucre de lait étant insoluble dans l'alcool et celui-ci très avide d'eau, la cristallisation se fait assez vite et on obtient de beaux cristaux blancs qu'on fait sécher entre des feuilles de papier Joseph, ou au soleil, ou même au four. Le sucre de lait ainsi obtenu est chimiquement pur : il ne reste plus qu'à le pulvériser.

Pour cela on introduit les cristaux dans un mortier de porcelaine ou de marbre et on les écrase jusqu'à ce que la poudre obtenue soit devenue assez fine ; on la passe alors à travers un tamis dont le fond est en soie blanche ou en tissu de crin très serré et qui ne doit jamais servir à d'autres usages. Enfin on expose le sucre de lait ainsi pulvérisé pendant quelques heures au soleil, on l'introduit dans des poudriers en verre et on le conserve dans un endroit sec.

§ 3. — L'EAU

S'il est un véhicule qui soit au moindre degré dépourvu de vertus médicamenteuses, c'est l'eau.

Mais il est difficile de la trouver dans la nature à l'état de pureté.

L'*eau des sources* et *des puits* est chargée de sels neutres terreux.

L'*eau de pluie*, infiniment plus pure, contient, outre l'air atmosphérique, une très petite quantité de matières fixes, et même après un orage on y trouve des traces d'acide nitrique et d'ammoniaque.

Quant à l'*eau des étangs* et *des rivières*, elle est d'une richesse extraordinaire en produits des trois règnes.

L'eau est certainement le véhicule dont il est fait le plus d'usage dans la pharmacie homœopathique. Elle sert aux opérations chimiques que demande la purification de plusieurs substances primitives, à la préparation de certaines atténuations, enfin à l'administration des médicaments sous forme de solution aqueuse.

Pour le dernier de ces usages, l'eau de source ou de rivière bien filtrée pourrait à la rigueur être employée, mais l'*eau distillée* sera toujours préférable toutes les fois qu'il sera possible de s'en procurer. Il est indispensable de distiller soi-même, l'eau distillée du commerce présentant le plus souvent le goût et l'odeur des alambics dans lesquels elle a été faite, et qui servent en même temps à la préparation des eaux distillées aromatiques.

Nous insistons donc sur la nécessité de préparer son eau soi-même en apportant encore des soins extrêmes à cette opération et en se servant d'appareils uniquement réservés à cet usage.

Pour cela, on prend de l'eau filtrée qu'on introduit dans un appareil à distillation ordinaire, on lute avec soin et on chauffe jusqu'à l'ébullition. On laisse perdre les premières vapeurs qui se dégagent et qui sont chargées des gaz que contiennent l'air et l'eau; on remplit le réfrigérant et on distille lentement.

L'eau obtenue ainsi doit être parfaitement limpide, inodore et insipide et ne précipiter ni par le chlorure de baryum, ni par le nitrate d'argent, ni par l'acide sulfhydrique, ni par les sulfhydrates, ni par l'oxalate d'ammoniaque. On la met alors dans des bouteilles qui ne servent qu'à cet usage, qu'on a rincées avec la même eau et qu'on dépose dans un endroit frais.

§ 4. — LA GLYCÉRINE

La glycérine a été découverte en 1779 par Scheele. Elle a été obtenue par lui comme un produit de la saponification des corps gras à l'aide de la litharge dans la préparation de l'emplâtre simple. Scheele donna à cette substance le nom de *principe doux des huiles,* dénomination qui a été conservée jusqu'en 1813, époque à laquelle Chevreul fixa les principales données qui ont servi à établir sa composition et sa fonction chimique et la nomma *glycérine.*

On l'obtient en saponifiant une matière grasse par un lait de chaux. On sépare le liquide du savon calcaire insoluble formé; on traite la liqueur par un peu d'acide

sulfurique dilué qui précipite la chaux restée en dissolution, à l'état de sulfate ; on évapore au bain-marie ; on reprend le résidu par l'alcool fort qui s'empare de la glycérine, et il ne reste plus qu'à évaporer le soluté alcoolique au bain-marie pour obtenir la glycérine.

On la purifie en la laissant en contact pendant deux
jours avec 1/4 de son poids d'eau et de charbon animal
lavé, et agitant ; elle est ensuite filtrée et évaporée au
bain-marie jusqu'à ce qu'elle marque 28 à 30° B.

La glycérine est liquide, incolore et inodore, elle offre
une saveur douce et sucrée, une consistance visqueuse, elle
est onctueuse au toucher. Sa densité est de 1,26 à 1,27.
Elle dissout l'eau et l'alcool en toutes proportions, mais
elle ne dissout ni l'éther, ni le chloroforme. Elle ne doit
laisser aucun résidu fixe lorsqu'on la soumet à la combustion complète dans une capsule de platine ; elle ne doit
produire aucune réaction sur la teinture de tournesol, ni
sur le sirop de violettes ; les réactifs du plomb, de la chaux,
du chlore, de l'acide sulfurique, ne doivent y faire naître
aucun dépôt, ni aucune coloration.

On emploie en homœopathie la glycérine à 30°. Elle
sert à préparer les premières atténuations de certaines
substances et surtout des alcaloïdes.

ARTICLE II

LES PRÉPARATIONS FONDAMENTALES

Choix des produits. — Le premier soin auquel devra
s'attacher le pharmacien homœopathe sera de se procu-

rer des matières premières de la meilleure qualité possible.

Les substances animales ou végétales perdant de leur énergie par la dessiccation, il devra toujours se les procurer aussi fraîches que possible et les préparer immédiatement. Quant aux substances exotiques employées à l'état frais, il sera préférable pour lui de faire venir la teinture du pays d'origine plutôt que d'en entreprendre la préparation avec la plante sèche qui lui donnerait peut-être un produit n'ayant ni les mêmes caractères ni les mêmes propriétés.

S'il est nécessaire de se procurer des produits de premier choix, il n'est pas moins indispensable de n'employer que l'espèce particulière dont l'homœopathie fait usage.

Il s'agit moins, en effet, d'avoir une préparation qui réponde exactement au nom qu'elle porte, qu'une substance qui ait la composition indiquée par le médecin qui en a fait l'étude sur l'homme sain.

Le *Calcarea carbonica*, par exemple, préparé avec l'écaille d'huître, n'est pas du carbonate de chaux chimiquement pur. C'est pourtant toujours ainsi qu'il faudra le préparer, parce que c'est sous cette forme que Hahnemann l'a expérimenté. Nous en dirons autant du mercure soluble, du causticum, etc.

Préparation. — Après le choix des produits au point de vue de leur pureté et de leur espèce particulière, le pharmacien devra se conformer strictement aux règles prescrites pour leur préparation.

Toutes les teintures devront être faites à l'alcool, les substances insolubles triturées avec le sucre de lait.

Il sera indispensable d'éviter que l'atmosphère dans

laquelle on travaille soit chargée d'odeurs, de vapeurs ou d'émanations médicinales comme celles qui remplissent les pharmacies ordinaires, car ces exhalaisons mises en contact avec les préparations homœopathiques seraient de nature à en changer la vertu.

Les vases dans lesquels ont été préparées des substances odorantes, ou susceptibles d'adhérer avec force, telles que le musc, l'ambre, l'arsenic devront être nettoyés avec un soin minutieux.

Quant aux flacons et aux bouchons destinés aux atténuations, ils ne devront jamais servir que pour y mettre les mêmes médicaments à la même dilution.

Si l'on se trouvait dans la nécessité absolue d'employer des flacons ayant déjà servi, il serait indispensable d'y passer d'abord de l'acide chlorhydrique ou sulfurique, de les laver ensuite plusieurs fois à l'eau bouillante, de les rincer à l'eau distillée pure et de les soumettre enfin à l'action d'une forte chaleur, celle d'un four par exemple.

Enfin, les ustensiles qui serviront à la préparation des médicaments homœopathiques, mortiers, pilons, spatules, cuillères, devront être en quartz, porphyre, verre, porcelaine ou corne. Le métal et le bois devront être rigoureusement rejetés.

Mode de bouchage. — On adoptera pour le bouchage les bouchons de liège, préférables à tous les autres, parce qu'en raison de leur élasticité ils ferment plus hermétiquement. Le liège devra être de première qualité, blanc, sans pores, et présenter une surface parfaitement unie.

On réservera le bouchon à l'émeri pour les substances qui attaquent le liège, comme le brome, l'iode, etc...

Lorsqu'un bouchon aura touché le goulot d'une fiole contenant une substance active, il ne devra jamais être employé pour un autre flacon.

Enfin, les préparations altérables à la lumière seront enfermées dans des flacons jaunes.

§ 1er. — LES TEINTURES MÈRES ET LES TRITURATIONS DES SUBSTANCES VÉGÉTALES

Nous faisons deux préparations des substances végétales : les teintures mères et les triturations.

La préparation qu'on désigne sous le nom de *teinture mère* comprend 4 opérations successives :

1° Choisir l'espèce sur laquelle ont porté les expérimentations;

2° Prendre l'espèce sauvage et non cultivée ainsi que la partie usitée de la plante;

3° La nettoyer;

4° Faire la teinture suivant le procédé inhérent au type auquel appartient la plante.

De ces différentes opérations, la première n'a pas besoin de commentaires.

Pour la seconde on trouvera dans la *Pharmacopée spéciale* les renseignements nécessaires.

Nettoyage de la plante. — La troisième prescription est le nettoyage de la plante. Il est en effet indispensable de la débarrasser de la terre et autres impuretés qui pourraient y adhérer, ainsi que des herbes que l'on trouve enlacées entre les feuilles ou autour des tiges. On devra éviter cependant de les laver à l'eau fraîche, et en-

core plus de les y laisser séjourner, car ce procédé serait
de nature à leur enlever une partie de leur activité.

Préparation de la teinture mère. — Enfin, la quatrième opération est la préparation de la teinture mère.

I. — LES TEINTURES MÈRES DES SUBSTANCES VÉGÉTALES INDIGÈNES

Récolte. — Les plantes qui servent à la préparation
de nos teintures mères doivent être récoltées pendant la
première période de déclin de leur floraison, en s'atta-
chant à ne prendre que celles qui croissent sur un terrain sec, exposé au soleil et au grand air, à moins que
la nature de la plante ne réclame des terrains humides et
ombragés.

Le moment le plus favorable est celui où, après plusieurs jours de chaleur, il est tombé une petite pluie
fine.

A moins d'indications spéciales, on emploie toujours
la plante entière (racine, tige, feuilles et fleurs).

Préparation. — On divise les plantes indigènes en deux
catégories bien distinctes :

1° Les plantes indigènes *à suc considérable;*

2° Les plantes indigènes *à suc minime.*

Pour préparer les premières, on les trie d'abord avec
soin pour retirer les plantes étrangères qui se trouvent
parfois soit entre les feuilles, soit autour des tiges. On
les hache aussi menues que possible, on les pile dans un
mortier et on les soumet à la presse.

On ajoute au suc ainsi obtenu une quantité égale en

poids d'alcool à 90°, et on a ainsi la liqueur n° 1, que l'on conserve à part.

On prend le marc résultant de l'opération précédente, on y ajoute son poids d'alcool à 90°, on laisse macérer pendant 10 jours et on exprime de nouveau. On a ainsi la liqueur n° 2, qu'on ajoute à la première; on laisse déposer et on filtre après décantation.

On peut être sûr, en opérant ainsi, d'avoir une teinture qui sera toujours semblable à elle-même, et qui contiendra tous les principes actifs de la plante. En effet, dans la liqueur n° 1 sont ceux qui sont solubles dans l'eau en même temps que ceux qui sont entraînés mécaniquement, et dans la liqueur n° 2 tous ceux qui sont solubles dans l'alcool. L'*Aconit* sert de type à ces teintures.

Quant aux plantes de la seconde catégorie, les plantes indigènes à suc minime, on les broie, on les réduit en une pâte fine et humide et on les recouvre d'un poids égal d'alcool à 80°. On laisse macérer pendant 10 jours et on filtre après décantation.

Le type de ces teintures est la *Dulcamara*.

II. — LES TEINTURES MÈRES DES SUBSTANCES VÉGÉTALES EXOTIQUES

Préparation. — Les substances végétales exotiques qu'on emploie en Homœopathie doivent être prises à l'état brut, car, même sans craindre de falsification avec des matières étrangères, les moyens qu'on emploie pour les réduire en poudre n'offrent pas toutes les garanties de pureté nécessaires à nos préparations.

On réduit donc la substance en poudre fine et on la traite par simple macération au 1/20ᵉ dans de l'alcool à 70°. On laisse en contact pendant 10 jours et on filtre.

Le type de ces teintures est l'*Ipeca*.

Nous avons adopté la proportion au 1/20ᵉ pour toutes les substances indistinctement, d'abord parce qu'elle permet d'affirmer la solubilité à peu près complète des principes actifs de la plante, et ensuite parce que de cette façon le médecin connaît toujours la quantité de substance qui correspond à la quantité de teinture prescrite par lui.

Nous rappelons que, pour les substances végétales exotiques préparées à l'état frais, il sera préférable de se procurer la teinture dans le pays d'origine.

III. — LES TRITURATIONS DES SUBSTANCES VÉGÉTALES

La seconde préparation fondamentale des substances végétales est la *trituration*.

Réservée tout d'abord aux substances végétales exotiques qui nous arrivent à l'état sec, comme l'ipéca, la noix vomique, le quinquina, on l'a étendue aux végétaux indigènes, en ne l'appliquant cependant qu'à ceux que la dessiccation n'altère pas. Nous indiquons dans la pharmacopée spéciale, pour chaque plante en particulier, si on doit en faire une teinture mère seule ou en même temps une trituration.

Préparation. — On réduit la plante en poudre impalpable, après l'avoir fait sécher avec soin, si c'est une plante indigène, et on la triture avec du sucre de lait, suivant le mode opératoire indiqué pour les substances minérales et les produits chimiques (voir page 18).

Le type de ces substances, qu'on prépare à la fois par teinture mère et par trituration, est l'*Ipeca*.

§ 2. — LES TEINTURES MÈRES ET LES TRITURATIONS DES SUBSTANCES ANIMALES

Préparation. — Nous divisons les substances animales en deux catégories :

1° Les *substances solubles* dans l'un de nos véhicules;

2° Les *substances insolubles*.

Nous préparons les premières par teinture mère et par trituration. La teinture mère se fait par macération au 1/20 dans l'alcool à 90°, les triturations par atténuations directes.

Le type de cette catégorie est *Moschus*.

Les substances appartenant à la seconde catégorie, c'est-à-dire les substances insolubles, se préparent uniquement par triturations et par atténuations directes.

Le type est *Corallium rubrum*.

§ 3. — LA PRÉPARATION DES SUBSTANCES MINÉRALES ET DES PRODUITS CHIMIQUES

Nous divisons les substances minérales et les produits chimiques en deux catégories bien distinctes :

1° Les *substances solubles dans l'un ou l'autre des véhicules* employés en homœopathie et reconnus sans action sur le médicament;

2° Les *substances insolubles dans l'un ou l'autre de*

ces véhicules ou subissant une transformation chimique sous l'influence de l'un quelconque d'entre eux.

Dans la première catégorie, comprenant les substances solubles, nous avons adopté deux sortes de préparations : 1° les *triturations*; 2° les *dilutions*.

Ces deux préparations se font toujours par atténuations directes en partant de la substance même et ainsi, à poids égaux, représentent toujours la même quantité de médicament.

Triturations. — Pour faire les triturations on commence tout d'abord par réduire en poudre impalpable la substance que l'on veut préparer, puis on en pèse o gr. o5 et 4 gr. 95 de sucre de lait. On prend un tiers de celui-ci, qu'on met dans un mortier avec la substance médicamenteuse. On triture pendant 10 minutes, on détache avec une spatule d'os ou d'ivoire la masse adhérente au fond du mortier et au pilon, et on ajoute un second tiers de sucre de lait. On triture de nouveau pendant le même temps, en détachant la masse comme on l'a fait la première fois. On ajoute enfin le restant du sucre de lait en répétant les opérations précédentes.

Cette manipulation demande à être faite avec le plus grand soin et en y mettant le temps que nous venons d'indiquer, car il ne s'agit pas seulement d'obtenir un mélange uniforme, mais de développer tous les principes actifs par la division des molécules. Il est facile de comprendre en outre que de l'excellence de la première trituration dépendent l'exactitude et l'efficacité de toutes les autres.

Avant de passer au second mode de préparation des substances solubles, c'est-à-dire aux dilutions, nous ne saurions trop insister sur la supériorité des triturations et sur l'avantage qu'il y aurait pour le médecin à les formuler presque d'une façon exclusive. En effet, lorsqu'il a à faire à des préparations liquides, le médecin fait sa formule en indiquant non le poids, mais le nombre de gouttes qu'il veut ordonner. Or, les gouttes ne donnent jamais qu'un dosage approximatif, différentes qu'elles sont suivant le véhicule employé et le compte-gouttes dont on se sert. De plus l'évaporation inévitable du véhicule augmente considérablement l'activité de la solution médicamenteuse, et cela peut ne pas être sans danger lorsqu'on s'adresse à des alcaloïdes de la nature de l'aconitine et de la digitaline.

Ces inconvénients n'existent pas pour les triturations et voilà pourquoi nous voudrions voir les médecins leur donner toujours la préférence.

Dilutions. — Les dilutions se font en partant de la substance même, avec un véhicule approprié : alcool, eau ou glycérine, et en suivant le mode opératoire que nous indiquerons un peu plus loin.

Nous avons établi la classification de ces substances solubles que nous préparons par trituration et par dilution d'après trois types bien distincts choisis d'après leur activité. Ces trois types sont :

1° La *Digitaline* pour les substances qu'on emploie au milligramme ou par fraction de milligramme ;

2° Le *Sulfate de strychnine* pour celles qu'on donne au centigramme ou par fraction de centigramme ;

3° La *Caféine* pour les substances qu'on peut employer à dose plus élevée.

La seconde catégorie des substances minérales et produits chimiques comprend les matières insolubles dans l'un ou l'autre des véhicules employés en Homœopathie. Celles-ci se préparent uniquement sous forme de triturations et par atténuations directes en partant de la substance.

Le type de cette classe est le *Ferrum metallicum.*

ARTICLE III

LES ATTÉNUATIONS

Nous avons dit (p. 3) que l'Homœopathie n'employait presque jamais les préparations premières des médicaments, les regardant comme trop énergiques pour être administrées telles qu'on les a obtenues ; et nous ajoutions qu'au lieu de chercher à diminuer leur énergie au moyen de ce que l'Allopathie appelle des *correctifs,* l'Homœopathie s'efforçait d'obtenir ce résultat par la simple *atténuation* de la substance primitive au moyen d'un véhicule approprié.

§ 1er. — APERÇU SUR LES THÉORIES DES ATTÉNUATIONS

Hahnemann avait d'abord fait ces atténuations dans la proportion de 1 : 100, c'est-à-dire en mêlant une certaine quantité de la matière première à une quantité cent fois plus grande du véhicule ; mais trouvant encore cette préparation trop énergique, il en fit une seconde en mêlant une partie de la première avec cent parties de véhicule, puis une troisième en mêlant une partie de la seconde avec cent autres parties du même véhicule.

Cette troisième atténuation ayant été trouvée, dans certains cas, encore trop active quoique la substance médicamenteuse n'y soit contenue que dans la proportion de 1 : 1.000.000, il continua de la sorte ces atténuations et les poussa pour tous les médicaments indistinctement jusqu'à la 30ᵉ.

On a peine à croire de prime abord à l'efficacité des médicaments atténués à un tel degré ; mais nous allons essayer de donner à ceux qui voudraient s'occuper de préparer les doses infinitésimales, des arguments capables d'affermir leur conviction.

Hahnemann avait d'abord prétendu que plus on détruisait les parties matérielles d'une substance, plus sa vertu dynamique ou pour ainsi dire sa propriété active était mise en évidence, et que pour augmenter l'énergie d'une préparation il suffisait de la porter d'atténuation en atténuation en la soumettant à un grand nombre de triturations.

S'il en était ainsi, une substance dont un grain peut donner la mort la donnerait d'une façon beaucoup plus certaine à la 3ᵉ atténuation. L'expérience montre que ceci n'a pas lieu.

On a dit aussi que le procédé auquel les atténuations doivent leur efficacité pouvait être comparé à l'infection par un miasme. La destruction de la matière met en liberté le principe actif qui se communique au véhicule, et celui-ci se trouve infecté au point de devenir aussi actif que le médicament lui-même. Cette explication ne nous paraît pas satisfaisante, car elle nous renvoie à un ordre de faits qui ne sont pas eux-mêmes complètement expliqués.

Le changement que les substances subissent dans nos préparations donne une idée plus précise de la manière dont nos médicaments agissent. Chaque dose médicamenteuse contient un certain nombre d'atômes qui, renfermés dans l'intérieur des molécules, n'arrivent pas en contact avec les organes et restent, par conséquent, absolument inactifs. Si nous divisons ces molécules, nous augmentons la surface qu'ils peuvent constituer et par conséquent leur énergie.

Telle était la théorie du docteur Doppler (de Prague), qui disait que 5 centigrammes d'une poudre fine étaient capables de couvrir par leurs molécules une surface de 100 mètres carrés, et si chaque trituration divisait chaque molécule en cent corpuscules plus petits, les molécules de la 30° atténuation seraient tellement divisées qu'à la dose d'une goutte seulement elles pourraient occuper par l'ensemble de leur surface, une superficie totale de plusieurs milliers de décamètres carrés.

Du reste ce n'est pas ce qu'on avale d'un médicament spécifique qui agit, mais bien ce qu'on absorbe. Les molécules les plus déliées d'un médicament, ses atômes mêmes participent à son action comme sa masse elle-même. Si ces parties moléculaires sont en rapport avec l'organisme, elles agissent sur lui, mais ce contact est indispensable. Si la molécule est volumineuse, elle n'agira qu'à la périphérie, les parties centrales seront dans l'impossibilité de développer leurs propriétés thérapeutiques. On ne peut donc qu'augmenter son énergie en divisant sa matière, en étendant sa surface, dût-on par cela même diminuer son volume, c'est-à-dire sa dose.

Il est incontestable que l'activité de certaines substan-

ces souvent inertes à leur état naturel se développe et
augmente même d'une manière très sensible par la trituration ou la succussion. Ces substances-là, même réduites en poudre extrêmement fine, ont sans doute leurs
principes actifs renfermés dans une espèce d'enveloppe
que les moyens ordinaires de pulvérisation et de dissolution sont incapables de détruire. Il faut le frottement
contre les corpuscules d'une autre substance pour arriver à leur faire subir la division à l'infini.

Tout ce qui précède s'applique à l'atténuation des
substances liquides comme à la succussion des substances
solubles avec un véhicule liquide. Car si la fluidité et la
nature globulaire des molécules des liquides s'opposent
à leur division par toute espèce de broiement, leur trituration avec une poudre quelconque ou leur succussion
avec un véhicule liquide amènera, comme pour les substances solides, leur division à l'infini. Il en est de même pour
les substances insolubles dans l'eau ou dans l'alcool,
lorsque des triturations successives ont suffisamment divisé leurs molécules pour qu'elles restent en suspension
entre les molécules des liquides.

C'est ainsi qu'après la troisième trituration on peut
faire des atténuations liquides des métaux eux-mêmes.

Nous ne rechercherons pas si une substance naturellement insoluble dans l'eau et dans l'alcool devient réellement
soluble dans ces corps après la 3e trituration, ou si elle
est seulement en suspension. Ce qu'il y a de certain, c'est
que à ce moment la matière solide disparaît dans le véhicule, et qu'après un certain nombre de secousses le mélange est tellement intime que quand on le laisse reposer, il ne s'y forme aucune trace de précipité.

Toutes ces explications théoriques seraient cependant sans valeur si la pratique ne venait pas confirmer les faits que nous avons signalés. Ces faits se constatent avant de s'expliquer; l'expérience seule peut trancher les difficultés que soulèvent ces théories. Or, elle a prouvé maintes fois les effets physiologiques des doses infinitésimales ; l'observation clinique est toujours venue déposer en leur faveur.

§ 2. — RÈGLES A SUIVRE ET PRÉCAUTIONS A OBSERVER POUR PRÉPARER LES ATTÉNUATIONS

Nous avons dit que les atténuations homœopathiques s'obtiennent, s'il s'agit de corps solides, en triturant 5 centigrammes de la substance avec 4 gr. 95 de sucre de lait; s'il s'agit de matières liquides en en mélangeant une goutte avec 99 gouttes d'alcool. C'est là ce que nous appelons 1re *atténuation*.

La *seconde* se prépare en prenant 5 centigrammes ou une goutte de cette première et en les mélangeant avec 4 gr. 95 de sucre de lait ou 99 gouttes d'alcool.

La *troisième* en traitant de la même façon 5 centigrammes ou une goutte de la seconde et ainsi de suite jusqu'à la 30e.

Les atténuations des substances qui ont été préparées d'abord par teintures-mères se font avec l'alcool à 70° depuis la première jusqu'à la dernière. Pour cela on prend trente petits flacons entièrement neufs, parfaitement nettoyés et séchés et pouvant contenir environ 150 gouttes. On remplit ces trente flacons d'alcool jusqu'aux deux tiers de leur capacité, on verse dans le premier une goutte de la teinture mère, puis, après l'avoir bouché, on lui imprime à peu près cent secousses. Cela fait on marque tant sur l'étiquette que sur le bouchon le nom du médicament auquel on ajoute « 1 » pour indiquer que c'est là la première atténuation.

On prend alors une goutte de cette préparation que l'on verse dans un autre flacon contenant la même quantité d'alcool que le premier, on lui donne le même nombre de secousses et on l'étiquette « 2 » pour indiquer que ce qu'il contient est la seconde atténuation.

On continue ainsi jusqu'à la 30ᵉ, en versant une goutte de l'atténuation qu'on vient d'obtenir dans le flacon qui contiendra l'atténuation suivante. Ces atténuations liquides portent le nom de *Dilutions.*

Elles se font, avons-nous dit, avec l'alcool à 70°.

Cependant pour les substances minérales ou produits chimiques solubles dont les atténuations se font en partant directement de la substance, nous employons toujours l'alcool à 90°, mais pour les trois premières seulement.

Pour les acides comme l'acide sulfurique, l'acide nitrique, qui se combinent à l'alcool pour donner naissance à des éthers, nous faisons la 1ʳᵉ et la 2ᵉ atténuation à l'eau, la 3ᵉ avec moitié eau, moitié alcool, la 4ᵉ et les suivantes à l'alcool pur. — L'acide sulfurique nous servira de type pour ces préparations.

Pour les médicaments insolubles dont la préparation première est faite par atténuation directe de la substance triturée avec le sucre de lait, il est indispensable de préparer les deux atténuations suivantes, seconde et troisième de la même manière, c'est-à-dire sous forme de triturations, et ce n'est qu'à partir de la troisième qu'on rentre dans la série des atténuations liquides.

Pour cela on prend cinq centigrammes de la 3e trituration et on les met dans un flacon contenant 5o gouttes d'eau distillée, on agite le mélange jusqu'à dissolution complète et on ajoute alors 5o gouttes d'alcool. On imprime cent secousses comme pour les atténuation alcooliques et on appelle ce mélange 4e atténuation ou 1re liquide.

Elle doit être faite avec un mélange d'eau et d'alcool parce que le sucre de lait ne se dissout pas dans l'alcool pur, mais toutes les atténuations suivantes seront préparées à l'alcool seul.

Cette 4e atténuation ne peut servir qu'à préparer la 5e, mais il ne faudrait pas songer à la conserver parce qu'elle a une tendance continuelle à chasser le sucre de lait qui ne tarde pas à venir encroûter le bouchon de sorte qu'au bout d'un certain temps la préparation est complètement altérée.

Si l'on ne veut pas conserver toutes les atténuations d'un médicament, il est inutile de sacrifier plus de flacons qu'il ne faut. Si l'on ne tient à avoir que la 6e par exemple, on prend la 3e obtenue comme nous l'avons dit (p. 24), on vide le contenu du flacon en le secouant fortement ; ce qui reste du liquide adhérent aux parois représente largement deux gouttes et suffit par conséquent à préparer l'atténuation suivante. On ajoute alors cent nouvelles gouttes d'alcool qu'on rejette ensuite et on continue de la sorte jusqu'à ce qu'on soit parvenu à la 6e.

Nous conseillerions même pour diminuer les frais de n'employer l'alcool que pour les atténuations que l'on veut conserver et celles qui les précèdent. Pour les autres, on se contentera d'une eau alcoolisée composée de 4 parties d'eau et d'une partie d'alcool.

Hahnemann, après avoir préparé ses premières atténuations en leur imprimant quelques secousses seulement, conseillait ensuite d'en imprimer un nombre beaucoup plus considérable, de 500 à 600, par exemple.

Plus tard, on inventa des machines avec lesquelles il était possible de produire de 3 à 4.000 secousses pour chaque atténuation.

Nous croyons qu'il n'est pas nécessaire d'avoir recours à de pareils instruments et qu'on peut s'en tenir à une trentaine de secousses, qui présentent toutes les garanties suffisantes avec un seul inconvénient pour le bras du préparateur, qui peut avoir à se plaindre de cet exercice.

Comme on vient de le voir, Hahnemann faisait toutes ses préparations dans la proportion de 1 : 100, de là leur nom d'*atténuations* ou *dilutions au 100*e. Quelques années plus tard, en Allemagne, on adopta la proportion de 10 pour 100, c'est-à-dire que chaque atténuation contenait 10 grammes de la précédente, pour 90 grammes de véhicule.

Nous ne comprenons l'utilité réelle de ce dosage que pour la 1re et la 3e atténuation décimale (dilutions ou triturations). La 2e atténuation décimale faite avec une partie de 1er décimale pour 9 parties de véhicule équivaut à notre 1er au 100e, puisqu'elle est représentée par $\frac{1}{10 \times 10}$ ou $\frac{1}{100}$. On pourra donc la lui substituer.

Quoique la 3ᵉ trituration au 10ᵉ représente exactement comme dosage une préparation au millième, nous recommandons tout particulièrement de ne jamais la faire directement en prenant un milligramme de substance pour 1 gramme de véhicule. Il est indispensable de faire d'abord la 1ʳᵉ trituration au 10ᵉ, puis la 2ᵉ au 10ᵉ et enfin la 3ᵉ au 10ᵉ, cela afin d'avoir toujours une préparation absolument intime.

Nous ne croyons pas qu'il y ait avantage à pousser plus loin ces préparations, ce serait multiplier sans nécessité les difficultés de la pratique, et nous devons tâcher au contraire de la simplifier autant que possible.

Puisque nous parlons des préparations allemandes, il en est encore que nous devons signaler.

Un savant praticien, Jenichen, trouvant encore trop énergique l'activité de certaines substances même poussées à la 30ᵉ atténuation, imagina de les continuer et publia un certain nombre d'expérimentations faites avec des médicaments qu'il avait préparés à de très hautes atténuations, comme la 1000ᵉ, 2000ᵉ et même 6000ᵉ.

Mais un certain mystère a toujours enveloppé son mode de préparation.

Peut-être ces chiffres 1000, 2000, 6000 n'indiquent-ils pas la proportion de la substance active par rapport au véhicule, mais le nombre de secousses qu'il donnait à chaque préparation.

Nous n'avons signalé du reste ces hautes atténuations que pour mémoire, fixant à 30 le nombre officiel de nos préparations.

Nous avons dit comment on obtenait les triturations et les dilutions liquides. Il ne nous reste plus qu'à parler de la préparation médicamenteuse des globules qui servent de véhicule pour la dispensation de nos dilutions alcooliques.

ARTICLE IV

LES GLOBULES

Les globules sont des petits grains blanchâtres de grosseurs différentes.

On devra avoir soin de les faire faire avec du sucre très pur, non aromatisé, comme celui que les confiseurs emploient généralement, et de rejeter complètement l'addition d'amidon.

Leur préparation exige une main très exercée, aussi est-on presque toujours obligé de s'adresser à un confiseur, mais il est bon néanmoins d'en surveiller la préparation en s'assurant de la pureté des substances qu'il emploie et de la propreté de ses instruments.

Pour charger les globules des principes actifs d'un médicament, on met la quantité voulue dans une capsule de verre et on les arrose avec la dilution alcoolique que l'on désire en quantité suffisante pour qu'ils soient tous bien imbibés. On les remue fréquemment avec une petite carte recourbée en forme de cuiller et on continue l'opération jusqu'à ce qu'ils soient bien secs et n'adhèrent plus entre eux. On les met alors dans des flacons bien nettoyés, bien secs, bien bouchés et on les place dans un tiroir à l'abri de toute humidité.

Ces globules ne servant que d'excipient et se préparant par imbibition avec la substance médicamenteuse, certains médecins ont pris l'habitude de formuler des globules de teintures mères. C'est là une préparation que nous vou· drions voir disparaître de la pratique. En effet, les teintures mères des plantes fraîches, étant toujours un peu aqueuses, dissolvent une certaine quantité de sucre et donnent des globules d'aspect rugueux et de forme irrégulière. En outre, quelque soin qu'on mette à les faire sécher, on n'arrive jamais à une répartition suffisamment égale de la substance active sur la masse globulaire pour en apprécier le dosage exact. Voilà pourquoi, selon nous, les globules ne conviennent qu'aux doses infinitésimales, et nous ne voudrions les voir employés que pour les dilutions.

De tout ce qui précède, il résulte que les préparations officinales homœopathiques sont au nombre de 4 : les *teintures mères*, les *triturations*, les *dilutions* et les *globules*.

On donne à chaque atténuation son numéro d'ordre, savoir : *première, seconde, troisième,* etc.

ARTICLE V

LA DISPENSATION ET LA CONSERVATION DES MÉDICAMENTS

§ 1er. — ADMINISTRATION DES MÉDICAMENTS

On administre les médicaments homœopathiques sous forme de *poudres*, de *potions* ou de *globules*.

Poudres. — On mêle deux ou trois gouttes ou 4 ou 5 globules d'un médicament avec 25 ou 3o centigrammes de sucre de lait et on en fait un petit paquet qu'on délivre au malade qui le prend à sec sur la langue ou délayé dans une cuillerée d'eau.

Potions. — On administre le médicament sous forme de solution dans l'eau distillée, préférable à l'eau ordinaire par l'excellente raison qu'elle se conserve plus longtemps sans altération.

Globules. — Ils peuvent également se prendre à sec sur la langue sans addition de sucre de lait.

§ 2. — MANIÈRE DE FORMULER

Elle est des plus simples, il suffit de faire suivre le nom du médicament des initiales TM ou Θ lorsqu'on veut la teinture mère, ou bien du chiffre indiquant la dilution qu'on désire, et de la quantité qu'il faut donner.

Si l'on veut prescrire par exemple un certain nombre de paquets d'un médicament préparé par trituration, on écrira :

> Sulfur 3e trit. o gr. 20 pour un paquet
> F. s. a. — 10 paquets semblables.

Pour les médicaments liquides :

> Bellad. 6e quatre gouttes
> Sac. lact. q. s. pour un paquet
> F. s. a. — 10 paquets semblables.

Pour les médicaments en globules :

> Chamomilla 6e 8 glob.
> Sac. lact. q. s. pour un paquet
> F. s. a. — 10 paquets semblables.

Le même mode s'applique aux potions en remplaçant

le sucre de lait par la quantité d'eau distillée qu'on désire. Ainsi :

> Aconit T. M. 5 gouttes
> Aq. still. 125 gr.

ou :

> Aconit 6ᵉ 10 gouttes
> Aq. distill. 125 gr.

> Misce

ou enfin :

> Aconit 6ᵉ 5 glob.
> Aq. distill. 125 gr.

> Misce

Dans le cas où l'on voudrait prescrire au malade une certaine quantité de paquets dont quelques-uns seulement contiendraient le médicament, en formulerait ainsi :

> Arsenic 6ᵉ 8 glob. 4 paquets 1. 3. 5. 7
> Sac. lact. q. s. q. 4 paquets 2. 4. 6. 8.

ou encore :

> Sac. lact. q. s. pour 8 paquets
> Arsenic 6ᵉ 8 globules 1. 3. 5. 7.

Le médecin peut encore prescrire tel ou tel médicament sous forme de dilution alcoolique, laissant à son malade le soin d'en prendre 8 à 10 gouttes par jour dans un certain nombre de cuillerées d'eau. Dans ce cas, il formulera :

> Bellad. 6ᵉ dilution 5 gr.

Il peut enfin ordonner des globules destinés à être pris à la dose de 4 ou 5 toutes les deux ou trois heures et dans ce cas il fera sa prescription comme suit.

> Chamomilla 6ᵉ un tube de globules.

§ 3. — CONSERVATION DES MÉDICAMENTS

Si la préparation des médicaments homœopathiques exige les plus grands soins, il en faut au moins d'aussi minutieux pour leur conservation.

Il est de toute nécessité d'avoir les médicaments dans un local à part pour les soustraire aux émanations de substances étrangères qui modifieraient leurs propriétés curatives.

On tiendra les teintures et les dilutions dans un endroit frais et obscur, la chaleur et la lumière étant des causes d'altération qu'il faut éviter.

On emploiera même des flacons jaunes pour les substances plus particulièrement sensibles à l'action de la lumière comme le brome, l'iode, le nitrate d'argent, etc.

Les triturations devront être conservées à l'abri de l'humidité qui leur ferait perdre toute leur vertu.

Cet ensemble de précautions et de soins fait voir au médecin l'importance qu'il y a pour lui à ne s'adresser qu'à des pharmacies spéciales.

Quelle garantie aurait-il en effet dans une dilution ou une trituration faites, dans une pharmacie allopathique, en même temps que des préparations de musc, de créosote, ou d'iodoforme. Ce serait s'exposer à des insuccès qu'il serait peut-être tenté de mettre sur le compte de la doctrine, quand ils ne seraient dus qu'aux mauvaises conditions dans lesquelles auraient été préparés les médicaments, quelque soin et quelque attention qu'y ait apportés le préparateur.

DEUXIÈME PARTIE

PHARMACOPÉE SPÉCIALE

CHAPITRE PREMIER

SUBSTANCES VÉGÉTALES

ABSINTHIUM

Syn. — *Artemisia absinthium, Absinthium vulgare.* — **Absinthe.**— Angl. *Common Wormwood.* — SYNANTHÉRÉES.

Habitat. — Plante vivace qui croît dans presque tous les climats, et de préférence dans les terrains arides, incultes et montagneux.

Caractères.—Tige droite, haute d'environ 6 à 12 décimètres; feuilles alternes, pétiolées, très découpées, d'un vert argenté ; Fleurs petites, nombreuses, d'un jaune de soufre, terminales, disposées en grappes unilatérales.

Propriétés. — Toute la plante exhale une odeur particulière très forte, amère, pénétrante, presque nauséabonde.

Préparation. — Teinture suivant le type *Dulcamara*, avec la plante entière récoltée au moment de la floraison en juillet et août.

Indications principales. — Épilepsie.

ACALYPHA INDICA

Syn. — *Acalypha spicata*, *Acalypha supera*. — **Acalypha de l'Inde.** — Euphorbiacées.

Habitat. — Plante herbacée, originaire de l'Inde.

Caractères. — Feuilles alternes, ovales, dentelées, longuement pétiolées. Les fleurs sont petites, rassemblées sous de petites bractées et disposées en épis minces, allongés, et souvent terminés par une petite fleur portée sur un long pédoncule.

Préparation. — Teinture mère prise au lieu d'origine, où elle est préparée avec la plante fraîche.

Indications principales. — Hémoptysies ; hémorrhagies en général.

ACONITUM LYCOCTONUM

Syn. — **Aconit Tue-Loup.** — Renonculacées.

Caractères. — Tige haute de 60 centimètres à 1 mètre. Feuilles pubescentes, profondément divisées en 3 ou 5 lobes. Fleurs d'un blanc jaunâtre à casque conique obtus.

La racine coupée par morceaux et mélangée à une pâtée de viande sert à empoisonner les loups.

Peu usité en homœopathie.

Préparation. — Teinture mère suivant le type *Aconit.*

ACONITUM NAPELLUS

Syn. — **Aconit Napel, Capuchon, Madriette, Thora.** — Angl. : *Common Aconite, Monkshood, Wolfsbane.* — All. : *Eisenkappe, Sturmhut.* — Ital. : *Napello.* — Esp. : *Napello.* — Renonculacées.

Habitat. — Plante vivace, qui croît principalement

dans les pays montagneux, en Allemagne, en Suisse, sur le sommet des Alpes et particulièrement des Vosges, où, pour l'usage homœopathique, nous devons la récolter.

Caractères. — Tige droite de 6 à 9 décimètres, lisse et ferme. Feuilles glabres, luisantes, d'un vert foncé, multifides, à découpures profondes, divisées en lobes palmés dont les divisions s'élargissent vers la partie supérieure de la tige. Fleurs disposées en épi ou en panicule, de couleur bleue ou violet foncé, solitaires sur leur pédoncule, formées de cinq pétales inégaux dont le supérieur forme un casque en manière de capuchon.

La racine, qui est très vénéneuse, est noire en dehors, blanchâtre en dedans. Elle a la forme d'un petit navet d'où lui est venu le nom de *Napellus*, diminutif de *Napus*. Elle est ligneuse et munie d'un grand nombre de radicules.

Préparation. — Teinture mère avec la plante entière récoltée en août vers la fin de la floraison, suivant la méthode indiquée pour les substances végétales dont l'Aconit lui-même est le type. (Voir page 14.) On peut aussi faire des triturations avec la plante entière séchée, mais cette préparation laisse à désirer sous bien des rapports.

Indications principales. — Début des maladies fébriles, fièvre purulente, fièvres éruptives, scarlatine lisse, grippe, bronchite, laryngite, toux, ictère grave, rhumatisme articulaire aigu et ses complications cardiaques, goutte, névralgie faciale, hémoptysie, choléra.

ACTÆA RACEMOSA

Syn. — *Cimicifuga racemosa.* — **Actée à grappes.** — Angl. : *Black Snake Root.* — All. : *Schwartzwurz.* — Ital. : *Actea.* — Esp. : *Actea.* — Renonculacées.

Habitat. — L'Amérique septentrionale.

Caractères. — La racine qu'on trouve dans le commerce est plutôt une souche rameuse ou articulée, brunâtre au dehors, presque toujours privée de ses radicules, terminée supérieurement et à chaque articulation par un tronçon de tige creuse et présentant sur toute sa longueur des impressions circulaires qui sont les vestiges de l'insertion des feuilles. Les radicules sont ligneuses.

Propriétés. — La souche offre une saveur astringente avec un léger goût aromatique non désagréable.

Préparation. — Teinture et trituration avec la racine sèche suivant le type *Ipeca.*

Indications principales. — Rhumatisme, douleurs musculaires, dysménorrhées.

ACTÆA SPICATA

Syn. — **Actée en épi, Herbe de Saint-Christophe, Faux ellébore noir.** — Angl. : *Herb Christopher, Baneberry.* — Renonculacées.

Habitat. — Plante vivace qui croît dans toute l'Europe.

Caractères. — Tige droite, de 30 à 50 centimètres. Feuilles pétiolées brillantes. Fleurs paniculées. Baies noires. Racine d'un gris noirâtre, ligneuse et munie d'un grand nombre de radicules qui forment un chevelu très fin.

Préparation. — Teinture mère suivant le type *Dulcamara* avec la racine récoltée avant la floraison en mai.

Indications principales. — Névralgie faciale.

ADONIS VERNALIS

Syn. — *Adonis Apennina.* — **Adonide printanier, Grand œil de bœuf, Œil du diable.** — Renonculacées.

Habitat. — Petite plante herbacée commune dans les Alpes et qui atteint 10 à 30 centimètres de hauteur.

Caractères. — Feuilles alternes pinnatipartites. Fleurs terminales, solitaires, d'un jaune doré ou rouge.

Préparation. — Teinture avec la tige et les feuilles suivant le type *Aconit.*

Indications principales. — Maladies du cœur (asystolie).

ÆSCULUS HIPPOCASTANUM

Syn. — **Marronnier d'Inde.** — Angl.: *Horse Chestnut.* — All. *Gemeine Kastanie, Rosskastanie.* — Hippocastanées.

Habitat. — Grand arbre originaire de l'Asie qu'on cultive aujourd'hui partout pour la beauté de son feuillage et l'élégance de ses fleurs.

Époque de la floraison. — Il se couvre de feuilles à la fin du mois de mars, fleurit au commencement de mai et donne ses fruits en septembre.

Caractères. — Les feuilles sont opposées, palmées, longuement pétiolées et composées de 5 à 7 folioles dentées inégales. Ses fleurs sont blanches, panachées de rouge, disposées en grappes pyramidales, redressées à l'extrémité des rameaux. Elles sont composées d'un calice monosépale à 5 dents inégales, d'une corolle à 5 pétales inégaux rétrécis en onglet à la base; de 7 étamines et d'un ovaire à 3 loges.

Le fruit est une capsule charnue, globuleuse, hérissée de pointes, contenant une ou deux graines grosses, glabres, luisantes, arrondies ou diversement anguleuses et d'un brun clair avec un large hile basilaire de couleur cendrée.

Préparations. — Teinture avec les jeunes rameaux en fleurs suivant le type *Dulcamara.*

Triturations avec la même partie de la plante séchée et pulvérisée.

Indications principales. — Hémorrhoïdes, fissure à l'anus, constipation.

ÆTHUSA CYNAPIUM

Syn. — **Ciguë des jardins, Petite ciguë, Faux Persil, Ache des chiens.** — Angl. : *Common Æthusa, Fools Parsley, Garden Hemlock.* — All. : *Gartenschierling.* — Ital. : *Cicuta minore.* — Esp. : *Cicuta menore.* — Ombellifères.

Habitat. — Plante annuelle, qui croît dans les lieux cultivés, les jardins abandonnés.

Caractères. — Tige haute de 80 centimètres à 1 mètre, glabre, cannelée, rougeâtre par le bas.

Feuilles d'un vert foncé, tripinnées à segments incisés pinnés. Ombelles planes, sans involucre et munies d'involucelles à 3 folioles pendantes, situées du côté externe de l'ombellule. Fleurs blanches.

Ne pas confondre. — Cette plante est souvent confondue avec le *persil,* et a ainsi donné lieu à de graves accidents. On peut cependant la reconnaître à sa tige ordinairement rougeâtre à la base, à ses feuilles d'un vert plus foncé, et exhalant une odeur désagréable lorsqu'on les froisse entre les doigts, tandis que celles du persil exhalent une odeur aromatique et agréable, enfin à ses involucelles unilatérales et pendantes.

Préparation. — Teinture suivant le type *Aconit* avec les sommités fleuries.

Indications principales. — Convulsions, épilepsie.

AGARICUS BULBOSUS

Syn. — *Amanita Bulbosa.* — Champignons, Acotylédones Amphigènes.

Habitat. — Croît dans les lieux humides et ombragés.

Ne pas confondre. — Il est souvent confondu avec l'Agaric comestible dont il se distingue : 1° par un volva persistant à la base du pédicule bulbeux ; 2° par son chapeau souvent verruqueux, un peu visqueux, dont la peau adhère fortement à la chair et dont les lames sont blanches et non rosées, comme celles du champignon de couche.

Caractères. — Son anneau est large, à bords entiers, blanc ou jaune, humide ; sa chair est peu épaisse, ferme, blanche.

Propriétés. — Son odeur et sa saveur sont nauséabondes.

Préparation. — Teinture avec le champignon entier, suivant le type *Dulcamara.*
Trituration avec le champignon séché et pulvérisé.

AGARICUS LARICIS

Syn. — *Boletus Laricis, Boletus purgans.* — **Agaric du Mélèze. Agaric blanc, Polypore du Mélèze.** — ACOTYLÉDONES APHYLLES.

Habitat. — Ce champignon croît sur le tronc des vieux mélèzes dans la Carinthie, la Circassie et les Alpes.

Caractères. — Il a la forme d'un cône arrondi, recouvert d'une écorce rude, ligneuse et marquée de sillons circulaires. Dans le commerce il est mondé de son écorce et se présente en masses inodores, blanches, légères, spongieuses et pulvérulentes.

Propriétés. — Sa saveur est d'abord douceâtre, puis

amère et extrêmement acre. Il contient 72 p. 100 d'une matière résineuse particulière.

Préparations. — Teinture mère suivant le type *Dulcamara*.

Trituration comme pour le précédent.

AGARICUS MUSCARIUS

Syn. — **Agaric moucheté, Fausse oronge.** — Angl. *Fly Agaric, Bug Agaric.* — All. *Fliegenschwamm, Fliegenpilz.* — Ital. *Amanita.* — Champignons, Acotylédones aphylles.

Caractères. — Ce champignon, haut de 12 à 20 centim., est enfermé pendant son jeune âge dans un volva qu'il perce en grandissant. Ce volva laisse sur le chapeau des débris de couleur blanche, tandis que le chapeau prend une belle teinte orange.

Propriétés. — L'odeur en est désagréable, la saveur très âcre. C'est un des champignons les plus vénéneux.

Préparations. — Teinture mère avec le champignon entier suivant le type *Dulcamara*.

Trituration comme ci-dessus.

Indications principales. — Tremblements, paralysie agitante, épilepsie.

AGAVE AMERICANA

Syn. — **Agave d'Amérique, Aloès américain.** — Amaryllidées.

Habitat. — Amérique.

Caractères. — De dimension beaucoup plus grande que l'aloes, mais lui ressemblant par ses feuilles ramassées, épaisses, charnues, dentelées et piquantes sur les bords.

Propriétés. — Ces feuilles fournissent un suc qu'on emploie frais, au Mexique, comme révulsif cutané.

Préparation. — Teinture prise au lieu d'origine où elle est préparée avec les feuilles fraîches.

AGNUS CASTUS

Syn. — *Vitex Agnus castus.* — **Gattilier.** — Angl. : *the Chaste Tree*. — All. *Keusch-lamm, Mónchspfeffer.* — VERBÉNACÉES.

Habitat. — Arbrisseau des pays chauds.

Caractères. — Tige droite d'environ 1 m. 20 à 1 m. 40 de hauteur. Feuilles opposées, digitées, composées de cinq et parfois de sept folioles étroites, lancéolées. Fleurs en épis verticillés, d'un bleu violet. Le fruit est une baie globuleuse, noirâtre, dure, grosse comme un grain de poivre, enveloppée à sa base par le calice de la fleur et divisée en quatre loges monospermes.

Propriétés. — Ce fruit était considéré chez les Grecs comme utile à ceux qui faisaient vœu de chasteté. Aussi lui donnaient-ils le nom de Ἄγνος qui veut dire *chaste*, auquel on a associé plus tard le nom latin *Castus*, qui a le même sens.

Préparation. — Teinture avec les feuilles et les baies suivant le type *Dulcamara*.

Indications principales. — Impuissance.

AILANTHUS GLANDULOSA

Syn. — *Rhus canadense.* — **Ailante glanduleux.** — Angl. : *The Tree of Heaven.* — All. : *Gotterbaum.* — TÉRÉBINTHACÉES.

Habitat. — Grand arbre, connu sous le nom de *Vernis de la Chine,* introduit en Europe au siècle dernier et aujourd'hui parfaitement acclimaté chez nous. Il fait l'ornement de nos parcs et de nos promenades publiques.

Caractères. — Feuilles ternées, luisantes, entières et portées sur de longs pétioles. Fleurs d'un blanc verdâtre répandant une forte odeur. Bois quelquefois veiné de vert ferme et peu cassant. Écorce fournissant un suc résineux qu'il ne faut pas confondre avec le vernis du Japon.

Préparation. — Teinture avec les jeunes branches, les feuilles et les fleurs suivant le type *Dulcamara.*

Indications principales. — Scarlatine maligne; maladies de la peau.

AJUGA REPTANS

Syn. — Bugle, Petite consoude. — Labiées.

Habitat. — Plante vivace qu'on trouve dans les lieux humides et dans les bois.

Caractères. — Racine grisâtre, menue, fibreuse, donnant naissance à une tige droite, simple, carrée, peu élevée, et à des jets traçants, qui produisent de distance en distance un pied semblable au premier. Feuilles sessiles, oblongues, obovées, légèrement dentées. Fleurs bleues, presque sessiles, disposées en verticilles et formant un bel épi terminal.

Propriétés. — Cette plante est inodore, un peu amère et astringente.

Préparation. — Teinture suivant le type *Aconit* avec la plante entière récoltée au moment de la floraison.

Indications principales. — Constipation.

ALETRIS FARINOSA

Syn. — Aletris farineux. — Liliacées.

Habitat. — L'Amérique septentrionale.

Propriétés. — Plus amère que l'Aloès et que le Quassia.

Mode d'emploi. — L'infusion des racines est employée fréquemment comme béchique et pectorale.

Préparation. — Teinture prise au lieu d'origine, où elle est préparée avec le bulbe frais.

ALLIUM CEPA

Syn. — *Cepa vulgaris.* — **Oignon.** — Angl. : *the Common Onion.* — All. : *Zwiebel.* — Ital. : *Cipolla.* — Esp. : *Cebolla.* — LILIACÉES.

Caractères. — Feuilles glabres, cylindriques, très pointues, toutes radicales. De leur centre s'élève une hampe, nue, cylindrique, renflée à sa partie inférieure et terminée par une tête de fleurs arrondie ou ovale. Fleurs rougeâtres disposées en une sorte d'ombelle terminale renfermée dans une spathe à deux valves. Corolle à 6 divisions. Étamines alternativement à trois pointes. Racine composée d'une touffe de fibres simples, blanchâtres, presque filiformes. Bulbe radical, volumineux, arrondi, déprimé, formé de tuniques complètes et concentriques.

Propriétés. — Cette plante exhale une odeur alliacée forte et pénétrante. Sa saveur est à la fois douce, âcre et piquante.

Préparation. — Teinture avec le bulbe frais, suivant le type *Dulcamara.*

Indications principales. — Coryza.

ALLIUM SATIVUM

Syn. — **Ail.** — Angl. : *Garlic.* — All. : *Knoblanch.* — Ital. : *Aglio.* — Esp. : *Ajo.* — LILIACÉES.

Habitat. — Croît spontanément dans les pays chauds et on le cultive presque partout en Europe.

Caractères. — Tige haute de 60 à 70 cent., garnie dans sa partie inférieure de feuilles linéaires, planes. Fleurs blanchâtres en ombelle, enveloppées d'une spathe. Bulbe radical composé de tuniques minces, blanches ou rougeâtres, sous lesquelles on trouve plusieurs petits bulbes appelés *caïeux* joints ensemble et munis chacun de ses enveloppes propres.

Propriétés. — Ce bulbe contient un suc âcre qui répand une odeur forte, pénétrante et qui a une saveur âcre et caustique due à une huile volatile sulfurée.

Préparation. — Teinture avec le bulbe frais suivant le type *Dulcamara*.

ALOE

Syn. — *Aloe vulgaris.* — **Aloès.** — Angl. : *Common Aloes.* — All. : *Aloe.* — Ital. : *Aloë.* — Esp. : *Aloe.* — LILIACÉES.

Habitat. — Très belle plante des pays chauds. L'Aloès le plus estimé est l'*Aloes soccotrin (Aloe soccotrina)* qui croît en Arabie dans l'île Socotora.

Caractères. — Feuilles épaisses et charnues formées à l'intérieur d'une pulpe mucilagineuse inerte, et vers l'extérieur de vaisseaux particuliers remplis d'un suc amer qui constitue l'aloès officinal.

Récolte. — On recueille le suc soit en coupant par la base les feuilles qu'on dispose ensuite debout dans des tonneaux, soit en les hachant et en les exprimant. On évapore ensuite le suc en l'exposant au soleil dans des vases plats. Il forme alors des masses brillantes, comme vitreuses, demi-transparentes, d'un brun foncé. Sa poudre est d'un jaune d'or.

Propriétés. — Il a une odeur particulière analogue à celle de la myrrhe, et une saveur extrêmement amère.

Préparations. — Teinture suivant le type *Ipeca*. Trituration par le procédé ordinaire.

Indications principales. — Diarrhée.

ANACARDIUM OCCIDENTALE

Syn. — *Cassuvium pomiferum.* — **Anacardier occidental, Noix d'acajou.** — Angl. : *Marking-nut Tree.* — All.: *Elephanten Lœusebaum, Anacardian Baum.* — Ital. : *Anacardos.* — Esp. : *Anacara.* — Térébinthacées.

Habitat. — Arbre de moyenne grandeur répandu dans presque toutes les contrées chaudes de la terre, comme aux îles Moluques, aux Indes, au Brésil, aux Antilles.

Caractères. — Feuilles ovales, entières, fermes, glabres en dessus, munies en dessous d'une nervure moyenne saillante, portées sur de courts pétioles. Les fleurs, garnies à leur base d'un grand nombre de bractées lancéolées, sont blanchâtres et disposées en panicules terminales. Calice partagé jusqu'à moitié en divisions aiguës; la corolle est formée de cinq pétales deux fois plus longs que le calice.

Le fruit est une noix réniforme, lisse et grisâtre extérieurement, renfermant une amande de même forme dont la substance est blanche. Cette noix présente sous une première enveloppe coriace des alvéoles remplis d'un suc huileux, visqueux, brun noirâtre, acre et caustique.

Ce fruit est attaché par son plus gros bout au sommet d'un réceptacle charnu ovale et de la grosseur d'une poire moyenne. Ce réceptacle, nommé *pomme d'acajou*, a une peau lisse, de couleur jaunâtre ou rouge, et contient une substance spongieuse, succulente.

Propriétés. — Elle est acide, sucrée, un peu âcre, non désagréable.

Préparations. — Teinture suivant le type *Ipeca*. Trituration avec la noix pulvérisée.

ANACARDIUM ORIENTALE

Syn. — *Anacardium longifolium, Semecarpus Anacardium.* — **Anacarde d'Orient, Noix de marais.** — Angl. : *Cashew Nut.* — Térébinthacées.

Habitat. — Arbre des montagnes de l'Inde, à écorce grisâtre.

Caractères. — Fruits cordiformes, un peu aplatis, attachés par le plus gros bout au sommet d'un réceptacle ovale, charnu, formé d'une substance spongieuse, mais que le commerce apporte fortement ridé et durci par la dessiccation. Il est formé de deux enveloppes coriaces entrelesquelles on trouve un suc oléorésineux, noir, visqueux, caustique, et d'une amande blanche douce au goût.

Préparations. — Teinture suivant le type *Ipeca,* avec le fruit concassé. Trituration avec le fruit pulvérisé.

Indication principale. — Aliénation.

ANGELICA

Syn. — *Angelica Archangelica, Archangelica officinalis.* — **Angélique.** — Ombellifères.

Habitat. — Croît surtout en Laponie, en Norvège, en Suisse, dans les Pyrénées et sur les Alpes.

Caractères. — Tige épaisse, creuse, cylindrique, verte et très odorante. Feuilles grandes, alternes, bi-tripinnées, finement dentées. Pétioles embrassant la tige par une gaîne très large. Fleurs d'un blanc verdâtre, en ombelles presque sphériques, munies d'involucres fort petits et d'involucelles et folioles linéaires presque aussi longues que les rayons de l'ombellule. Fruit elliptique, comprimé, blanchâtre. Racine composée d'un corps central et de grosses fibres rassemblées en faisceau. Elle est grise et ridée, blanchâtre à l'intérieur.

Propriétés. — Son odeur est forte, mais agréable. Sa saveur est amère, musquée et âcre.

Préparations. — Teinture suivant le type *Dulcamara*, avec la racine fraîchement déterrée.

ANGUSTURA SPURIA

Syn. — *Strychnos Nux vomica.* — **Fausse Angusture,** Écorce du vomiquier officinal. — Loganiacées.

Caractères. — Cette écorce est en morceaux durs, courbés, épais et gris à leur face interne. L'épiderme varie : il est fongueux et couleur de rouille ou peu fongueux, d'un gris jaunâtre et marqué de points blancs proéminents. Les bords ne sont jamais taillés en biseau.

Ne pas confondre. — Il importe de la distinguer de *l'Angusture vraie.*

Propriétés. — Cette écorce est inodore, sa saveur est plus amère, elle persiste même plus longtemps, mais elle ne laisse pas dans la bouche cette impression mordicante et âcre qu'on éprouve avec la véritable angusture.

Sa poudre est d'un blanc légèrement jaunâtre.

Préparation. — Teinture suivant le type *Ipeca.*

Indication principale. — Comme *Nux vomica.*

ANGUSTURA VERA

Syn. — *Bonplandia trifoliata, Galipea officinalis.* — Angusture. — Angl. : *Angustura Bark, Cusparia* — All. : *Angustura rinde.* — Ital. : *Angustura.* — Esp. *Quina de Carony.* — Rutacées.

Habitat. — Arbrisseau de 4 à 5 mètres, qui croît dans les forêts des bords de l'Orénoque.

Caractères. — Tronc droit, cylindrique, divisé à son sommet en un grand nombre de rameaux alternes. Feuilles alternes, longues de 4o à 5o centim., composées de trois folioles supportées par un pétiole commun. Fleurs blanchâtres, disposées en grappes terminales.

L'écorce qu'on trouve dans le commerce est en morceaux plats ou un peu enroulés, longs de 5 à 4o centim., et de 2 ou 3 millim. d'épaisseur. Les bords sont toujours taillés en biseau. Elle est brune, dure, compacte. La cassure est d'un brun jaunâtre, nette et résineuse. La surface intérieure est d'un jaune fauve.

Propriétés. — La poudre ressemble à celle de la rhubarbe. Elle a une odeur nauséabonde et une saveur amère et mordicante qui excite la salivation.

Préparation. — Teinture suivant le type *Ipeca.*

ANISUM STELLATUM

Syn. — *Illicium anisatum.* — **Anis étoilé, Anis de la Chine, Badiane.** — Angl. : *Star Anise-seed.* — MAGNOLIACÉES.

Habitat. — Arbrisseau toujours vert, originaire de la Chine et du Japon, haut de 4 mètres environ et qui offre dans son port beaucoup de ressemblance avec le laurier.

Caractères. — Feuilles lancéolées, éparses autour des rameaux ou rapprochées en rosettes vers leur sommet. Fleurs jaunâtres et terminales ; calice à 6 folioles, dont 3 extérieures et 3 intérieures pétaliformes ; 16 à 20 pétales, 20 à 3o étamines, 1o à 20 ovaires supères. Fruit formé de plusieurs capsules bivalves, dures, ligneuses, brunâtres, disposées en étoile.

Chacune de ces capsules renferme une semence ovale, rougeâtre, lisse, qui contient elle-même une amande blanche et huileuse.

Propriétés. — Tout le fruit a une odeur douce, aromatique, analogue à celle de l'anis et une saveur amère et un peu âcre.

Préparation. — Teinture suivant le type *Ipeca* avec le fruit entier : capsules et semences.

ANTHEMIS NOBILIS

Syn. — **Camomille romaine.** — Angl. : *Common Cha-momille*. — Synanthérées.

Habitat. — Croît naturellement dans les prés et dans les champs, mais on la cultive pour l'usage de la médecine. Elle est très touffue et rampante.

Caractères. — Feuilles pinnatisectées, à segments très divisés en lobes linéaires et sétacés ; rameaux florifères nus au sommet et terminés par un seul capitule. Fleurs ligulées, d'une belle couleur blanche; achaines nus.

Propriétés. — Toute la plante possède une odeur agréable et une saveur amère.

Ne pas confondre. — Avec la *camomille vulgaire* dont elle se distingue par sa tige vivace, son réceptacle paléacé, ses pédoncules creux, ses rayons recourbés, et son odeur plus forte.

Préparations. — Teinture avec la plante entière fraîche suivant le type *Aconit*.

Trituration avec les mêmes parties séchées et pulvérisées.

APIUM GRAVEOLENS

Syn. — **Ache, Persil des marais, Céleri des marais.** — Ombellifères.

Habitat. — Toute l'Europe; croît dans les terrains humides et marécageux.

Caractères. — Racine épaisse, fibreuse, pivotante, rameuse, grise en dehors, blanche en dedans. Tiges sillonnées, rameuses. Feuilles longuement pétiolées, alternes, cunéiformes, dentées. Fleurs d'un blanc légèrement verdâtre, disposées en ombelles terminales ou latérales, dont la plupart naissent de l'aisselle des feuilles. Fruit composé de deux graines grisâtres, striées d'un côté, planes de l'autre.

Propriétés. — Le fruit et la racine ont une odeur forte et suave qui rappelle un peu celle de l'angélique, et une saveur légèrement âcre et amère.

Préparation. — Teinture suivant le type *Aconit* avec la plante entière récoltée au moment de la floraison.

APOCYNUM CANNABINUM

Syn. — **Chanvre indien.** — Angl. : *American Indian Hemp.* — APOCYNÉES.

Ne pas confondre. — Avec le Chanvre de l'Inde (*Cannabis indica*).

Habitat. — Plante vivace de l'Amérique septentrionale.

Préparation. — Teinture prise au lieu d'origine, où elle est préparée avec la racine fraîche.

Indications principales. — Anasarque; maladies du cœur.

AQUILEGIA VULGARIS

Syn. — **Ancolie vulgaire.** — RENONCULACÉES.

Habitat. — Croît spontanément dans les bois et le long des haies de la plupart des régions de l'Europe.

Caractères. — Tige haute de 50 centim., grêle, rameuse, légèrement velue. Feuilles grandes, pétiolées, composées, d'une couleur verte mélangée de brun et de noir. Fleurs terminales, pendantes, soutenues par des pédoncules assez longs et axillaires. Fruit composé de cinq capsules uniloculaires et poly-spermes.

Mode d'emploi. — Les fleurs, d'une belle couleur bleue quand la plante croît naturellement, peuvent servir à faire un sirop qui, comme celui de violettes, démontre la présence des acides et des alcalis.

Préparation. — Teinture suivant le type *Aconit* avec la plante entière récoltée au moment de la floraison.

ARISTOLOCHIA CLEMATITIS

Syn. — **Aristoloche vulgaire**. — ARISTOLOCHIACÉES.

Habitat. — Croît dans toute la France et principalement dans le midi. On la trouve le long des haies, dans les champs incultes, sur le bord des rivières.

Caractères. — Tige droite, ferme, haute de 50 à 60 centim. Feuilles alternes, cordiformes, pointues, portées sur un long pédoncule. Fleurs axillaires, réunies au nombre de 3 à 6 et d'un jaune sale. Racine composée de quelques fibres brunes, très longues, serpentant de tous côtés, et d'un petit nombre de radicules.

Propriétés. — Elle a une odeur forte et une saveur âcre, amère et désagréable.

Préparation. — Teinture suivant le type *Dulcamara* avec la tige, les feuilles et les fleurs.

ARNICA MONTANA

Syn. — *Doronicum Arnica*.—**Doronic**, **Arnica**, **Arnique des montagnes**. — Angl. : *Mountain Arnica, Leopard's Bane*. — All. : *Berg Wohlverleih, Fallkraut*. — Ital. :

Arnica. — Esp. *Arnica, Lobacco de Montana.* — Synanthérées.

Habitat. — Aime les lieux élevés, froids et humides.
Elle croît abondamment sur les montagnes du midi de
l'Europe, en Allemagne, en Suisse et dans les Vosges.

Caractères. — Racine brune en dehors, blanchâtre en dedans, rampe obliquement à une petite profondeur, jetant de
nombreuses fibres. De cette racine poussent plusieurs feuilles
obovées, entières, d'entre lesquelles s'élève une tige de 3o à 35
centim. qui porte une ou deux paires de feuilles opposées, lancéolées, plus petites que les radicales. Fleur terminale, grande,
fort belle, d'un jaune d'or, et accompagnée parfois de fleurs
latérales, mais plus petites. Le fruit consiste en plusieurs graines ovales, couronnées d'une aigrette plumeuse.

Propriétés. — Toute la plante a une odeur forte, agréable et jouit à un haut degré de la propriété sternutatoire.

Préparation. — Teinture suivant le type *Aconit,* avec
la plante entière récoltée pendant la floraison, qui a lieu
en juillet et août.

Nous ne devons employer que l'Arnica sauvage récolté
sur les montagnes de Suisse, d'Auvergne ou des Vosges.

Indications principales. — Contusions; érythèmes ;
furoncles ; anthrax; vertiges; goutte.

ARTEMISIA VULGARIS

Syn. — **Armoise vulgaire.** — Angl. : *Mugwort.* —
Synanthérées.

Habitat. — Plante vivace qu'on rencontre dans presque tous les climats, croît dans les lieux incultes, le long
des chemins, sur le bord des champs.

Caractères. — Racine longue, ligneuse, rampante. Tiges droites, cylindriques, cannelées, rameuses, rougeâtres, de 1 à 2 mètres de hauteur. Feuilles vertes en dessus, blanches et cotonneuses en dessous, alternes, ailées, incisées, à découpures assez larges à la partie inférieure des tiges, et presque linéaires à la partie supérieure. Fleurs disposées en épis latéraux qui naissent dans les aisselles des feuilles et forment par leur réunion de longues grappes terminales.

Propriétés. — Odeur aromatique assez agréable. Saveur amère.

Préparation. — Teinture suivant le type *Aconit*, avec la plante entière récoltée au moment de la floraison.

Indication principale. — Épilepsie.

ARUM MACULATUM

Syn. — **Arum tacheté, Gouet commun, Pied de veau.** — Angl. : *Cuckoo-Pint, Wake Robin, Lords and Ladies.* — All. : *Gefleckter Aron, Aronswurzel.* — Aroïdées.

Habitat. — Plante vivace qu'on trouve en France dans les lieux humides, le long des haies, à l'ombre des bois.

Caractères. — Racine grosse comme un œuf de pigeon, tubéreuse, brunâtre à l'extérieur, blanche à l'intérieur, charnue et imprégnée d'un suc laiteux. Hampe cylindrique, enveloppée inférieurement par les gaines des pétioles. Feuilles toutes radicales, longuement pétiolées, entières, hastées, vertes et souvent parsemées de taches blanches ou noirâtres. Fleur composée d'une spathe en forme d'oreille d'âne, verdâtre en dehors, blanche en dedans, du centre de laquelle s'élève un support ou spadice bien plus court que la spathe et de couleur pourpre. Les fruits sont des baies globuleuses qui prennent en mûrissant une couleur rouge éclatante.

Propriétés. — Saveur âcre et mordicante.

Préparation. — Teinture suivant le type *Dulcamara* faite avec la racine récoltée avant le développement des feuilles.

ARUM TRIPHYLLUM

Syn. — **Gouet à trois feuilles.** — Angl.: *Indian Turnip, Dragon Root.* — Aroïdées.

Habitat. — Plante vivace originaire de la Virginie.

Caractères. — Feuilles pétiolées, sagittées, entières, radicales. — Spathe d'un vert jaunâtre. Tubercule jaunâtre en dehors, blanc en dedans, qui renferme un suc âcre et caustique.

Préparation. — Teinture prise au lieu d'origine, où elle est préparée avec la racine fraîche.

Indications principales. —Aphonie; laryngites; croup.

ASA FŒTIDA

Syn. — *Ferula Asa Fœtida.* — **Férule de Perse, Férule Fétide.** — Angl. : *Asa fœtida.* — All. *Stinkasand, Stechenkraut, Teufelsdreck.* — Ital. : *Assa fœtida Zaffetica.* — Esp. : *Asa fetida.* — Ombellifères.

Habitat.—Plante vivace qui croît en Perse, en Libye, en Syrie, dans l'Afghanistan, etc.

Récolte. — On emploie pour les usages médicaux la gomme résine qui découle de la racine.

Pour la recueillir, on coupe la tige au niveau du collet, on creuse une fosse autour de la racine et on recouvre celle-ci d'un lit de feuillage pour la préserver des rayons du soleil. 3o ou 4o jours après, on découvre cette racine, on détache les larmes qui s'y trouvent et on en coupe une tranche mince afin d'ouvrir de nouveau les vaisseaux pour que le suc puisse s'en écouler. On le recueille 2 ou 3 jours après et on laisse reposer la racine pendant 8 à 10 jours avant de recommencer la même opération.

L'Asa fœtida est parfois en larmes, mais le plus souvent en masses compactes, d'un brun rougeâtre, parsemées de larmes blanchâtres, un peu transparentes. Quelquefois aussi, il est en masses impures, mélangées de terre et de pierres : cette sorte est impropre aux usages pharmaceutiques.

Lorsqu'on brise le bel Asa fœtida la surface des fragments, qui est ordinairement peu colorée, prend bientôt à l'air une couleur rouge violacé intense.

Propriétés. — Odeur alliacée forte et fétide, et saveur amère, âcre et repoussante.

Préparations. — Teinture suivant le type *Ipeca*.
Triturations suivant le mode ordinaire.

Indications principales. — Hystérie; maladies des os; scrofule.

ASARUM EUROPÆUM

Syn. — **Asaret, Cabaret d'Europe, Oreille d'homme.**
— Angl. : *Asarabacca, Fole's Foot, Hazelwort, Wild Nard.*
— All. : *Haselkraut, Haselwurz.* — Ital. : *Asaro.* — Aristolochiacées.

Habitat. — Plante vivace qu'on trouve dans les lieux ombragés des Alpes et du midi de la France.

Caractères. — Racine grise, fibreuse, rampante, garnie d'un chevelu blanchâtre. Tiges toujours vertes, basses et même couchées, terminées par une paire de feuilles dans la dichotomie desquelles naît la fleur. Feuilles portées sur de longs pétioles, arrondies, vertes et lisses en dessus, légèrement

velues en dessous et représentant un peu la forme d'un rein
ou d'une oreille d'homme. Fleurs portées sur un pédoncule
court , brunes, composées d'un calice coloré, persistant,
campaniforme, à 3 divisions recourbées en dedans à leur sommet. Le fruit est une capsule polysperme à 6 lobes.

Propriétés. — La racine a une saveur de poivre et
une odeur analogue également à celle du poivre.

Préparation. — Teinture suivant le type *Dulcamara*
avec la plante entière récoltée pendant la floraison.

ASCLEPIAS GIGANTEA

Syn. — *Calotropis gigantea.* — Racine de Mudar. —
Angl. *Madar, Mudar.* — Asclépiadées.

Caractères. — Racine dure, ligneuse, fusiforme, donnant
naissance, de distance en distance, à de fortes radicules cylindriques et flexueuses. Elle est blanche, à écorce mince couverte
d'un épiderme ocracé.

Propriétés. — La racine, qui a une saveur amère, est
employée dans l'Inde contre l'éléphantiasis et d'autres
affections cutanées.

Préparation. — Teinture prise au lieu d'origine où elle
est préparée avec la racine fraîche.

ASCLEPIAS TUBEROSA

Syn. — Asclépiade tubéreux. — Angl. : *Pleurisy-Root,
Butterfly-Weed.* — Asclépiadées.

Habitat. — Herbe vivace de l'Amérique septentrionale, haute de 60 cent. à 1 mètre.

Caractères. — Racine tubéreuse, tige ascendante, hispide,
rameuse, feuilles lancéolées ou linéaires, oblongues, poilues sur
les deux faces, à court pétiole. Fleurs jaune orange disposées

en ombelles unilatérales pédonculées ou en corymbes étalés au sommet des tiges.

Préparation. — Teinture prise au lieu d'origine où elle est préparée avec la racine fraîche.

ASCLEPIAS VINCETOXICUM

Syn. — *Vincetoxicum officinale.* — **Asclépiade, Asclépiade blanche, Dompte venin.** — Asclépiadées.

Habitat. — Très commune en France et dans d'autres contrées de l'Europe. Croît dans les bois et dans les terrains incultes.

Caractères. — Racine composée d'une souche et de radicelles nombreuses longues et grêles. Tiges droites, simples, cylindriques, très flexibles, hautes de 6ᴏ à 7ᴏ centim. Feuilles opposées, ovales, lancéolées, portées sur de courts pétioles pubescents, et finement ciliées sur leurs bords. Fleurs blanches disposées en ombelles ou en cimes axillaires ou terminales. Fruit composé de deux follicules très allongés, terminés en pointe renfermant des graines nombreuses surmontées d'une aigrette soyeuse.

Propriétés. — La racine, lorsqu'elle est récente, a une odeur forte, une saveur âcre et amère, mais celle qu'on trouve dans le commerce n'a plus qu'une odeur faible toujours désagréable et une saveur d'abord douceâtre qui ne tarde pas à devenir âcre et amère.

Préparation. — Teinture avec la racine fraîchement déterrée, préparée suivant le type *Dulcamara.*

ASPARAGUS OFFICINALIS

Syn. — **Asperge.** — Angl. : *Asparagus.* — Asparaginées.

Habitat. — Cultivée dans toute l'Europe à cause de ses

jeunes pousses qui fournissent un mets très estimé. Lorsqu'on laisse croître ces jeunes pousses, elles s'élèvent à la hauteur de 1 mètre et se partagent en un grand nombre de rameaux qui portent des ramuscules sétacés et fasciculés.

Caractères. — Feuilles en faisceaux, longues de 3 centim. environ. Les fleurs, d'un vert jaunâtre, partent de l'aisselle des rameaux, tantôt solitaires, tantôt deux à deux, soutenues chacune par un pédoncule articulé. Le fruit est une baie globuleuse qui, d'abord verte, devient d'un rouge vif en mûrissant. Cette baie est à 3 loges dont chacune contient 2 ou 3 graines dures et noires.

Préparation. — Teinture avec les jeunes pousses suivant le type *Aconit.*

ASPERULA ODORATA

Syn. — **Aspérule odorante, Hépatique étoilée, Reine des bois.** — RUBIACÉES.

Habitat. — Plante vivace qui croît dans la plupart de nos forêts.

Caractères. — Tige droite, haute de 25 à 30 centim. Feuilles étroites, linéaires, glabres, verticillées par 6 ou par 8. Inflorescence en cymes trichotomes. Les fleurs sont petites, blanches. Les fruits formés de capsules globuleuses renfermant une graine blanche, sont garnis de poils blancs crochus.

Propriétés. — Toute la plante est odorante. Elle renferme une huile essentielle et de la *coumarine.*

Préparation. — Teinture avec la plante entière, suivant le type *Aconit.*

AVENA SATIVA

Syn. — **Avoine.** — GRAMINÉES.

Caractères. — Tiges hautes de 6 à 10 centim., munies de

4 à 5 nœuds d'où sortent des feuilles assez larges et aiguës. Les fleurs sont disposées en panicules lâches et réunies dans des épillets pédicellés et pendants. Chaque épillet contient 3 fleurs dont la première seule est fertile. Les écailles de la glume sont courtes, le cariopse est presque cylindrique, aminci en pointe aux deux bouts, et enveloppé dans la glume dont on le sépare par le battage.

Préparation. — Teinture suivant le type *Dulcamara*, avec la plante entière récoltée à la maturité du cariopse.

Indication principale. — Neurasthénie.

BAPTISIA TINCTORIA

Syn. — *Sophora tinctoria.* — Indigo sauvage, Herbe au taon. — Angl. : *Wild Indigo.* — All. : *Wilder Indigo.* — LÉGUMINEUSES.

Habitat. — Originaire de l'Amérique du Nord et commune dans les bois sablonneux des États-Unis.

Elle contient une matière colorante bleue, analogue à celle des indigotiers. L'eau précipite de sa teinture alcoolique une matière résineuse jaune, *le Baptisin.*

Propriétés. — Sa racine a une saveur légèrement astringente.

Préparations. — Teinture et triturations avec la racine sèche suivant le type *Ipeca.*

Indications principales. — Début des maladies fébriles; grippes ; angines.

BELLADONA

Syn. — *Atropa Belladona, Solanum Belladona, Morella marina, Morella furiosa.* — **Belladone.** — Angl. :

Deadly Nightshade, Common Dwale. — All.: *Tollkirsche.*
— Ital.: *Belladonna.* — Esp.: *Belladona.* — SOLANÉES.

Habitat. — Plante vivace qui croît dans presque toute
l'Europe, dans les fossés ombragés, le long des haies,
dans les bois en coupe, etc.

Caractères. — Tige haute d'environ un mètre, herbacée,
cylindrique, rameuse, d'une couleur rougeâtre.

Feuilles ovales acuminées, entières, molles, toujours alternes,
les supérieures géminées; fleurs solitaires soutenues par un long
pédoncule axillaire, calice campanulé persistant, à 5 dents ; corolle deux fois plus longue que le calice, campanulée, blanchâtre à la base, rouge brunâtre dans le reste de son étendue et
terminée par 5 lobes obtus. Le fruit est une baie globuleuse
d'abord verte, puis rouge et enfin noire, entourée à sa base par
le calice persistant, et divisée intérieurement en deux loges
contenant des graines nombreuses réniformes. La racine est
cylindrique, assez grosse, peu ligneuse, jaune brunâtre à l'extérieur, blanchâtre à l'intérieur, succulente, d'une odeur narcotique et d'un goût douceâtre nauséabond.

Préparations. — Teinture-mère suivant le type *Aconit*
avec la plante entière récoltée au mois de juin, au moment de sa floraison.

Triturations avec les mêmes parties séchées et pulvérisées.

Indications principales. — Angines, scarlatine, érysipèle, engorgements ganglionnaires, névralgies, douleurs vives, coliques, toux quinteuse, coqueluche, épilepsie, affections mentales, insomnie, apoplexie, incontinence d'urine, maladie des yeux.

BERBERIS VULGARIS

Syn. — *Berberis.* — Epine-Vinette, Vinettier. — Angl.:

Common Barberry, Pipperidge-Bush. — All. : *Berbe-ritzen Sauerdorn.* — Ital. : *Crespino.* — Esp. : *Berbero.* — BERBÉRIDÉES.

Habitat. — Arbrisseau haut de 2 à 3 mètres qu'on trouve principalement le long des bois et des haies et dans les terrains sablonneux.

Caractères. — Tiges droites, flexibles, divisées en branches rameuses et armées, à leur base, d'une ou de trois épines de grandeur inégale, mais fort aiguës.

Les feuilles sont petites, ovales oblongues, rétrécies en pétioles vers leur insertion et bordées de dents très aiguës et presque épineuses. Les fleurs sont petites, jaunes, disposées latéralement dans l'aisselle des feuilles en grappes pendantes, simples, allongées. Elles ont une odeur désagréable.

Le fruit est une baie ovoïde, oblongue, d'abord verte, puis rouge à l'époque de la maturité, marquée d'un point noir au sommet. Il a une saveur aigrelette très agréable, due à l'acide malique.

Ne pas confondre. — La racine est ligneuse d'un jaune pur à structure rayonnée. C'est elle dont on se sert en homœopathie.

Préparation. — Teinture avec les jeunes racines fraîches suivant le type *Dulcamara.*

Indications principales. — Coliques hépatiques et néphrétiques.

BOLDO

Syn. — *Pneumus Boldus, Boldoa fragrans, Molina.* — MONIMIACÉES.

Habitat. — Petit arbre aromatique du Chili.

Caractères. — Feuilles opposées, dépourvues de stipules, et fleurs en cymes, formant par leur ensemble des sortes de grappes axillaires ou terminales.

Propriétés. — Les échantillons qu'on trouve dans le commerce se composent de feuilles ou plutôt de jeunes rameaux feuillus. Ces feuilles sont coriaces, ovales, entières sur les bords, d'un vert grisâtre ou d'un brun rougeâtre, marquées en dessous d'assez fortes nervures saillantes.

Préparation. — Teinture avec ces feuilles suivant le type *Ipeca.*

BOVISTA

Syn. — *Lycoperdon Bovista.* — Boviste, Vesce de loup des bouviers. — Angl. : *Puff-Ball, Molly-puff, Bull-fist.* — All.: *Rauchpilz, Kugelschwamm.* — Ital. : *Licoperdo.* — Esp.: *Licoperdo.* — Acotylédones amphigènes.

Habitat. — Ce champignon se trouve dans toute l'Allemagne, ainsi que dans une grande partie de la France, où il croît sur terre, sur les bois-morts, sur les prairies sèches.

Il est cylindrique, souvent très volumineux, porté sur un pied très court. Sa chair, ferme et blanchâtre dans la jeunesse, se convertit plus tard en une poussière de couleur fauve ou verdâtre ; arrivé à la maturité, le péridium s'ouvre au sommet pour laisser échapper cette poussière reproductrice. Cette poussière peut être employée comme dessiccative et comme hémostatique. On récolte ce champignon pendant les mois d'août et de septembre.

Préparations. — Teinture suivant le type *Dulcamara.*

Triturations suivant le mode ordinaire.

BRUCEA ANTIDYSSENTERICA

Syn. — **Brucée.** — Térébinthacées.

Habitat. — Arbrisseau qui croît en Abyssinie.

Caractères. — Feuilles pinnées, avec impaires composées de six folioles opposées, dioïques, calice en quatre feuillets ; quatre pétales.

Ne pas confondre. — L'écorce ressemble beaucoup à l'Angusture, mais elle s'en distingue :

1° En ce qu'elle est en plus grands morceaux et que ceux-ci ont à leur face supérieure des taches d'un brun rougeâtre ou d'un blanc verdâtre ;

2° Par sa saveur, qui est d'une amertume insupportable et sans le moindre arôme.

Préparations. — Teinture avec l'écorce, suivant le type *Ipeca.*

Triturations avec la poudre de cette même écorce.

BRYONIA ALBA

Syn. — *Vitis alba, Vitis diabolica.* — **Vigne blanche, Vigne du diable, Couleuvrée, Bryone blanche.** — Angl. : *White Bryony, Wild Hops.* — All. : *Zaunrube.* — Ital. : *Vita bianca.* — Esp. : *Neuza alba.* — Cucurbitacées.

Habitat. — On trouve en Europe deux espèces de Bryone.

L'une est monoïque, a les baies rouges et la racine d'un jaune de buis ; on l'a nommée Bryone noire, Vigne noire.

L'autre, plus commune en France et en Allemagne, est dioïque, a les fruits rouges et la racine blanche. C'est la *Bryonia dioïca,* et c'est celle qui porte chez nous les noms vulgaires de *Couleuvrée, Bryone blanche, Vigne blanche*.

Cette plante vivace croît principalement dans les haies.

Caractères. — Racine fusiforme, souvent bifurquée, charnue, d'un blanc jaunâtre, marquée de stries transversales superficielles, qui atteint souvent la grosseur d'une cuisse d'enfant.

Les tiges, qui s'élèvent parfois à plusieurs mètres, sont grêles, herbacées, sarmenteuses, grimpantes, cannelées, chargées de petits poils raides.

Les feuilles sont alternes, palmées, à cinq lobes rudes au toucher sur les deux faces, et soutenues par des pétioles à la base desquels est une longue vrille en spirale.

Les fleurs mâles, portées sur de longs pédoncules axillaires, sont disposées par bouquets et présentent un calice à 5 dents, une corolle à 5 pétales à peine soudés, des étamines triadelphes à anthères flexueuses. Les fleurs femelles ont le calice et la corolle semblables, un ovaire inférieur à style trifide, dont les stigmates sont échancrés. Baie globuleuse oligosperme, contenant cinq à six graines ovoïdes enveloppées dans une pulpe mucilagineuse.

Propriétés. — Elle a une odeur vireuse et nauséeuse et sa saveur est âcre et caustique.

Préparations. — Teinture suivant le type *Dulcamara*, avec la racine fraîche, déterrée avant la floraison.

Triturations avec cette même racine séchée et pulvérisée avec soin.

Indications principales. — Rhumatisme et goutte,

névralgies, bronchite, pneumonie, pleurésie, grippe, point de côté, angine, coliques, dyspepsie.

CACTUS GRANDIFLORUS

Syn. — *Cereus scandens.* — **Cactier à grandes fleurs, Fleurs du Pérou.** — Angl. : *Night blooming Cereus.* — Cactées.

Habitat. — Plante vivace de l'Amérique méridionale.

Caractères. — Tige à peu près cylindrique, d'un vert pâle, diffuse, très longue, flexueuse, à 5 ou 7 côtes peu saillantes, articulées, radicantes ; aiguillons extérieurs au nombre de 4 ou 8, rayonnants, courts, un peu piquants, jaunâtres ou blancs. Fleurs blanches.

Préparation. — Teinture prise au lieu d'origine, où elle est préparée avec la tige et les fleurs.

Indications principales. — Maladies du cœur, palpitations.

CALADIUM SEGUINUM

Syn. — *Arum seguinum.* — **Pédiveau vénéneux.** — Angl. : *Poisonous American Arum, Dumb Cane.* — Aroïdées.

Habitat. — Une des plantes les plus vénéneuses de l'Amérique. Elle a l'aspect d'un bananier.

Caractères. — Tige ronde, nue, verte, à suc laiteux, d'une hauteur de 1 mètre à 1 mètre 50. Ses feuilles sont ovoïdes, oblongues, amplexicaules. La racine a la forme de rondelles larges de 30 à 40 millimètres et épaisses de 15 à 20.

Propriétés. — Toute la plante contient un suc des plus caustiques qui brûle et corrode la peau.

Préparation. — Teinture prise au lieu d'origine, où elle est faite avec la racine.

CALENDULA OFFICINALIS

Syn. — Souci, Souci des jardins, Soleil, — Angl. : *Marigold*. — All. : *Ringelblume*. — Ital. : *Calendula*. — Esp. : *Calendula*. — SYNANTHÉRÉES.

Habitat. — Croît naturellement dans tout le midi de l'Europe, et est cultivé dans les jardins à cause de ses fleurs.

Caractères. — Racine d'un jaune pâle, cylindrique, chevelue. Tige droite, angulaire, rameuse, haute de 3o à 4o centimètres. Feuilles pubescentes, les inférieures spatulées, les supérieures amplexicaules, légèrement dentées et faiblement velues. Fleurs grandes, d'un jaune foncé, radiées, solitaires, terminales.

Propriétés. — Odeur désagréable.

Préparation. — Teinture suivant le type *Aconit* avec la plante entière récoltée pendant sa floraison.

Indications principales. — Pansements des plaies.

CANNABIS INDICA

Syn. — Chanvre de l'Inde, noms indiens : *Bhang, Gunjah*. — Angl. : *Indian Hemp*. — CANNABINÉES.

Habitat. — Beaucoup de botanistes ne considèrent cette plante que comme une variété de notre chanvre d'Europe et n'attribuent la différence de leurs propriétés énivrantes et narcotiques qu'à l'influence de la température sur la production des principes actifs des végétaux.

Cependant ces deux plantes ne sont pas absolument iden-
tiques.

Celle de l'Inde est beaucoup plus grande.

Caractères. — La tige plus dure porte des feuilles constamment alternes. Elle est revêtue d'une écorce plus mince, moins
susceptible d'être filée, et ses fruits sont beaucoup plus
petits.

Propriétés. — Toute la plante exhale une odeur plus
nauséabonde, et ses propriétés vireuses sont plus fortement prononcées.

On fait en Orient une préparation grasse des feuilles
de chanvre connue sous le nom de *Haschish* ou *Ha-
chich.*

Préparation. — Teinture avec les sommités fleuries
et desséchées de la plante suivant le type *Ipeca.*

Indications principales. — Affections mentales ; deli-
rium tremens ; insomnie.

CANNABIS SATIVA

Syn. — **Chanvre cultivé.** — Angl. : *Hemp.* — All. :
Hanf. — Ital. : *Canna.* — Esp. : *Cana.* — CANNABINÉES.

Habitat. — Cette belle plante, originaire de l'Asie,
vient aujourd'hui dans tous les pays où on la cultive.

Caractères. — La tige, droite, fistuleuse, rude, velue, s'élève
parfois à la hauteur de 3 et 4 mètres. Les feuilles sont profondément incisées, composées de cinq à sept folioles lancéolées,
dentées, opposées au bas de la tige et alternes à la partie supérieure. Fleurs dioïques. Les fleurs mâles, en panicules
axillaires et terminales, ont un périanthe pentaphylle et 5 étamines. Les fleurs femelles également axillaires et presque
sessiles ont un périanthe monophylle, spathiforme, s'ouvrant

d'un côté dans toute sa longueur. Le fruit est un achaine ovale, lisse, brun ou gris à 2 valves, renfermant une graine blanche huileuse d'une odeur un peu vireuse.

Préparations. — Teinture avec les sommités fleuries des plantes mâles et femelles suivant le type *Dulcamara.*

Triturations avec les mêmes parties séchées et pulvérisées.

Indications principales. — Blennorrhagie ; catarrhe vésical ; cystite.

CAPSICUM ANNUUM

Syn. — **Piment, Piment des jardins, Corail des jardins, Poivre d'Inde, Poivre de Guinée, Poivre long, Poivre de Cayenne.** — Angl. : *Capsicum.* — All. : *Spanischer Pfeffer.* — Ital. : *Pepe di Guinea, Peperone.* — Esp. : *Pimentero annua, Pimento da Indias.* — Solanées.

Habitat. — Plante annuelle originaire des Indes, cultivée aujourd'hui en Afrique, en Amérique, en Espagne et même en France.

Caractères. — Tige herbacée cylindrique. Feuilles alternes géminées, longuement pétiolées. Fleurs extraaxillaires, solitaires. Calice en 5 parties, corolle blanchâtre, fruit long, conique, un peu recourbé à son extrémité, lisse, luisant, d'abord vert, puis rouge à sa maturité.

Propriétés. — La saveur de ce fruit est âcre et caustique, ce qui le fait employer comme stimulant et assaisonnement dans l'art culinaire.

Préparations. — Teinture avec les capsules et les graines arrivées à maturité suivant le type *Dulcamara.*

Triturations avec les mêmes parties séchées et pulvérisées.

Indications principales. — Hémorrhoïdes ; dyspepsie ; pharyngite.

CAPSICUM-JAMAICUM

Syn. — Piment de la Jamaïque, Amomi, Piment des Anglais, Toute-Epice, Poivre de la Jamaïque.

Habitat. — Fruits desséchés du *Myrtus Pimenta* (Myrtacées), qu'on cultive à la Jamaïque.

Caractères. — C'est une baie biloculaire, de la grosseur d'un pois, d'un gris rougeâtre, rugueuse, et portant au sommet un petit bourrelet blanchâtre qui n'est autre que la couronne formée par le limbe du calice.

Propriétés. — Ils ont une odeur très forte et très agréable qui rappelle celle du girofle et de la cannelle.

Préparations. — Teinture et triturations suivant le type *Ipeca* avec les baies séchées et pulvérisées.

CARDUUS BENEDICTUS

Syn. — *Centaurea benedicta, Cnicus benedictus.* — Chardon bénit. — Angl. : *The Blessed Thistle.* — CYNARÉES SYNANTHÉRÉES.

Habitat. — Plante annuelle, commune dans le midi de l'Europe, et même dans nos contrées.

Caractères. — Tige droite, herbacée, rameuse, portant des feuilles demi-décurrentes, allongées, dentées, épineuses et garnies de poils. Capitules solitaires, terminaux environnés de larges bractées. Involucre formé d'écailles coriaces prolongées en un appendice dur et épineux. Fleurs jaunes, terminales, nombreuses, presque régulières. Fruit en achaine glabre et strié longitudinalement.

Préparation. — Teinture avec les sommités fleuries suivant le type *Dulcamara*.

CARDUUS MARIANUS

Syn. — *Silybum marianum, Cnicus marianus.* — Chardon-Marie, Chardon Notre-Dame. — Angl. : *Milk Thistle,* *Saint-Mary's Thistle.* — CYNARÉES SYNANTHÉRÉES.

Habitat. — Plante très commune dans toute la France, dans les lieux incultes, sur les bords des chemins et des fossés.

Caractères. — Tige droite, épaisse et rameuse, feuilles alternes, grandes, larges, sinuées, épineuses, parsemées de grandes taches blanches.

Fleurs solitaires, terminales, grosses, purpurines, entourées d'un involucre dont les squammes sont dilatées en un appendice renversé, terminé par une longue pointe.

Fruit en achaine, lisse, couronné d'une aigrette simple, sessile et très longue.

Préparation. — Teinture avec la plante fraîche récoltée au moment de la floraison suivant le type *Dulcamara.*

CAULOPHYLLUM THALICTROIDES

Syn. — *Léontice.* — Cohosh bleu. — Angl. : *Blue Cohosh, Squaw Root.* — All. : *Lowenblatt.* — BERBÉRIDÉES.

Habitat. — Plante originaire de l'Amérique du Nord.

Caractères. — Rhizome long de plusieurs centimètres, a l'aspect général de la serpentaire. Feuilles pinnatinerviées. Fleurs jaunes disposées en cymes.

Préparation. — Teinture avec le rhizome suivant le type *Ipeca.*

Indications principales. — Maladies des femmes ; douleurs d'accouchement.

CEANOTHUS AMERICANUS

Syn. — **Céanote d'Amérique.** — Angl. : *New-Jersey Tea.* — Rhamnées.

Habitat. — Arbrisseau de l'Amérique septentrionale qu'on cultive aussi dans nos jardins.

Caractères. — Feuilles alternes, lisses, ovales allongées, trinerviées, légèrement dentées. Fleurs petites, axillaires, blanches.

Mode d'emploi. — La racine est employée aux États-Unis contre la gonorrhée.

Préparation. — Teinture avec la plante entière suivant le type *Dulcamara*.

CEDRON

Syn. — *Simaba Cedron.* — Angl. : *Rattlesnake Beans.* — Simaroubées.

Habitat. — Arbre de petite taille qui croît dans la Nouvelle-Grenade.

Caractères. — Feuilles imparipinnées à folioles nombreuses acuminées ; fleurs hermaphrodites diplostèmones. La semence est apérispermée, pourvue de cotylédons très grands, charnus et blancs à l'état frais.

Ce sont ces cotylédons isolés que l'on trouve dans le commerce. Ils sont longs de 3 à 4 centim., larges de 15 à 20 millim., d'une forme elliptique un peu courbée d'un côté. Ils sont convexes du côté extérieur, aplatis du côté interne, d'un jaune foncé, souvent sale et noirâtre au dehors, et d'un jaune plus pâle en dedans, amylacés, et très amers.

Préparations. — Teinture avec ces cotylédons suivant le type *Ipeca*.

Triturations suivant le mode ordinaire.

Indications principales. — Fièvre intermittente.

CEDRUS DEODORA

Syn. — Cèdre de l'Himalaya. — CONIFÈRES.

Habitat. — Arbre originaire de l'Inde et importé chez nous vers 1820.

Caractères. — Rameaux plus flexibles et plus inclinés que le Cèdre du Liban ; feuillage glauque et même blanchâtre.

Préparation. — Teinture avec les bourgeons et les jeunes pousses récoltés au printemps.

CHAMOMILLA VULGARIS

Syn. — *Matricaria Chamomilla.* — Camomille commune, Matricaire, Camomille, Camomille d'Allemagne.— Angl. : *Common Chamomille, Wild Chamomile, German Chemomile, Corn fever-ferr.* — All. *Feld Kamille, mutter Krant.* — Ital. : *Malricaria.* — SYNANTHÉRÉES.

Habitat. — Plante annuelle commune dans tous les lieux secs sablonneux, le long des grandes routes.

Caractères. — Racine vivace, fibreuse, chevelue. Tige herbacée, menue, haute de 50 centimètres. Feuilles alternes, sessiles, deux fois pinnatipartites à lobes linéaires entiers ou souvent divisés. Fleurs ligulées blanches salutanis, terminales, soutenues par de longs pédoncules, achaines tétragones, ceux du disque à face extérieure élargie, ceux du rayon à côtés égaux.

Propriétés. — Les fleurs ont une odeur agréable qui se développe surtout par la dessiccation. Leur saveur est chaude et fort peu amère.

Préparations. — Teinture avec la plante entière fraîche suivant le type *aconit.*

Triturations avec les mêmes parties séchées et pulvérisées.

Indications principales. — Coliques; gastralgie; névralgies; troubles de dentition.

CHELIDONIUM MAJUS

Syn. — **Grande Chélidoine, Eclaire.** — Angl. : *Common Celandine.* — All.: *Schœlkrani, Goldwurz.* — Ital. : *Ciaigogna.* — Esp. : *Celidonie.* — PAPAVÉRACÉES.

Habitat. — Plante vivace, commune dans toute l'Europe le long des haies, autour des puits, sur les vieilles murailles, sur les terrains incultes.

Caractères. — La racine, d'un brun rougeâtre, est cylindrique, fibreuse et donne naissance à plusieurs tiges rameuses, hautes de 40 à 60 centimètres. Les feuilles sont alternes, grandes, pinnatisectées, à segments arrondis dentés, lobés, vertes en dessus, glauques en dessous et munies de poils rares seulement sur leur pétiole. Les fleurs sont jaunes et portées sur des pédicelles en nombre variable et comme ombellés à l'extrémité d'un pédoncule opposé aux feuilles. Pétales jaunes et cruciformes; étamines nombreuses. Le fruit est une silique bivalve, contenant dans une seule loge une centaine de graines luisantes, noirâtres, portant sur l'ombilic une crête granuleuse, comprimée.

Propriétés. — Toute la plante exhale une odeur désagréable, elle a un goût amer et âcre.

Ces qualités physiques sont dues à la présence d'un suc jaune orange dont toutes les parties de la plante sont imprégnées, et qui s'écoule à la plus légère incision.

Préparation. — Teinture avec la plante entière fraîche récoltée pendant la floraison, suivant le type *Aconit.*

Indications principales. — Affections du foie.

CHENOPODIUM GLAUCUM

Syn. — Ansérine glauque, Patte d'oie verdâtre. — Chénopodées.

Habitat. — Plante annuelle qui croît dans les fermes autour des fumiers et sur le bord des ruisseaux.

Caractères. — Tige droite, un peu flexueuse, marquée de stries d'un beau rouge ou d'un vert blanchâtre. Ses feuilles sont pétiolées, étroites, oblongues, obtuses, sinuées ou légèrement dentées. Elles sont d'un vert pâle en-dessus, blanchâtres en-dessous. Les fleurs sont agglomérées en grappes simples axillaires ou terminales.

Préparation. — Teinture suivant le type *Aconit*, avec la plante entière, récoltée au commencement de sa floraison, en juillet.

CHENOPODIUM VULVARIA

Syn. — Vulvaire. — Chénopodées.

Habitat. — Plante herbacée, commune dans les lieux incultes, le long des murs, autour des fumiers.

Caractères. — Les tiges, longues de 20 à 25 centimètres, rameuses et le plus souvent couchées sur la terre, sont garnies de feuilles ovales rhomboïdales entières, glauques, et portent à la partie supérieure de petites grappes axillaires de fleurs vertes.

Propriétés. — Toute la plante exhale une odeur de poisson pourri.

Préparation. — Teinture avec la plante entière au commencement de sa floraison, suivant le type *Aconit*.

CHINA

Syn. — *Cinchona officinalis, Chinæ cortex, Cortex pe-*

ruviana. — **Quinquina, China.** — Angl. : *Peruvian Bark,
Yellow Cinchona Bark*. — All. : *Chinarinde*. — Ital. :
China-China. — Esp. : *Quina*. — Rubiacées.

Habitat. — Cette écorce, découverte au Pérou vers l'an
1638, est fournie par plusieurs espèces d'arbres du même
genre auxquelles il est difficile de rapporter avec certitude les diverses sortes de quinquina répandues dans le
commerce, et dont les effets différents peuvent dépendre
de l'âge, du sol, du climat et des parties de l'arbre sur
lesquelles les écorces ont été récoltées.

C'est dans les régions tropicales de l'Amérique, sur les
longues chaînes formées par la Cordillère des Andes, que
s'étend la zone des quinquinas sous la forme d'une vaste
courbe à concavité tournée vers le Brésil. La célèbre lo-
calité de Loxa occupe à peu près le milieu de la courbe
en même temps que son point le plus rapproché du lit-
toral.

L'aspect des Cinchonas paraît varier suivant les hau-
teurs auxquelles ils poussent. Ils prennent parfois la
forme d'arbustes et d'arbrisseaux et parfois aussi atteignent la taille des arbres les plus élevés.

Caractères. — Leurs feuilles opposées sont toujours entières, mais très variables dans leurs dimensions et leur forme.
Elles ont entre elles des stipules bien marquées, les fleurs sont
disposées en cymes parfois corymbiformes, mais qui prennent
le plus souvent l'aspect de panicules. Elles sont blanches, roses
ou pourprées et d'une odeur agréable. Le fruit est une capsule
ovoïde, oblongue ou linéaire lancéolée, contenant des graines
nombreuses.

Les meilleures sortes de quinquinas sont le *Quinquina
jaune royal* provenant du *Cinchona calisaya*, le *Quinquina de Loxa* et le *Cinchona Condaminea*.

Le premier se présente sous deux formes : *Quinquina plat, quinquina roulé.*

Calisaya plat.

Caractères. — Écorces plates de 10 à 15 millimètres d'épaisseur, très denses, le plus souvent sans périderme. Surface extérieure présentant de nombreux sillons longitudinaux à fond fibreux, séparés par des crêtes saillantes. Couleur jaune fauve brunâtre. Surface interne fibreuse à grain souvent ondulé, jaune fauve ou orangée. Fracture transversale constamment fibreuse et produisant une poussière fine de fibres microscopiques prurientes.

Propriétés. — Saveur franchement amère.

Calisaya roulé.

Caractères. — Périderme épais, marqué de scissures annulaires profondes, assez régulièrement espacées et de crevasses longitudinales et transversales. Derme lisse ou marqué de légères impressions annulaires, couleur fauve ou violacée. Face interne finement fibreuse, jaune fauve. Fracture transversale largement résineuse au dehors, constamment fibreuse au dedans.

Cinchona Condaminea.

Écorces roulées à épiderme blanchâtre ou grisâtre, longitudinalement strié, sans sillons transverses et pouvant être rayé par l'ongle. Sur quelques points, on observe des verrues couleur de rouille qui, lorsqu'elles sont nombreuses, se groupent en séries régulières.

C'est le Quinquina Calisaya que nous employons exclusivement.

Préparations. — Teinture et triturations suivant le type *Ipeca.*

Indications principales. — Fièvres intermittentes; dyspepsie flatulente; gastralgie; diarrhée; névralgies;

érysipèle; maladies de la peau; ictère; coliques hépathiques; rhumatisme; goutte : vertiges de Ménière.

CICUTA VIROSA

Syn. — *Cicutaria aquatica.* — **Ciguë vireuse, Cicutaire aquatique, Cicutaire vénéneuse, Ciguë d'eau.** — Angl. : *Cowbane, Long leaved water Hemlock.* — All.: *Wasserschierling.* — Ital.: *Cicuta virosa.* — Ombellifères.

Habitat. — Cette plante croît sur le bord des étangs, dans les eaux stagnantes, sur le bord des fossés et des ruisseaux.

Caractères. — La racine est épaisse, creuse en partie, garnie de fibres nombreuses, et remplie d'un suc jaunâtre. La tige est droite, haute de 40 à 50 centimètres, glabre, fistuleuse et rameuse. Les feuilles sont alternes, pétiolées, deux et trois fois ailées, composées de folioles sessiles, lancéolées, dentées en scie un peu aiguës. Les fleurs sont blanches, disposées en ombelles privées d'involucre et pourvues d'involucelles polyphylles.
Le fruit est un peu court, ovale, composé de deux semences convexes en dehors, à cinq petites côtes très entières.

Propriétés. — La plante a une odeur désagréable et est remplie d'un suc jaunâtre qui est un poison pour l'homme et les animaux.

Préparation. — Teinture avec la plante entière au moment de la floraison, suivant le type *Aconit.*

Indications principales. — Convulsions; épilepsie.

CINA

Syn. — *Artemisia cina, Artemisia contra, Semen contra.* — **Armoise d'Alep, Barbotine, Graine de Gedoana.** — Angl. : *Wormseed, Tartarian Southernwood.* — All.: *Zit-*

tersame, Würmsame. — Ital. : *Seme-sanuto.* — SYNANTHÉ-
RÉES.

On trouve dans le commerce deux espèces de *Semen
contra* : le *Semen contra du Levant* nommé aussi *Semen
Contra d'Alep* ou *d'Alexandrie,* et le *Semen Contra de
Barbarie.*

Le semen contra d'Alep vient de l'*Artemisia Cina.*

Caractères. — Il est verdâtre, lorsqu'il est récent, mais il
devient rougeâtre en vieillissant. Il est composé de pédoncules
brisés, dépourvus de duvet et privés de leurs capitules, dont
quelques-uns cependant, à peine formés, sont encore sous la
forme de boutons globuleux attachés à l'extrémité de ces pédoncules. Mais le plus grand nombre de ces capitules est plus
développé et séparé des tiges. Ils sont ovoïdes, allongés, et composés d'écailles imbriquées, scarieuses, tuberculeuses, à leur
surface; à l'intérieur, le réceptacle est nu, et les fleurons sont
peu nombreux et tous hermaphrodites.

Propriétés. — Le semen contra a une odeur très forte
et très aromatique, et une saveur amère et aromatique.

Le *semen contra de Barbarie* est produit par l'*Artemisia ramosa.*

Caractères. — Il est composé, comme celui d'Alep, de pédoncules hachés et de fleurs, mais on n'y trouve pas de capitules
développés et isolés ; ils sont tous sous la forme de petits boutons globuleux réunis à l'extrémité des rameaux. Ce semen
contra est plus léger que celui d'Alep.

Propriétés. — Son odeur est semblable.

On emploie de préférence le semen contra d'Alep.

Préparations. — Teinture et triturations suivant le
type *Ipeca.*

Indications principales. — Coqueluche; incontinence
d'urine.

CINNAMOMUM

Syn. — *Cinnamomum aromaticum, Laurus cinnamomum.* — **Cinnamome, Laurier cannellier, Cannelle.** — Angl. : *Cinnamon.* — All. : *Zimmet.* — Ital. : *Cannella regina.* — Esp. : *Canela de Holanda.* — Lauracées.

Habitat. — Croît dans l'île de Ceylan, mais il a été propagé aux îles Maurice, à Cayenne et aux Antilles. C'est un arbre de 5 à 7 mètres de haut porté sur un tronc de 30 à 40 centimètres de diamètre.

Caractères. — Feuilles presque opposées, ovales, terminées en pointe, coriaces, vertes et luisantes en dessus, blanchâtres et ternes en dessous. Elles offrent outre la nervure du milieu deux autres nervures principales, qui partent comme la première du pétiole, s'arrondissent en se rapprochant du bord de la feuille et se dirigent vers le sommet sans l'atteindre. Les feuilles les plus larges offrent même deux autres nervures tout près du bord. Les fleurs sont petites, disposées en panicules terminales, jaunâtres intérieurement, blanchâtres et un peu veloutées en dehors. Le fruit est une drupe ovale assez semblable à un gland de chêne, d'un brun bleuâtre, entouré à la base par le calice.

Récolte. — On emploie l'écorce des jeunes rameaux. On coupe les branches de plus de trois ans, on détache l'épiderme grisâtre qui les recouvre, on fend longitudinalement l'écorce et on la sépare du bois. Cette écorce ressemble alors à des tubes fendus dans leur longueur ; on insère les plus petits dans les plus grands et on les fait sécher au soleil.

La cannelle de Ceylan est en faisceaux très longs, composés d'écorces aussi minces que du papier, et renfermées en grand nombre les unes dans les autres. Elle a une couleur citrine blonde, une saveur agréable aromatique chaude, un peu piquante et un peu sucrée, et une odeur très suave.

On trouve dans le commerce une autre cannelle désignée sous le nom de *Cannelle de Chine*, produite par le *Laurus Cassia*, mais bien moins estimée que celle de Ceylan.

C'est cette dernière qu'on emploie.

Préparations. — Teinture et triturations suivant le type *Ipeca.*

CISTUS CANADENSIS

Syn. — **Ciste hélianthème.** — Angl. : *Rock rose, Frostwort.* — All. : *Canadisches. Cisten Röschen.* — Ital. : *Cistro.* — Esp. : *Jara.* — Cistinées.

Plante annuelle herbacée.

Caractères. — La racine donne plusieurs tiges droites et ascendantes. Feuilles opposées dans le bas, alternes dans le haut, allongées, ovales, lancéolées, aiguës, légèrement garnies de poils blancs en dessus à pétioles très courts et velus. Pédoncules uniflores et droits abondamment couverts de poils inégaux de couleur brune purpurine. Fleurs jaunes à cinq pétales cordiformes, un peu plissés. Calice à cinq sépales. Capsule uniloculaire à trois valves contenant des graines nombreuses lisses et luisantes.

Préparation. — Teinture suivant le type *Dulcamara.*

CLEMATIS ERECTA

Syn. — *Flammula Jovis.* — **Clématite droite.** — Angl. : *Upright Virgin's Bower.* — All. : *Brennende Waldrebe.* — Ital. : *Clematite.* — Esp. : *Clematide.* — Renonculacées.

Habitat. — Cette plante vivace croît dans une grande partie de l'Allemagne, en Suisse, en France, en Grèce, etc., et sur des montagnes boisées, autour des haies, etc.

Caractères. — La tige est cylindrique, droite, non grimpante, haute de 1 à 2 mètres tout au plus. Les feuilles sont formées de 5 à 9 folioles longuement pétiolées, glabres, glaucescentes, ovales lancéolées, très entières. Les fleurs sont blanches, disposées en panicule terminale, à 4 ou 5 sépales. Les fruits sont orbiculaires, comprimés, glabres, et surmontés d'un long style plumeux.

Propriétés. — Cette plante dégage, quand on l'exprime, une odeur très forte qui détermine le larmoiement avec cuisson des yeux.

Préparations. — Teinture avec la tige et les feuilles récoltées au moment de la floraison, suivant le type *Dulcamara*.

Triturations avec les mêmes parties séchées.

Indications principales. — Orchite; névralgie testiculaire.

CLEMATIS VITALBA

Syn. — Clématite blanche, Clématite des haies, Herbe aux gueux, Vigne blanche. — RENONCULACÉES.

Habitat. — Arbrisseau grimpant, très commun le long des haies, dans les décombres et vieux murs, dont les tiges sarmenteuses s'entrelacent avec les plantes voisines.

Caractères. — Les rameaux sont nombreux, rudes, anguleux, longs de deux mètres et plus. Les feuilles sont opposées, à 5 folioles pédicellées, presque ovales, aiguës à leur sommet, les pétioles roulés en forme de vrille. Les fleurs d'un blanc un peu cendré, sont disposées en panicules à l'extrémité des rameaux. Les fruits sont composés d'un grand nombre d'achaines ramassés, qui forment par leurs aigrettes des plumets blancs, soyeux, très élégants.

Propriétés. — Cette plante a une saveur astringente et âcre. Ses feuilles vertes, écrasées et appliquées sur la peau, la rougissent, l'enflamment, et y produisent des ulcères superficiels et peu dangereux.

Les mendiants ont su tirer parti de cette propriété caustique pour se faire sur le corps des ulcères artificiels, d'où le nom d'*Herbe aux gueux*, qu'on lui donne généralement.

Préparations. — Teinture avec la tige et les feuilles récoltées au moment de la floraison, suivant le type *Dulcamara*.

Triturations avec les mêmes parties séchées.

Indications principales. — Ulcère variqueux.

COCA

Syn. — *Erythroxylon coca.* — **Coca.** — Angl. : *Coca.* — Erythroxylées.

Habitat. — Arbrisseau originaire du Pérou de 1 mètre à 1 mètre 25 de hauteur qui se divise en rameaux nombreux et redressés.

Caractères. — Feuilles alternes, à pétiole court, entières, ovales, aiguës, presque à 3 nervures, longues de 4 centimètres sur 2 centimètres et demi de large. Fleurs petites, nombreuses portées sur des tubercules dont sont couverts les jeunes rameaux. Le fruit est un drupe rouge, oblong, à une loge monosperme avec deux loges avortées.

Propriétés. — Cet arbrisseau est célèbre par l'usage que l'on fait de ses feuilles. Mâchées en petite quantité, elles soutiennent les forces ; en plus grande quantité, et mélangées de feuilles de tabac, elles donnent une ivresse semblable à celle du chanvre indien.

En infusion, elles sont stimulantes.

Préparations. — Teinture avec les feuilles suivant le type *Ipeca*.

Triturations avec la poudre des feuilles.

COCCULUS

Syn. — *Menispermum Cocculus*. — **Coque du Levant**. — All. : *Kokkelskörner, Fischkörner*. — MÉNISPERMÉES.

La coque du Levant est connue depuis très longtemps, mais l'arbre qui la produit n'est peut-être pas encore parfaitement déterminé.

Caractères. — Le fruit, tel que le commerce nous le fournit, est plus gros qu'un pois, arrondi et légèrement réniforme ; il est formé d'un brou desséché, mince, noirâtre, rugueux, d'une saveur faiblement âcre et amère, et d'une coque blanche ligneuse, à 2 valves, au milieu de laquelle s'élève un placenta central rétréci par le bas, élargi par le haut, et divisé inférieurement en 2 petites loges. Tout l'espace compris entre ce placenta central et la coque est rempli par une amande creuse à l'intérieur et ouverte sur le côté pour recevoir le placenta.

Propriétés. — L'amande de la coque du Levant est grasse et a une saveur très amère, qu'elle doit à un principe vénéneux cristallisable, la *picrotoxine*.

Préparations. — Teinture avec le fruit concassé suivant le type *Ipeca*.

Triturations avec le fruit pulvérisé.

Indications principales. — Vertiges, mal de mer, épilepsie.

COCHLEARIA ARMORACIA

Syn.— *Armoracia rusticana.* — Raifort, Raifort officinal, Grand raifort, Cranson, Cran de Bretagne. — Angl. :
Horse-radish,— CRUCIFÈRES.

Habitat.—Plante vivace qui croît dans les lieux humides et montagneux.

Caractères.—Racine longue de 35 à 70 centimètres, grosse
comme le bras, cylindrique, charnue, jaunâtre extérieurement,
blanchâtre intérieurement, d'un goût âcre et brûlant. Les feuilles radicales sont très grandes, longuement pétiolées, oblongues, crénelées, celles de la tige sont également très grandes,
lancéolées, aiguës, dentées en scie, assez semblables à celles
de certaines patiences, mais reconnaissables à leur âcreté.Tige
droite, haute de 70 centimètres, cannelée, ramifiée supérieurement. Fleurs blanches en grappes terminales simulant une
panicule, silicules globuleuses à deux valves, à deux loges polyspermes.

Préparation.— Teinture suivant le type *Dulcamara,*
avec la racine fraîchement déterrée.

COFFEA

Syn.— *Coffea arabica, Coffea cruda.* — Café, Café cru.
— Angl. : *Coffee.* — All. : *Kaffeebaum.* — Ital.: *Caffé.*
— Esp. : *Cafe.* — RUBIACÉES.

Habitat. — L'arbre qui produit cette semence est originaire d'Éthiopie et d'Arabie, d'où il a été transporté à
l'île Bourbon et à la Martinique. Il est toujours vert et
atteint une hauteur de 6 à 8 mètres et plus.

Caractères. — Les feuilles sont opposées, simples, ovales,
lancéolées, acuminées, glabres, luisantes en-dessus, pâles en
dessous, assez semblables à celles du laurier. Les fleurs, semblables à celles du Jasmin d'Espagne sont blanches, odorantes,

soutenues par un pédoncule extrêmement court et disposées par groupes dans les aisselles des feuilles.

Le fruit est une baie oblongue, grosse comme une cerise, rouge comme elle, et même plus foncée lorsqu'elle est parvenue à maturité. Il est formé d'une pulpe douceâtre entourant deux loges accolées.

Chaque loge contient une semence convexe du côté externe, plane et marquée d'un sillon longitudinal du côté interne. Ce sont ces semences qui sont connues sous le nom de *Café cru*.

On en distingue plusieurs sortes :

1° Le *Café Moka* qui est le plus estimé. Il vient de l'Arabie. Il est petit, jaunâtre, souvent presque rond, d'une odeur et d'une saveur très agréables ;

2° Le *Café Bourbon* produit par le *Coffea arabica*, cultivé à Bourbon, plus gros et moins arrondi que celui de Moka ;

3° Le *Café Martinique*, en grains volumineux, allongés, d'une couleur verdâtre, recouverts d'une pellicule argentée qui s'en sépare par la torréfaction, à sillon longitudinal, très marqué et ouvert.

Préparations. — Teinture et triturations avec le café Moka suivant le type *Ipeca.*

Indications principales. — Insomnie, odontalgie, céphalalgie.

COLCHICUM AUTUMNALE

Syn. — Colchique, Tue-chien, Veillotte, Safran des prés, Safran bâtard. — Angl. : *Meadow Saffron, Tuber Root, Naked Lady, Upstart.* — All. : *Herbstzeitlose Lichtblume.* — Ital. ; *Colchico, Giglio Matto.* — Esp. : *Colchico.* — COLCHICACÉES.

Habitat. — Plante vivace commune dans les prés et les pâturages d'une grande partie de l'Europe.

Caractères. — Elle est composée d'un tubercule charnu et amylacé, arrondi d'un côté, aplati de l'autre, enveloppé dans un petit nombre de tuniques brunes, foliacées et présentant à sa partie inférieure un collet et des radicules. En enlevant les tuniques brunes, on trouve trois tiges courtes, deux à fleurs, et une à feuilles. Les feuilles, qui partent directement du sommet du corps charnu, sont grandes, planes, d'un assez beau vert, très glabres, lancéolées aiguës, très entières, longues de 15 à 20 centimètres, larges de 2 à 3 centimètres, engainées à leur base et réunies trois ou quatre ensemble. Les fleurs, d'un rouge pâle sont formées d'un long tube cylindrique, terminé par un limbe campanulé à six divisions. Les étamines sont insérées au haut du tube. Les trois ovaires soudés sont situés au contraire au fond du tube et surmontés de trois styles très longs terminés chacun par un stigmate en massue.

Ces fleurs paraissent en automne et ce n'est qu'au printemps suivant que les feuilles se développent et que les fruits paraissent au milieu d'elles. Ces fruits sont composés d'une capsule à 3 loges, s'ouvrant longitudinalement à leur face interne et renfermant un grand nombre de semences, petites, arrondies, d'un brun noirâtre, d'une saveur amère suivie d'une âcreté très marquée.

Préparations. — Teinture avec le bulbe frais arraché au printemps, suivant le type *Dulcamara*.

Triturations avec le bulbe sec finement pulvérisé.

Indications principales. — Goutte, rhumatisme, endocardite.

COLCHICUM AUTUMNALE SEMEN

Syn. — Semences de colchique.

Préparations. — On fait également une teinture et des triturations avec les semences de Colchique suivant le type *Ipeca*.

COLLINSONIA CANADENSIS

Syn. — Collinsonia du Canada. — Angl.: *Stone Root, Common Horse-weed, Rich-weed, Horse balm*. — LABIÉES.

Habitat. — Herbe vivace. Originaire de l'Amérique Septentrionale.

Caractères. — Tige presque glabre, haute de 5o cent. à 1 mètre, feuilles grandes, ovales acuminées, presque cordiformes, ou arrondies à la base, glabres ou légèrement hérissées de poils, feuilles florales très petites en forme de bractées, fleurs jaunes disposées en panicules, calice petit, corolle presque campanulée, 4 fois-plus longue que le calice.

Préparations. — Teinture et triturations avec la racine sèche suivant le type *Ipeca*.

Indications principales. — Constipation.

COLOCYNTHIS

Syn. — *Cucumis colocynthis.* — Coloquinte, Concombre amer. — Angl. : *Colocynth, Better cucumber, Better apple.* — All. : *Coloquinte.* — Ital. : *Coloquintida.* — Esp. : *Coloquintida.* — CUCURBITACÉES.

Habitat. — Plante originaire du Levant, mais qui croît aussi dans les îles de l'Archipel et dans l'Espagne méridionale.

Caractères. — La racine, épaisse, blanchâtre, donne naissance à des tiges rampantes, tortueuses, ramifiées, hérissées de poils courts et munies de vrilles. Les feuilles sont alternes, longuement pétiolées, assez larges, profondément divisées en lobes irréguliers obtus, vertes en dessus, blanchâtres et parsemées de poils courts à leur face inférieure. Les fleurs sont axillaires, jaunâtres, solitaires, pédonculées, les unes mâles pourvues de trois étamines, les autres, femelles, renfermant un ovaire surmonté d'un style court et de trois stigmates fourchus. Les fruits sont globuleux, de la grosseur d'une orange, d'abord verts, puis jaunâtres à maturité, composés d'une écorce mince, légère, peu consistante, renfermant une pulpe blanche, spongieuse, d'une très grande amertume et contenant un grand nombre de semences jaunâtres.

Ce fruit nous arrive sec et tout écorcé de l'Espagne et des îles de l'Archipel. Il est blanc, léger, spongieux.

Propriétés. — Faible odeur nauséabonde, et d'une saveur âcre, désagréable et excessivement amère.

Préparations. — Teinture et triturations avec le fruit suivant le type *Ipeca*.

Indications principales. — Coliques; diarrhée; dysenterie; péritonite; névralgies.

COLOMBO

Syn. — *Cocculus palmatus*. — Ménispermées.

Habitat. — Plante vivace commune à Madagascar et dans l'Afrique Australe.

Caractères. — Tige grimpante, feuilles cordées à la base, à 5 lobes palmés, profondément divisés, acuminés, très entiers, velus. Fleurs dioïques. Fruits composés de drupes presque secs à noyau réniforme renfermant une semence conforme, dont l'embryon présente deux cotylédons séparés et parallèles, interposés dans un endosperme huileux.

La racine telle qu'on l'expédie est en rouelles de 2 à 3 centimètres de diamètre, déprimées vers leur milieu et offrant plusieurs dépressions concentriques. La surface de section de ces rouelles a une teinte générale jaune verdâtre, mais cette couleur va en s'atténuant de la circonférence au centre. Leur écorce est rugueuse, brune ou gris jaunâtre et séparée du bois par un cercle plus foncé. Leur poudre est d'un gris verdâtre.

Propriétés. — Cette racine a une saveur très amère et une odeur désagréable quand elle est en masse.

Préparations. — Teinture et triturations suivant le type *Ipeca*.

CONDURANGO

Syn.— *Gonolobus Cundurango.* — Angl. : *Condor Plant.*
— Asclépiadées.

Habitat. — Plante grimpante, originaire de l'Amérique du Sud.

Partie employée. — Le bois et surtout l'écorce.

Caractères. — L'écorce est grisâtre et recouvre un ligneux jaune paille, amer et aromatique après avoir été mâché.

Mode d'emploi. — Préconisé autrefois comme spécifique contre le cancer, mais l'expérience n'a pas confirmé l'action qu'on lui avait attribuée.

Préparations.— Teinture avec l'écorce suivant le type *Ipeca.* Trituration suivant le mode ordinaire.

CONIUM MACULATUM

Syn.— *Cicuta major.*—**Ciguë officinale, Grande ciguë.**
—Angl.: *Common* or *Spotted Kemlock, Kex, Herb Bennet.*
All. : *Gefleckter Schierling.* — Ital. : *Cicuta maggiore.* —
Esp. : *Beguda.* — Ombellifères.

Habitat. —Plante commune en France et dans toute l'Europe, le long des haies et des chemins.

Caractères. —La racine est blanche, épaisse, à peine ramifiée, de la grosseur du petit doigt. La tige est cylindrique, haute de 1 mètre environ, fistuleuse, glabre, d'un vert clair et parsemé surtout à la partie inférieure de taches purpurines ou noirâtres. Les feuilles sont grandes, alternes, tripinnées, à folioles pinnatifides, pointues, d'un vert sombre, un peu luisantes en dessus et douces au toucher. Les fleurs sont blanches, disposées en ombelles nombreuses, très ouvertes, munies d'un involucre polyphylle et d'involucelles à trois folioles ; le calice, court, entier, cinq pétales inégaux obcordés, cinq étamines, deux styles courts. Le fruit est court, ovale, un peu globuleux, formé de deux semences convexes extérieurement, à cinq côtes légèrement crénelées et tuberculeuses.

Propriétés. — Toute la plante a une odeur nauséeuse, vireuse, et une saveur amère, âcre et désagréable.

Préparation. — Teinture suivant le type *Aconit*, avec les sommités fleuries, récoltées un peu avant la maturité des fruits, en juillet.

Indications principales. — Scrofules; engorgements ganglionnaires; tumeurs blanches; maladies de la peau; toux spasmodique, nocturne.

CONIUM MACULATUM SEMEN

Syn. — Semences de ciguë.

Préparations. — On fait également une teinture et des triturations avec les semences sèches de ciguë, suivant le type *Ipeca*.

CONVALLARIA MAIALIS

Syn. — Muguet. — Asparaginées.

Habitat. — Plante commune dans les bois et les haies, dont la racine est vivace, fibreuse et traçante.

Caractères. — Hampes droites, très fines, rondes, glabres, accompagnées de deux feuilles radicales, ovales, lancéolées, qui sortent ensemble d'une espèce d'étui formé de plusieurs gaines membraneuses, imbriquées. Les fleurs sont blanches, en forme de grelot, portées sur des pédoncules recourbés et pendantes d'un même côté.

Propriétés. — Odeur douce très agréable.

Préparation. — Teinture avec la plante entière suivant le type *Aconit*.

Indications principales. — Affections du cœur (asystolie).

CONVOLVULUS ARVENSIS

Syn. — **Liseron des champs, Petit liseron.** — CONVOLVULACÉES.

Habitat. — Herbe vivace qui croît dans les blés et dans les jardins.

Caractères. — Volubile, à feuilles sagittées auriculées, à pédoncules uniflores ou biflores, à corolle rose ou blanche.

Préparation. — Teinture avec la plante entière suivant le type *Dulcamara*.

COPAIVÆ BALSAMUM

Syn. — *Copaïfera.* — **Baume de Copahu.** — Angl.: *Balsam of Copaiva.* — All. : *Copaiva-Balsam.* — Ital. : *Balsamo di Coparba.* — Esp. : *Balsamo de Capayra.* — LÉGUMINEUSES.

Habitat.—Ce baume provient de plusieurs espèces du genre *Copaïfera,* et notamment des *Copaïfera officinalis, guyanensis, langsdorffii,* qui croissent en Amérique depuis le Brésil jusqu'au Mexique.

Récolte. — On l'obtient en incisant longitudinalement le tronc de l'arbre vers sa base, et on reçoit le liquide dans un vase disposé au pied de l'arbre à cet effet.

Le copahu du commerce présente un très grand nombre de variétés qui paraissent provenir tant de la différence des arbres que des lieux de production. Les deux principales sortes commerciales sont : le *Copahu Maracaïbo* et le *Copahu de Para;* mais le plus estimé est encore le Copahu Maracaïbo.

C'est un liquide transparent, de la consistance de l'huile, d'une couleur jaune peu foncée, d'une odeur forte et désagréable, d'un goût âcre, amer et repoussant, se colorant, s'épaississant et même cristallisant avec le temps, insoluble dans l'eau, soluble en partie dans l'alcool aqueux, mais soluble en entier dans l'alcool anhydre, l'éther, les huiles fixes et volatiles.

Préparation. — Teinture suivant le type *Ipeca*, avec l'alcool à 90o.

Indications principales. — Cystite; uréthrite.

CROCUS SATIVUS

Syn. — Safran cultivé, Safran. — Angl. : *Commonsaffran crocus.* — All. : *Safran.* — Ital. : *Zafferano.* — Esp.: *Azapan.* — IRIDÉES.

Habitat. — Plante originaire du Levant, mais cultivée depuis très longtemps en Espagne et en France; c'est même le safran du Gâtinais et de l'Orléanais qui est le plus estimé.

Caractères. — La racine est composée d'un bulbe arrondi de la grosseur d'une noisette, couvert d'une pellicule brune sèche et fibreuse, qui donne naissance à plusieurs fibres allongées. De ce bulbe s'élève une longue spathe d'où sortent des feuilles nombreuses, linéaires, traversées par une nervure blanche. Du centre des feuilles sort une hampe très courte qui supporte une fleur assez semblable à celle du colchique, d'un violet pâle, munie d'un long tube très grêle, évasé en un limbe à six divisions ovales un peu obtuses. Elle a 3 étamines et un pistil terminé par 3 stigmates creusés en cornet. Le fruit est une capsule à 3 loges. Les fleurs paraissent en septembre ou octobre, un peu avant les feuilles.

On n'emploie en médecine que les stigmates trifurqués

et tordus par la dessiccation. Ce sont des filaments élastiques, longs, d'une couleur rouge orangé foncé.

Propriétés. — Odeur très suave et saveur chaude, aromatique et amère. Ils teignent la salive en jaune doré.

Préparations. — Teinture et triturations suivant le type *Ipeca* avec les stigmates.

Indications principales. — Métrorrhagies.

CROTON TIGLIUM

Syn. — **Grains de Tilly, Petit pignon d'Inde, Graines des Moluques.** — Angl. : *Croton Free, Croton oil.* — All. : *Crotonal.* — EUPHORBIACÉES.

Habitat. — L'arbrisseau qui produit les graines de Tilly croît dans les îles Moluques, et son bois, qui est léger et purgatif, porte le nom de *Bois purgatif.*

Caractères. — Écorce lisse, d'un vert grisâtre, à feuilles ovales, glabres, aiguës, dentées en scie et à fleurs terminales en grappes. Le fruit est de la grosseur d'une noisette, glabre, jaunâtre, à 3 coques minces renfermant chacune une semence. Cette semence est ovale oblongue et bombée sur les deux faces. Tantôt la surface est jaunâtre, à cause d'un épiderme de cette couleur qui la recouvre, tantôt elle est noire et unie par la suppression de cet épiderme. Dans tous les cas, la semence offre de l'ombilic au sommet plusieurs nervures saillantes, dont les deux latérales sont plus apparentes et forment deux petites gibbosités avant de se réunir à la partie inférieure de la graine. Ce caractère permet de distinguer les graines de Tilly des gros pignons d'Inde et des ricins.

Propriétés. — Toutes les parties de cette graine sont douées d'une propriété âcre et corrosive qui en rend l'usage interne très dangereux.

On en extrait une huile épaisse, brunâtre, d'une odeur particulière et d'une grande causticité. Elle est soluble en totalité dans l'éther, mais en partie seulement dans l'alcool froid.

Préparations. — Teinture et triturations avec les semences pulvérisées, suivant le type *Ipeca.*

Indications principales. — Diarrhée ; variole.

CYCLAMEN EUROPÆUM

Syn. — *Arthanita officinalis.* — Cyclame, Pain de pourceau. — Angl.: *Sowbread.* — All. : *Erdscheibe, Sanbrod.* — Ital. : *Pam porcino.* — Esp. : *Mazana de Puerco.* — Primulacées.

Habitat. — Plante commune dans les forêts, sur les montagnes et qu'on cultive aussi dans les jardins.

Caractères. — Racines charnues très épaisses, arrondies, noirâtres en dehors, blanches en dedans, garnies de fibres fines et ramifiées. Les feuilles sortent immédiatement des racines portées sur de très longs pétioles. Elles sont presque rondes, dentées, très glabres, marbrées en dessus, rougeâtres en dessous.

Parmi ces feuilles s'élèvent de longs pédoncules roulés en spirale dans leur jeunesse, puis droits, qui soutiennent de petites fleurs blanches ou purpurines, ayant leur disque tourné vers la terre et les divisions du limbe repliées et redressées vers le ciel. Les fleurs sont formées du calice persistant à 5 divisions, d'une corolle hypogyne à tube très court, et à 5 divisions rabattues sur le calice ; cinq étamines conniventes par leurs anthères, style allongé, stigmate aigu. Le fruit est une capsule globuleuse, un peu charnue, à 5 valves.

Propriétés. — La racine, qui est la seule partie employée, a une saveur âcre et caustique.

Préparation.— Teinture avec la racine fraîche suivant le type *Dulcamara.*

DICTAMUS ALBUS

Syn. — **Dictame blanc, Fraxinelle.** — RUTACÉES.

Habitat. — Belle plante vivace qui croît dans le midi de la France et en Italie.

Caractères. — Racine grêle, d'un blanc grisâtre, composée de fibres nombreuses. La tige est simple, ronde, flexible et ferme cependant. Les feuilles sont alternes, arrondies, impari-pinnées, ou un peu ovales, vertes, luisantes, assez semblables à celles du frêne. Les fleurs sont réunies en épis à l'extrémité des rameaux, elles ont un calice à cinq divisions, une corolle à cinq pétales irréguliers blancs ou rouges avec des stries de couleur plus foncée, 10 étamines, style décliné, stigmate simple. Fruit formé de cinq carpelles dispermes.

Propriétés. — Les feuilles et les sommités ont une saveur chaude aromatique et une odeur agréable due à une huile volatile de laquelle on prétend que l'émanation pendant les soirées chaudes de l'été est parfois assez concentrée pour s'enflammer à l'approche d'une bougie.

Préparation. — Teinture avec la plante entière fraîche suivant le type *Dulcamara.*

DIGITALIS PURPUREA

Syn. — **Gant de Notre-Dame, Gantelée.** — Angl. : *Purple Foxglove.* — All. : *Fingerhert, Schwalokraut.* — Ital. : *Digitello.* — Esp. : *Dedalera.* — SCROFULARIÉES.

Habitat. — Croît naturellement en France et dans plusieurs autres parties de l'Europe, dans les bois, dans les terrains élevés et sablonneux; on la cultive aussi dans les jardins.

Caractères. — Racine fibreuse. Sa tige est droite, haute de un mètre environ, velue, presque simple. Les feuilles sont alternes, oblongues, aiguës, vertes et un peu ridées en dessus, blanchâtres et cotonneuses en dessous, dentées, décurrentes sur les pétioles, très grandes vers la racine et diminuant de grandeur à mesure qu'elles approchent des fleurs qui forment un épi à l'extrémité de la tige. Ces fleurs sont grandes, pendantes, purpurines et marquées à l'intérieur de taches blanches. Le fruit est une capsule ovale à deux loges s'ouvrant en deux valves contenant des semences nombreuses, petites, un peu anguleuses.

Préparations. — Teinture avec les feuilles de la seconde année, récoltées un peu avant la floraison, suivant le type *Aconit.*

Triturations avec les mêmes feuilles séchées et pulvérisées.

Indications principales. — Maladies du cœur anurie; ictère; céphalalgie; hémorrhagies.

DIOSCOREA VILLOSA

Syn. — **Dioscorée velue.** — Angl.: *Nairy Yam, Colic Root.* — Dioscorées.

Habitat. — Plante originaire de l'Amérique, à rhizome volumineux ligneux et à tige volubile.

Caractères. — Feuilles alternes, cordiformes, à nervures anastomosées et réticulées. Fleurs petites, dioïques, disposées en grappes.

Préparation. — Teinture prise au lieu d'origine où elle est préparée avec la racine fraîche.

Indications principales. — Coliques; coliques hépatiques.

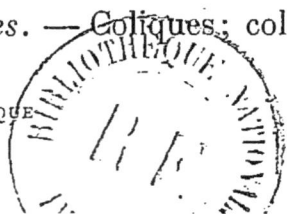

DOLICHOS PRURIENS

Syn. — *Mucuna pruriens.* — Petit pois pouilleux, Pois à gratter. — Angl.: *Cowhage, Cow-itch.* — LÉGUMINEUSES

Habitat. — Plante commune dans l'Inde, aux îles Moluques et aux Antilles.

Caractères. — Tiges longues, volubiles, munies de feuilles à 3 folioles ; fleurs disposées en grappes pendantes formées d'un calice campanulé, d'un étendard court, droit, coloré en rouge et de deux ailes plus longues d'un violet pourpre. Les gousses sont indéhiscentes, à peu près longues et grosses comme le doigt, unies, recourbées en S, avec suture tranchante et recouvertes de poils durs, piquants, caducs qui s'attachent aux doigts quand on les touche et piquent vivement en occasionnant une démangeaison insupportable.

Préparation. — Teinture avec la gousse sèche garnie de ses poils grossièrement pulvérisées, suivant le type *Ipeca.*

Indications principales. — Affections prurigineuses.

DROSERA ROTUNDIFOLIA

Syn. — *Ros solis, Rorella.* — Drosère, Rosée du soleil, Herbe de la rosée. — Angl. : *Round leared Sundew, Ret rot, Moor grass.* — All. : *Sonnenthai.* — Ital.: *Rugiada del Sole.* — Esp. : *Rocada.* — DROSÉRACÉES.

Habitat. — Plante annuelle qui croît dans toute la France dans les terrains tourbeux, couverts de mousse.

Caractères. — Racines d'un brun foncé, fibreuses, capillaires. Les feuilles toutes radicales sont arrondies, à limbe couvert sur les bords et en dessous de poils glanduleux rouges, dont chacun suinte une goutte d'eau, d'où lui vient le nom de Rosée du soleil. Les fleurs portées sur une hampe sont petites, blanches, en grappes unilatérales et roulées en crosse avant l'épanouissement. Le fruit est une capsule uniloculaire.

Propriétés. — La plante est inodore, mais elle a une saveur âcre et acide.

Préparation. — Teinture avec la plante entière récoltée au commencement de la floraison, suivant le type *Dulcamara*.

Indications principales. — Coqueluche, bronchite, phthisie pulmonaire, toux quinteuse avec vomissements.

DULCAMARA

Syn. — *Solanum Dulcamara.* — **Douce amère, Morelle grimpante.** — Angl. : *Woody-nightihade, Bittersweet, felon-Wood.* — All. : *Bettersüss, Hirschkraut.* — Ital. : *Morella, Solatio.* — Esp. : *Dulcamara.* — Solanées.

Habitat. — Plante ligneuse et grimpante qui croît communément en France dans les fossés humides, dans les haies et sur le bord des ruisseaux.

Caractères. — Racines grêles, fibreuses, ramifiées. La tige est cylindrique, glabre, quelquefois pubescente, haute de 1 m. 5o à 2 mètres, sarmenteuse et grimpante. Les feuilles sont ovales, alternes, pétiolées, entières, aiguës, légèrement pubescentes en dessous ; les supérieures sont souvent découpées en lobes à leur base. Les fleurs sont violettes, quelquefois blanches, disposées vers le sommet des tiges en petites grappes courtes, latérales pendantes. Le fruit est une baie glabre, arrondie de couleur rouge à l'époque de sa maturité, accompagnée du calice persistant et contenant quelques graines réniformes.

Propriétés. — Les racines, les tiges et les rameaux exhalent, quand on les froisse, une odeur nauséeuse. Les feuilles, quand on les mâche, présentent d'abord une saveur fade et sucrée, et bientôt après une amertume remarquable.

Préparations. — Teinture, par macération, avec les feuilles et les tiges, récoltées avant la floraison, suivant le procédé auquel cette plante a servi de type (voir page 15).

Triturations avec les mêmes parties séchées et pulvérisées.

Indications principales. — Maladies de la peau, des voies urinaires ; anorexie.

EQUISETUM HIEMALE

Syn. — **Prêle d'Hiver**. — Angl. : *Scouring Rush, Rough Horse-tail*. — Equisétacées.

Habitat. — Plante herbacée, vivace, haute de 1 m. à 1 m. 20 qu'on trouve dans les marécages, sur le bord des rivières et dans les prairies humides.

Caractères. — Tige simple ou rameuse, creuse, striée longitudinalement et très rude au toucher. Elle est pourvue aux articulations de gaines dentées à feuilles sétacées, verticillées, articulées. La fructification est portée sur des rameaux particuliers et constitue un épi ou un chaton cylindrique, terminal, couvert de réceptacles particuliers verticillés, stipités, terminés par un écusson pelté qui porte inférieurement de 6 à 8 capsules uniloculaires déhiscentes.

Préparation. — Teinture avec la tige entière suivant le type *Dulcamara*.

Indications principales. — Incontinence nocturne d'urine.

ERIGERON CANADENSE

Syn. — **Erigeron du Canada**. — Angl. : *Canadian Fleabane*. — Synanthérées.

Habitat. — Plante commune en été dans les terrains sablonneux.

Caractères. — Tige hérissée de poils, haute de 5o à 6o c. tantôt élancée simple, tantôt très rameuse, mais pyramidale, terminée par un grand nombre de petites fleurs d'un jaune pâle, disposées en petites grappes axillaires qui forment une sorte d'épi. Les feuilles sont redressées, très étroites, presque linéaires et bordées de poils qui les rendent ciliées.

Préparation. — Teinture avec la plante entière, suivant le type *Aconit.*

ERYNGIUM AQUATICUM

Syn. — **Panicaut aquatique.** — Angl.: *Button Snake-Root.* — Ombellifères.

Habitat. — États-Unis.

Caractères. — Tige à rameaux dichotomes, feuilles épineuses, fleurs capitulées.

Mode d'emploi. — La racine est réputée sudorifique.

Préparation. — Teinture prise au lieu d'origine où elle est préparée avec la racine fraîche.

Indications principales. — Coliques néphrétiques.

ERYSIMUM OFFICINALE

Syn. — *Sisymbrium officinale, Erysimum.* — **Herbe aux chantres, Tortelle, Velar.** — Crucifères.

Habitat. — Plante annuelle haute de 6o centim. à 1 m. qui croît dans les lieux incultes, contre les murs et sur le bord des champs.

Caractères. — Tige cylindrique dure, rameuse, étalée. Fleurs jaunes et très petites. Siliques grêles anguleuses, amincies en pointe de la base au sommet, et s'ouvrant en deux valves.

Propriétés. — Les feuilles sont astringentes.

Préparation. — Teinture avec la plante entière fleurie, suivant le type *Dulcamara*.

EUCALYPTUS GLOBULUS

Syn. — Angl. : *Fever tree*, *Australian*, *gum Tree*. — MYRTACÉES.

Habitat. — Arbre originaire de l'Australie, qu'on trouve aujourd'hui en Algérie et dans les parties abritées de la Provence.

Caractères. — Les feuilles sont de deux formes très distinctes, suivant l'âge des rameaux qu'elles recouvrent ; sur les parties jeunes, elles sont opposées, sessiles, larges à leur base ; sur les parties plus âgées de l'arbre, elles deviennent alternes, longuement pétiolées, falciformes, coriaces et pendantes. Les feuilles âgées sont d'un vert jaunâtre ; les feuilles plus jeunes d'un vert blanchâtre avec des teintes bleuâtres.

Propriétés. — Leur parenchyme contient des glandes remplies d'oléo-résine qui donne à la feuille une odeur balsamique et une saveur fortement aromatique.

Préparation. — Teinture avec les feuilles âgées fraîches, suivant le type *Aconit*.

EUPATORIUM AROMATICUM

Syn. — **Eupatoire parfumée**. — SYNANTHÉRÉES.

Habitat. — Plante originaire de Cuba, haute de 1 mètre à 1 mètre 40.

Caractères. — Tige raide, feuilles longues, opposées.

Propriétés. — Les feuilles exhalent une odeur de va nille. Elles servent à aromatiser les cigares de la Havane.

Préparation. — Teinture avec les feuilles sèches, suivant le type *Ipeca*.

EUPATORIUM CANNABINUM

Syn. — Eupatoire, Eupatoire à feuille de chanvre, Eupatoire d'Avicenne, Eupatoire de Mésué. — Synanthérées.

Caractères. — Belle plante haute de 1 mètre 20 à 1 mètre 50. — Tige droite, d'une teinte rougeâtre, un peu velue et rameuse. Rameaux opposés et axillaires. Les feuilles sont opposées, sessiles, à 3 ou 5 folioles, lancéolées, allongées et dentées, d'un vert cendré, un peu pubescentes en dessous, imitant assez les feuilles de chanvre. Les feuilles sont nombreuses, disposées en corymbes à l'extrémité des rameaux et des tiges, d'un pourpre pâle, remarquables par leurs styles saillants. Leur calice est composé d'écailles oblongues, obtuses, imbriquées, un peu colorées à leur sommet. La racine est fibreuse et blanchâtre.

Propriétés. — Toutes les parties de cette plante, les racines surtout, ont une saveur amère, aromatique et piquante analogue à celle du poivre d'eau, mais l'amertume domine dans les feuilles.

Préparation. — Teinture mère avec la plante fraîche entière et fleurie, suivant le type *Aconit*.

EUPATORIUM PERFOLIATUM

Syn. — Herbe à la fièvre, Herbe parfaite. — Angl. : *Boue set, Ague weed, Thorough wort, Cross-vort.* — Synanthérées.

Habitat. — Plante vivace originaire des États-Unis.

Mode d'emploi. — Très réputée comme tonique, sudorifique et diurétique.

Caractères. — Tiges de 60 centimètres, cylindriques, striées, velues ; feuilles opposées, soudées par la base, lancéolées, acuminées, dentées, rugueuses, glabres ou pubescentes en dessus, tomenteuses ou à peine poilues en dessous, feuilles supérieures distinctes ; fleurs blanches réunies en capitules disposés en corymbes composés.

Préparation. — Teinture prise au lieu d'origine, où elle est préparée avec la plante fraîche.

EUPATORIUM PURPUREUM

Syn. — Herbe à la Gravelle. — Angl. : *Gravel Root, Queen of the meadow, Trumpet weed.* — Synanthérées.

Mode d'emploi. — Plante vivace. Très vantée contre la gravelle et les catarrhes de la vessie.

Caractères. — Tige cylindrique, fistuleuse, lisse, un peu glauque ; feuilles verticillées par 4 ou 5, très courtement pétiolées, ovales lancéolées, dentelées, veinées, un peu rugueuses ; fleurs roses réunies par 5 en capitules rapprochés en corymbes.

Préparation. — Teinture prise au lieu d'origine, où elle est préparée avec la racine fraîche.

EUPHORBIA OFFICINARUM

Syn. — Euphorbe officinale. — Angl. : *Spurge.* — All.: *Wolpnilch* — Ital. : *Euforbeo.* — Esp. : *Euforbeo.* — Euphorbiacées.

Habitat. — Plante qui croît naturellement dans l'Éthiopie et dans les parties les plus chaudes de l'Afrique.

Caractères. — Tige haute de 1 à 2 mètres et semblable à celle d'un cactus. Elle est droite, charnue, cannelée profondément dans toute sa longueur, formant des angles très saillants hérissés sur leur tranchant d'aiguillons géminés, raides, blanchâtres. Elle ne porte pas de feuilles. Les fleurs sont petites, sessiles, d'un vert jaunâtre.

Préparation. — Teinture mère préparée avec les tiges fraîches récoltées avant la floraison, suivant le type *Aconit*.

EUPHRASIA OFFICINALIS

Syn. — **Euphraise.** — Angl.: *Eyebright.* — All.: *Augentrast, Milchdienst.* — Ital.: *Eufragra.* — Scrofulariées.

Caractères. — Petite plante haute d'environ 20 centimètres. Tiges très rameuses, quelquefois simples, un peu velues, d'un brun foncé presque cylindrique. Les feuilles sont petites, opposées inférieurement, alternes à la partie supérieure, sessiles, ovales et dentées. Les fleurs sont petites, blanches mêlées de jaune et de violet clair, axillaires, presque sessiles, rapprochées en épis à la partie supérieure des tiges et des rameaux. Calice cylindrique à 4 feuilles, corolle labiée, lobée, capsule à deux loges.

Propriétés. — Odeur à peu près nulle; saveur un peu amère, légèrement aromatique et astringente.

Préparation. — Teinture mère avec la plante entière récoltée au moment de la floraison en juillet, suivant le type *Aconit*.

Indications principales. — Coryza; rougeole; conjonctivite.

EVONYMUS EUROPÆUS

Syn — **Fusain, Bonnet de prêtre.** — Angl.: *Spindle-tree* — Rhamnées.

Habitat. — Arbuste haut de 1 à 5 mètres qu'on trouve dans les haies et les buissons de toute l'Europe.

Caractères. — Rameaux lisses, verdâtres, quadrangulaires. Feuilles opposées, lancéolées, presque sessiles. Fleurs pâles verdâtres. Le fruit est une capsule d'un rouge vif, quadrangulaire, contenant 4 ou 5 semences blanches.

Propriétés. — Semences amères, d'une saveur âcre.

Préparation. — Teinture mère suivant le type *Aconit* avec les fruits récoltés au moment où ils commencent à rougir, en août.

FILIX MAS

Syn. — *Polystichum Filix Mas, Nephrodium Filix mas, Polypodium vel, Aspidium Filix mas.* — **Fougère mâle.** — Angl. : *Male Feru.* — All. : *Mameliches farrenkraut.* — Ital. : *Falce Maschio.* — Esp. : *Nelecho.* — **Fougères.**

Habitat. — Croît dans toute l'Europe, en Asie et en Amérique, dans les bois touffus, les lieux stériles et incultes.

Caractères. — Elle a pour tige une souche ligneuse, rampante, composée d'un grand nombre de tubercules oblongs, rangés autour d'un axe commun, recouverts d'une enveloppe brune et séparés par des écailles très fines. Entre ces tubercules sortent de petites fibres dures et ligneuses qui constituent la racine. Les feuilles ou frondes sont amples, vertes, lisses, bipinnées, placées sur un pétiole muni dans sa longueur d'écailles roussâtres.

Pinnules oblongues, obtuses, dentées ; sores arrondies disposées sur la face inférieure des frondes et rapprochées de la côte du milieu.

Propriétés. — La souche a une odeur nauséeuse, une saveur astringente un peu amère.

Préparation. — Teinture mère avec la plante entière, récolter de mai à septembre au moment de la formation des sporanges, suivant le type *Ducalmara.*

FUCUS VESICULOSUS

Syn. — **Varec vésiculeux.** — ALGUES.

Habitat. — Plante commune sur les côtes de France, dans l'Océan et la Méditerranée.

Caractères. — Elle adhère aux rochers par un court pédicule et se présente sous forme d'une fronde membraneuse, ramifiée, entière, étroite, dont le parenchyme est occupé par un certain nombre de vésicules pleines d'air. L'extrémité des frondes offre des renflements tuberculeux percés chacun d'une ouverture qui répond à une cavité intérieure ou *conceptacle.* Ces conceptacles sont remplis les uns de sporanges, les autres d'anthéridies d'où s'échappent des anthérozoïdes, munis de deux cils vibratiles.

Le varec vésiculeux est long de o m. 3o à o m. 5o, sa couleur est brun verdâtre.

Propriétés. — Odeur désagréable.

Préparation. — Teinture avec la plante entière suivant le type *Dulcamara.*

GALIUM APARINE

Syn. — **Caille-lait, Grateron.** — RUBIACÉES.

Habitat.—Plante annuelle qu'on trouve dans les haies, les lieux cultivés où elle s'attache aux plantes voisines par les crochets de sa tige, qui est faible, renflée aux articulations.

Caractères. — Feuilles linéaires, verticillées par 6 ou 8. Ses fleurs, d'un jaune verdâtre, sont portées sur de longs pédoncules axillaires. Le calice à quatre dents et la corolle en roue est à quatre divisions. Le fruit est formé de deux coques indéhiscentes, monospermes, accolées.

Préparation. — Teinture avec la plante entière, suivant le type *Dulcamara*.

GALIUM MOLLUGO

Syn. — *Galium Album*. — Caille-lait blanc. — Rubiacées.

Habitat. — Vient en touffes dans les haies et sur le bord des bois.

Caractères. — Tige droite, tétragone, hérissée de petits poils courts à sa base et sur la nervure des feuilles inférieures. Ces feuilles sont oblongues, obtuses, au nombre de 8 dans les verticilles inférieurs et de 6 ou 7 dans les verticilles supérieurs. Les fleurs sont blanches et disposées en grappes allongées.

Préparation. — Teinture avec la plante entière récoltée pendant la floraison, en juin et juillet, suivant le type *Dulcamara*.

GAYACUM OFFICINALE

Syn. — Gayac officinal, Guaiac. — Angl. : *Guaiacum*. — All. : *Pockenholy*. — Ital. : *Legno santo, Guaiaco*. — Esp. : *Quayaco, Palo santo*. — Rutacées.

Habitat. — Grand arbre des Antilles, qui croît principalement à la Jamaïque, à Saint-Domingue, à Cuba.

Caractères. — Le tronc atteint quelquefois un mètre de diamètre. Les divisions des rameaux sont souvent dichotomes. Les feuilles sont opposées, pinnées, sans impaire, composées de 4 ou 6 folioles sessiles, glabres, ovales ou obovées. Les fleurs sont bleues, solitaires sur des pédoncules simples, réunies en ombelles à l'extrémité des rameaux et dans l'aisselle des feuilles supérieures.

On trouve dans le commerce le bois, l'écorce et la résine. Le bois arrive en bûches parfois couvertes de leur écorce ou en troncs volumineux. Il est dur, pesant, composé d'un aubier jaune pâle et d'un cœur brun verdâtre; sa coupe transversale a une structure rayonnante, fine, serrée, parsemée de vaisseaux remplis de résine verte. Ce bois n'a pas d'odeur sensible à froid, mais lorsqu'on le râpe, il prend une légère odeur balsamique.

L'écorce est grise, épaisse, fendillée, compacte, résineuse et présente souvent des cristaux de sulfate de chaux.

La résine s'obtient en pharmacie en traitant le bois de gayac râpé par l'alcool rectifié, mais celle du commerce est obtenue soit en faisant des incisions au tronc, soit en chauffant les bûches que l'on a creusées dans toute leur longueur. Elle est en masses assez considérables d'un brun verdâtre ou en fragments irréguliers d'un jaune grisâtre; elle est friable, à cassure brillante et dure, elle se ramollit sous la dent, a une saveur d'abord peu sensible qui se change bientôt en une acreté brûlante dont l'action se porte sur le gosier; son odeur est balsamique surtout quand on la chauffe ou qu'on la pulvérise. Sa poudre, d'un blanc grisâtre, verdit peu à peu à l'air.

C'est la résine qu'on emploie en homœopathie.

Préparations. — Teinture suivant le type *Ipeca*, avec l'alcool à 90°.

Triturations avec la résine pulvérisée.

GELSEMIUM SEMPERVIRENS

Syn. — **Jasmin de Virginie.** — Angl.: *Yellow Jessamme, Field Jessamme, Woodbine.* — LOGANIACÉES.

Habitat. — Arbrisseau de la Virginie, haut d'environ 2 mètres.

Caractères. — Grimpant, glabre, feuilles opposées, simples, lancéolées, acuminées entières, garnies de petits points transparents et munies d'un pétiole très court.

Fleurs jaunes, odorantes, solitaires ou réunies par 2 ou 5 à l'aisselle des feuilles. Calice libre à 5 divisions, corolle infundibuliforme beaucoup plus longue que le calice, à 5 lobes arrondis presque égaux. Capsule à 2 loges contenant chacune 5 à 6 graines fixées sur les bords des valves de la capsule.

Préparations. — Teinture et triturations avec la racine sèche suivant le type *Ipeca.*

Indications principales. — Névralgies; céphalalgie; neurasthénie.

GENISTA SCOPARIA

Syn. — *Cytisus Scoparius, Spartium Scoparia.* — **Genêt commun, Genêt à balais.** — Légumineuses.

Habitat. — Arbrisseau haut de 1 m. à 1 m. 50 qu'on trouve en France et en Allemagne dans les bois et dans les landes.

Caractères. — Tige rameuse, rameaux effilés, très flexibles, anguleux; feuilles inférieures pétiolées et trifoliées, supérieures simples, presque sessiles, ovales lancéolées. Fleurs grandes, jaunes, campanulées, à calice tubulé, monophylle et à 5 dents.

Préparation. — Teinture avec les jeunes rameaux en fleurs, récoltés de juin à août, suivant le type *Dulcamara.*

GENISTA TINCTORIA

Syn. — **Genêt des teinturiers, Genestrole.** — Légumineuses.

Habitat. — Petit arbuste haut de 35 à 60 cent. qui croît sur les collines, dans les pâturages secs et sur le bord des bois.

Caractères. — Il est divisé dès sa base en rameaux nombreux, effilés, striés, glabres, portant des feuilles simples, lancéolées, linéaires, entières. Les fleurs sont petites, jaunes, disposées au sommet des rameaux en grappes longues de 5 cent., à calice scarieux, coloré, à deux lèvres. Les fruits sont glabres, aigus, comprimés, ovales ou oblongs et contiennent une ou plusieurs graines.

Préparation. — Teinture avec les rameaux en fleurs récoltés à la même époque que le G. Scoparia, suivant le type *Dulcamara*.

GENTIANA LUTEA

Syn. — **Gentiane jaune, Grande Gentiane.** — Angl. : *Yellow gentian.* — Gentianacées.

Habitat. — **Plante** qui croît en France, dans les Alpes, les Pyrénées, le Puy-de-Dôme et sur les hautes montagnes de l'Europe.

Caractères. — Tige simple, haute d'un mètre, cylindrique, garnie de feuilles larges, ovales, très lisses, opposées, amplexicaules et plissées sur leur longueur comme celles de l'ellébore. Les fleurs sont jaunes, nombreuses, soutenues par des pédoncules simples, disposées par faisceaux, opposées dans l'aisselle des feuilles supérieures et comme verticillées. Calice membraneux, fendu longitudinalement à 5 dents. Corolle en roue, à 5, quelquefois 8 segments aigus.

La racine qui nous arrive sèche est longue, épaisse, rugueuse à l'extérieur, d'une texture spongieuse, jaunâtre en dedans, d'une odeur forte et d'une saveur amère.

Préparations.— Teinture avec la racine sèche suivant le type *Ipeca.*

Triturations avec la racine pulvérisée.

GINSENG

Syn.— *Panax quinquefolium.*— **Panax à cinq feuilles.** — ARALIACÉES.

Habitat. — Plante qu'on ne trouvait autrefois qu'en Chine, où elle était très rare et pour cette raison très estimée, mais qu'on trouve aujourd'hui en abondance dans la Virginie, le Canada, la Pensylvanie et toute l'Amérique Septentrionale.

Caractères. — Racine longue et grosse comme le petit doigt, quelquefois fusiforme ou cylindrique, surmontée d'un collet tortueux où se trouve marquée obliquement et alternativement, tantôt d'un côté tantôt de l'autre, l'empreinte de la tige unique que la plante pousse chaque année. Cette tige est droite, simple, glabre et munie à son sommet de 3 ou 4 feuilles longuement pétiolées, presque verticillées. Chaque pétiole supporte cinq folioles inégales, ovales-lancéolées, dentées à leur contour. Fleurs polygames, dépourvues d'involucres ; fruit charnu à 2 loges monospermes.

Préparations. — Teinture avec la racine suivant le type *Ipeca.* Triturations avec la racine pulvérisée.

GNAPHALIUM DIOICUM

Syn. — *Pescati, Hispidula, Antennaria dioïca.* — **Pied de chat.** — Angl. : *Cud weed, Sweet-scensed Lifs Everlasting.* — SYNANTHÉRÉES.

Habitat.— Petite plante vivace, inodore, qui croît sur les pelouses sèches des montagnes.

Caractères. — Feuilles linéaires, cotonneuses. Fleurs en

capitules, les unes fertiles, rougeâtres, les autres stériles, blanches. Réceptacle scarieux.

Préparation. — Teinture avec la plante entière, fleurie, récoltée au mois d'août, suivant le type *Dulcamara.*

GRANATUM

Syn. — *Punica Granatum.* — **Grenadier.** — Angl. : *Pomegranate.* — All. : *Granet Daum.* — Ital. : *Granata.* — Esp. : *Granadas.* — Granatées.

Habitat. — Arbre haut de 5 à 7 mètres, originaire d'Afrique et principalement des environs de Carthage, qui croît très bien aujourd'hui dans tout le midi de l'Europe.

Caractères. — Feuilles lisses, lancéolées, entières, portées sur des pétioles très courts, un peu rougeâtres sur les bords, le plus souvent opposées mais quelquefois aussi ternées, verticillées ou éparses. Les fleurs sont presque sessiles, solitaires, quelquefois réunies trois ou quatre vers le sommet des rameaux, d'un rouge vif. Le calice est épais, charnu, à 5 lobes ; la corolle à 5 pétales, souvent doublés par la culture ; le fruit est une grosse baie, sphérique, recouverte d'une écorce coriace, rougeâtre à l'extérieur, jaunâtre à l'intérieur, couronnée par le calice à 5 divisions et remplie de semences pulpeuses, d'un rouge très vif.

Partie employée. — La racine, seule partie usitée en homœopathie, est ligneuse, noueuse, dure, de couleur jaunâtre et astringente.

On emploie de préférence l'écorce de la racine ; elle est d'un gris jaunâtre ou d'un gris cendré au dehors, jaune au dedans, cassante, non fibreuse.

Propriétés. — Saveur astringente non amère.

Préparations. — Teinture avec l'écorce de la racine

fraîche, récoltée au printemps, suivant le type *Dulcamara*.

Triturations avec l'écorce de la racine sèche et pulvérisée.

GRATIOLA OFFICINALIS

Syn. — **Gratiole officinale, Herbe à pauvre homme.**— Angl.: *Hedge Hyssop.* — SCROFULARIACÉES.

Habitat. — Plante haute d'environ 30 centimètres, qui croît dans les prés, sur le bord des étangs.

Caractères. — Racine blanche, rampante et horizontale. La tige droite, glabre, ordinairement simple, est garnie de feuilles opposées, sessiles, glabres, lancéolées, dentées, à 3 nervures longitudinales. Les fleurs sont solitaires dans l'aisselle des feuilles, pédonculées, d'un blanc jaunâtre, un peu purpurines à leur limbe; le tube de la corolle, beaucoup plus long que le calice, est courbé.

Propriétés.— Toute la plante a une odeur nauséeuse, une saveur amère et légèrement astringente.

Préparation. — Teinture avec la plante entière au moment de sa floraison en juin, suivant le type *Aconit*.

Indications principales. — Dyspepsie.

GRINDELIA ROBUSTA

Syn. — Angl.: *Rosin weed.* — SYNANTHÉRÉES.

Habitat. — Arbrisseau vivace, originaire de la Californie.

Caractères. — Feuilles alternes, sessiles. Fleurs en capitule. Le fruit est un akène glabre.

Préparation. — Teinture avec la plante sèche, suivant le type *Ipeca*.

Indications principales. — Asthme.

GUACO

Syn. — *Mikania Guaco*. — Synanthérées.

Habitat. — Plante qui croît dans la Colombie, sur les bords du fleuve de la Madeleine.

Caractères. — Tige grimpante très longue et rameuse; ses feuilles sont pétiolées, opposées, ovales, aiguës, à dentelures, longues de 15 à 20 cent.

Mode d'emploi. — On trouve la plante entière dans le commerce. On lui attribue la propriété de guérir de la morsure des serpents.

Préparation. — Teinture avec la plante entière, suivant le type *Ipeca*.

GUAREA TRICHILIOIDES

Syn. — **Gouaré, Bois à balle, Bois rouge.** — Angl. : *Ball wood*. — Méliacées.

Habitat. — Arbre de Cayenne et du Brésil.

Propriétés. — L'écorce contient un suc laiteux qui est un violent purgatif et vomitif.

Préparation. — Teinture suivant le type *Ipeca*.

GUMMI GUTTÆ

Syn. — *Garcinia Morella*. — **Gomme gutte.** — Angl. : *Gamboge*. — All. : *Gummitag, Gumurigue*. — Ital. : *Gomma gutta*. — Esp. : *Gutta gamba*. — Guttifères.

Habitat. — Gomme résine apportée pour la première fois de Chine en 1603 par l'amiral Hollandais Van Neck et introduite en médecine par Charles de l'Écluse dit

Clusius. Kœnig l'attribue au *Guttœfera vera* ou *Hebra-dendron Cambodgioïdes* (Rutacées), arbre de la presqu'île du Cambodge et de Ceylan.

Récolte. — On l'obtient en faisant des incisions à l'arbre et le suc qui en découle est reçu dans des tiges de bambou où il se dessèche et prend la forme sous laquelle nous le recevons, en rouleau de 3 à 6 centimètres de diamètre.

Propriétés.— Cette gomme gutte est d'un jaune orangé tirant un peu sur le fauve, quelquefois pâle et laiteux, le plus souvent assez foncé. Elle est friable, à cassure brillante, sa poudre est d'un jaune doré. Elle est complètement inodore et d'une saveur presque nulle d'abord, suivie d'une légère acreté dans l'arrière-bouche.

Elle forme avec l'eau une émulsion homogène d'un jaune magnifique. L'alcool la dissout presque entièrement.

Préparations. — Teinture et triturations suivant le type *Ipeca.*

Indications principales. — Diarrhée.

HAMAMELIS VIRGINICA

Syn. — **Noisetier de sorcière, Fleur d'hiver.** — Angl. : *Witch Hazel.* — All. : *Zauberstrauch.* — SAXIFRAGÉES.

Habitat. — Arbuste qui croît abondamment dans presque toutes les parties des États-Unis, mais surtout dans la Pensylvanie, la Virginie et depuis le Mexique jusqu'au Canada.

Propriétés. — L'écorce et les feuilles fraîches ont une odeur caractéristique. Leur saveur est d'abord amère, astringente, et laisse un goût âcre puis douceâtre, et un arrière-goût persistant.

Préparations. — Teinture et triturations, suivant le type *Ipeca*, avec l'écorce de la racine et des jeunes branches.

Indications principales. — Maladies des veines : phlébites; varices; hémorrhoïdes; hémorrhagies.

HÉLIANTHUS ANNUUS

Syn. — Grand-Soleil, Tournesol. — Angl. : *Common Sunflower.* — Synanthérées.

Habitat. — Plante annuelle qu'on cultive dans les jardins.

Caractères. — Tige simple, haute de 2 à 3 mètres, cylindrique, rude au toucher, terminée par un capitule, large quelquefois de 30 centimètres, incliné sur la tige de manière à présenter son disque presque vertical, et représentant un soleil entouré de rayons. Ces capitules contiennent une grande quantité d'achaînes assez volumineux dont on extrait par expression une huile propre à l'éclairage et à la fabrication des savons.

Préparation. — Teinture avec les semences mûres suivant le type *Dulcamara.*

HELLEBORUS NIGER

Syn. — Hellébore noir, Rose de Noël. — Angl. : *Black Hellebore, Christmas Rose.* — All. : *Schnee rose, Schwraze Niesswurzel.* — Ital. : *Elleboro nero.* — Esp. : *Helleboro negro.* — Renonculacées.

Habitat. — Plante qui croît dans les lieux rudes et montagneux d'une partie de l'Europe et qu'on cultive dans les jardins où elle porte le nom de *Rose de Noël* à cause de la forme de sa fleur et de l'époque de l'année où elle fleurit.

Caractères. — Souche noirâtre, charnue, horizontale, terminée par un bouquet de feuilles longuement pétiolées à 7 ou 8 lobes profonds. Hampe longue de 15 centimètres environ, portant une ou deux fleurs d'une belle couleur incarnat.

La souche ou racine est entièrement noire au dehors et blanche en dedans. Elle est formée d'un tronçon principal très court muni d'un certain nombre de radicules tendres et succulentes, noires également au dehors et blanches en dedans, devenant cassantes par la dessiccation.

Propriétés. — Toute la racine a une saveur astringente, douceâtre, amère, un peu âcre, nauséeuse, fort désagréable.

Préparation. — Teinture avec la racine fraîche suivant le type *Dulcamara*.

Indications principales. — Anasarque; affections mentales.

HIPPOMANE MANCENILLA

Syn. — **Mancenillier**. — EUPHORBIACÉES.

Habitat. — Arbre de l'Amérique intertropicale, célèbre par la qualité vénéneuse de son suc laiteux qui servait autrefois aux naturels pour empoisonner leurs flèches.

Caractères. — Feuilles ovales, pointues, un peu dentées. Les fleurs sont monoïques; les mâles disposées le long d'un axe commun, les femelles solitaires ou placées à la base des fleurs mâles. Le fruit est une drupe qui a la forme, la couleur et l'odeur d'une petite pomme, mais à saveur caustique.

Préparation. — Teinture avec les feuilles et l'écorce sèches suivant le type *Ipeca*.

HYDRASTIS CANADENSIS

Syn. — **Hydrastis du Canada.** — Angl.: *Gólden Seal,
Yellow Root.* — All.: *Canadische Gabuwurzel.* — RENON-
CULACÉES.

Habitat. — Plante d'Amérique.

Partie employée. — Racine assez grosse, noueuse,
pourvue de radicelles, marquée d'anneaux incomplets,
de couleur gris jaunâtre au dehors et d'une saveur très
amère.

Coupée transversalement, elle se montre composée
d'une écorce épaisse jaune brunâtre, et d'une moëlle à
teinte un peu moins foncée.

Préparations. — Teinture et triturations avec la racine sèche suivant le type *Ipeca.*

Indications principales. — Maladies des femmes;
hémorrhagies; constipation.

HYDROCOTYLE ASIATICA

Syn. — **Hydrocotyle Asiatique.** — Angl. : *Thick-leaved
Pennywore, Devilacquœ.* — OMBELLIFÈRES.

Habitat. — Plante herbacée qui croît dans les lieux
humides d'un grand nombre de régions tropicales.

Caractères. — Sa racine est ronde, charnue, grisâtre, plus
ou moins longue. De son collet partent des feuilles qui ressemblent assez à celles de la violette. Elles sont orbiculaires, réniformes, crénelées sur le bord. Les fleurs sont en ombelles simples, brièvement pédonculées, portant 3 ou 4 fleurs.

Préparation. — Teinture mère avec la plante sèche
suivant le type *Ipeca.*

HYOSCIAMUS NIGER

Syn. — **Jusquiame noire.** — Angl.: *Neubane, Hogbean.*
— All.: *Bilsenkraut.* — Ital.: *Beleno, Veleno.* — Esp.:
Miemendro, Velheno. — Solanées.

Habitat. — Plante qui croît parmi les décombres, sur
le bord des chemins, dans les lieux incultes.

Caractères. — Racine annuelle, pivotante, rude, brune au
dehors, blanche en dedans. Elle produit une tige cylindrique
haute de 5o à 6o centimètres, épaisse, rameuse, couverte de
poils doux au toucher. Les feuilles radicales sont très grandes
et rétrécies en pétiole à leur base, les caulinaires alternes,
amplexicaules, molles, cotonneuses, ovales lancéolées, sinnées
et profondément découpées sur leur bord. Les fleurs sont sessiles, disposées sur les rameaux en longs épis unilatéraux. La
corolle est d'un jaune très pâle à son limbe, traversée par des
veines purpurines réticulées et d'un pourpre noirâtre à l'orifice du tube. Les semences sont petites, verdâtres, réniformes,
noires à maturité.

Propriétés. — Toute la plante a une odeur forte, étour-
dissante, une saveur un peu amère.

Préparation. — Teinture avec la plante entière, récoltée en juillet, au commencement de sa floraison, préparée
suivant le type *Aconit.*

Indications principales. — Aliénation; délire; ménin-
gite aiguë; toux spasmodique nocturne; laryngite; coqueluche.

HYPERICUM PERFORATUM

Syn. — **Millepertuis vulgaire, Herbe de St-Jean.** —
Angl.: *Sir John's Wort.* — All.: *Johanniskraut, Nexen-
krans.* — Hyperycinées.

Habitat. — Plante haute de 5o à 6o centimètres, commune dans les lieux découverts des bois, le long des chemins et au bord des champs.

Caractères. — Racine dure, ligneuse, d'un brun jaunâtre. Tige droite, ferme, très rameuse, ponctuée de noir. Feuilles petites, sessiles, opposées, ovales oblongues, un peu obtuses, parsemées de petites vésicules translucides auxquelles la plante doit son nom de millepertuis et bordées de points noirs glanduleux. Fleurs nombreuses d'un jaune éclatant en cyme corymbiforme. Calice persistant à 5 divisions, corolle à 5 pétales. Capsule à trois loges, semences brunes.

Propriétés. — Odeur et saveur résineuses.

Préparation. — Teinture suivant le type *Aconit*, avec la plante entière récoltée en juin et juillet, au moment de sa floraison.

IGNATIA AMARA

Syn.— *Strychnos Ignatii.*— **Fève de Saint-Ignace, Noix Igasur.** — Angl.: *St Ignatius's Bean.* — All. : *Ignatzbone.* — Ital. : *Faba S. Ignatii.* —Esp. : *Haba de Santo Ignacio.* — Apocynées.

Habitat. — Plante grimpante qui croît aux Philippines et atteint parfois le sommet des plus grands arbres.

Caractères. — Tronc ligneux, feuilles pétiolées, opposées, ovales, entières, pourvues de 5 nervures longitudinales. Les fleurs ressemblent à celles du grenadier. Le fruit est une baie ovale, lisse, d'un vert olive, présentant sous une peau mince une seconde enveloppe ligneuse. Elle renferme 20 à 24 semences de la grosseur d'une noix lorsqu'elles sont fraîches, mais se réduisant par la dessiccation à celle d'une aveline. Elles sont convexes, arrondies d'un côté, anguleuses de l'autre, généralement plus épaisses à l'une de leurs extrémités, parfois couvertes d'un épisperme blanchâtre, plus souvent réduites à leur périsperme corné, dur, semi-transparent, inodore et très amer.

Préparations. — Teinture avec les semences concassées suivant le type *Ipeca*.

Triturations avec les semences finement pulvérisées.

Indications principales. — Hystérie; hypochondrie; gastralgie ; névralgie; épilepsie; chlorose.

IPECACUANHA

Syn. — *Cephœlis Ipecacuanha, Ipecacuanha officinalis, Radix brasiliensis*. — Ipecacuanha. — Angl. : *Ipecacuan*. — All. : *Brechwurzel*.— Ital. : *Ipecaquanha*. — Esp. : *Ipecacuana*. — Rubiacées.

On distingue dans le commerce trois sortes d'*Ipecacuanha* : l'*Ipecacuanha ondulé*, ou *Ipecacuanha blanc*, produit par le *Richardsonia Scabra ;* l'*Ipecacuanha strié* ou *Ipecacuanha noir*, produit par le *Psychotria emetica;* et l'*Ipecacuanha annelé*, ou *Ipecacuanha gris*, produit par le *Cephœlis Ipecacuanha*.

C'est cette dernière sorte que nous employons en Homœopathie.

Le *Cephœlis Ipecacuánha* est une plante qui croît dans les forêts épaisses du Brésil.

Caractères. — Tige simple et ligneuse haute d'environ 30 centimètres. Elle porte a la partie supérieure 3 ou 4 paires de feuilles opposées à court pétiole, ovales, entières, presque glabres, longues de 60 à 80 millimètres. Les fleurs sont petites, blanchâtres, réunies en petites grappes axillaires, et produisent de petites baies lisses, ovales de couleur bleuâtre. La racine est fusiforme, grosse comme une plume d'oie, très flexueuse, offrant une suite d'anneaux irréguliers, articulés, presque rugueux. Elle est formée d'une écorce épaisse, dure, cassante, grisâtre en dehors, blanchâtre et d'un aspect résineux en dedans, et d'un méditullium plus blanc, flexible, presque ligneux.

On distingue trois variétés d'Ipecacuanha annelé :
l'*Ipecacuanha annelé gris noirâtre* de Guibourt, formé
d'un méditullium blanc jaunâtre et d'une écorce annelée
peu adhérente au méditullium, gris noirâtre au dehors,
gris à l'intérieur.

L'*Ipecacuanha gris rougeâtre* de Guibourt, qui diffère du précédent par son écorce moins foncée et rougeâtre, sa cassure plus transparente.

L'*Ipecacuanha annelé majeur cylindrique,* marqué
d'anneaux moins saillants ou même presque nuls, à écorce
épaisse, d'un gris jaunâtre ou rougeâtre, à méditullium
très petit et jaune.

Ces trois variétés peuvent être employées.

Préparations. — Teinture suivant le type auquel il a
donné son nom (voir page 15). Triturations avec la poudre.

Indications principales. — Bronchite; grippe; asthme;
diarrhée et vomissement; conjonctivite.

IRIS FŒTIDISSIMA

Syn. — Iris fétide, Glaïeul puant, Spatule fétide. —
IRIDÉES.

Habitat. — Croît en France, dans les lieux humides et
ombragés.

Caractères. — Souche oblique, annelée, garnie à la partie
inférieure de fortes radicules. Feuilles alternes, étroites, plus
longues que la tige, vaginales à leur partie inférieure, d'un
vert foncé et d'une odeur désagréable quand on les écrase.
Fleurs petites, d'un bleu sale et violacé.

Propriétés. — Son rhizome possède une très grande
âcreté.

Préparation. — Teinture avec le rhizome frais, suivant le type *Dulcamara.*

IRIS VERSICOLOR

Syn. — Iris bigarré. — Angl. : *Blue Flag.* — All. : *Violenwurzel.* — Ital. : *Iride.* — Esp. : *Iris.* — IRIDÉES.

Habitat. — Plante herbacée vivace, originaire de la Caroline.

Caractères. — Rhizome horizontal, articulé, rameux, d'où partent un grand nombre de fibres radicales. Feuilles étroites, équitantes, rectinerviées. Fleurs blanches, tachetées ou veinées de pourpre.

Préparations. — Teinture et triturations avec le rhizome sec suivant le type *Ipeca.*

Indications principales. — Migraine.

JABORANDI

Syn. — *Pilocarpus pinnatus.* — RUTACÉES.

Habitat. — Plante originaire du Brésil. C'est un arbre peu élevé.

Caractères. — Racine d'un jaune pâle. Feuilles composées, atteignant dans leur largeur jusqu'à 45 centimètres, imparipinnées, à 7 ou 9 folioles, fermes, coriaces, elliptiques ou oblongues, obtuses au sommet. La face inférieure des folioles est marquée d'un grand nombre de petites taches brunes, punctiformes, de grosseur différente.

Propriétés. — Les feuilles ont une odeur aromatique qui rappelle celle des feuilles d'oranger. Leur saveur est aromatique et nauséeuse.

Préparations. — Teinture avec les feuilles suivant le type *Ipeca.*

Triturations avec les mêmes parties.

Indications principales.— Transpirations; syalorrhée.

JALAPA

Syn. — *Convolvulus officinalis, Ipomœa Purga, Exogonium purga Jalap.* — Angl. : *Common Jalap:* — CONVOL-VULACÉES.

Habitat. — Plante du Mexique. `

Caractères. — Tige ronde, herbacée, d'un brun brillant, volubile, lisse. Feuilles cordiformes, entières, lisses, longuement acuminées. Fleurs axillaires, solitaires ou géminées, d'un rose tendre. La racine est tubéreuse, arrondie, noirâtre au dehors, blanchâtre au dedans, et remplie d'un suc résineux lactescent.

La racine qu'on trouve dans le commerce est importée de la Vera-Cruz. Elle est souvent entière, marquée d'incisions plus ou moins profondes, ou coupée par quart ou par moitié. Sa surface est rugueuse, brune, son intérieur est d'un gris sale, sa cassure est compacte, résineuse, ondulée avec quelques cercles concentriques et garnie de points brillants.

Propriétés.— Elle a une odeur nauséabonde, une saveur âcre et strangulante.

Préparations. — Teinture avec la racine concassée, suivant le type *Ipeca*, triturations avec la racine finement pulvérisée.

JUNIPERUS COMMUNIS

Syn. — Genévrier commun. — CONIFÈRES.

Caractères. — Arbrisseau de 2 à 6 mètres de haut. Rameaux diffus; feuilles opposées trois à trois, sessiles, linéaires, très aiguës et piquantes. Les chatons femelles sont très petits, verdâtres, formés au sommet de 3 écailles soudées et contiennent 3 cupules dressées et 3 ovules qui se convertissent en 3 petites graines osseuses entourées des écailles accrues et devenues charnues.

Le tout réuni forme un fruit improprement appelé *baie de genièvre*. Il est globuleux, presque sessile, charnu, d'un violet noirâtre, gros comme un pois et met deux ans à mûrir.

Propriétés. — Il contient une pulpe succulente, aromatique, d'une saveur résineuse, amère et un peu sucrée.

Préparation. — Teinture avec les jeunes pousses et es baies, suivant le type *Dulcamara*.

KALMIA LATIFOLIA

Syn. — Kalmie à larges feuilles. — Angl.: *Mountain Laurel, Lambkill, Spoonwood, Calico Bush*. — All. : *Loffelbaum*. — ERICACÉES.

Habitat. — Plante de la Coroline et de la Virginie.

Caractères. — Feuilles ovales, oblongues, fermes, glabres, entières, toujours vertes. Fleurs roses.

Préparation. — Teinture prise au lieu d'origine, où elle est faite avec les feuilles fraîches.

Indications principales. — Maladies du cœur.

KOLA

Syn. — *Sterculia acuminata*. — Noix de Kola. — MALVACÉES.

Habitat. — Se rencontre sur toute la côte occidentale d'Afrique.

Ce sont les graines que l'on désigne sous le nom de, *Noix de Kola*. Elles sont oblongues, obtuses, subtétragones, à testa membraneux, rouge ou blanc jaunâtre. L'embryon, qui forme presque toute la graine, est plus ou moins globuleux, charnu, à 4 ou 8 cotylédons épais.

Propriétés. — Leur saveur d'abord sucrée est ensuite amère, astringente, et leur mastication donne aux aliments et aux boissons, même à l'eau saumâtre, un goût agréable.

Préparation. — Teinture avec les noix sèches suivant le type *Ipeca*.

LACHNANTHES TINCTORIA

Syn. — **Racine rouge.** — Angl. : *Spirit Weed, Red Root.* — Hœmodoracées.

Habitat. — Plante vivace de l'Amérique septentrionale.

Caractères. — Rhizome court, charnu, stolonifère, portant un grand nombre de racines fasciculées. Tige simple, droite, à feuilles longues, étroites, distiques. Inflorescence terminale à cyme composée. Fleurs rougeâtres intérieurement à sépales linéaires et à pétales lancéolés. La racine est rouge et fournit une matière tinctoriale d'un beau rouge, mais qui a peu de fixité.

Préparation. — Teinture avec le rhizome sec suivant le type *Ipeca*.

LACTUCA SATIVA

Syn. — **Laitue officinale.** — Angl. : *Lettuce.* — Synanthérées.

Plante herbacée annuelle, qui sert à l'usage alimentaire.

Préparation. — Teinture avec la plante entière récoltée au moment de la floraison, suivant le type *Dulcamara*.

LACTUCA VIROSA

Syn. — **Laitue vireuse.** — Angl. : *Stony scented Lettuce.* — All. : *Gifteger Lattich.* — SYNANTHÉRÉES.

Habitat. — Plante annuelle ou bisannuelle qu'on trouve dans les lieux incultes et pierreux.

Caractères. — Tige élancée, raide, glauque, souvent visqueuse par le haut, et purpurine. Feuilles alternes, sessiles, embrassantes, obtuses au sommet, garnies en dessous d'une rangée d'épines sur la nervure médiane. Les feuilles inférieures non lobées, sinueuses, dentelées, sont étalées horizontalement.

Ne pas confondre. — Avec la *laitue sauvage*, dont les feuilles caulinaires sont tordues de manière à avoir un bord tourné vers le ciel et l'autre vers le sol.

Propriétés. — Toute la plante contient un suc âcre, très amer, d'une odeur fortement vireuse et qui paraît très narcotique.

Préparation. — Teinture avec la plante entière, fleurie, de juin à août, suivant le type *Dulcamara*.

LATHYRUS CICERA

Syn. — **Jarosse, Pois breton.** — LÉGUMINEUSES.

Habitat. — Plante qu'on cultive comme fourrage dans quelques provinces de France.

Caractères. —Tige haute d'environ 20 centimètres, glabre, ailée et diffuse. Fleurs d'un blanc rosé, munies d'un pédon-.cule qui excède à peine la longueur du stipule. Gousse ovale, canaliculée sur les dos et non ailée. Semences anguleuses, d'un jaune fauve et petites.

Propriétés. — Semences amères étant crues.

Préparation. — Teinture avec la plante entière, suivant le type *Dulcamara*.

LAUROCERASUS

Syn. — *Cerasus Laurocerasus, Prunus Laurocerasus*. — Laurier cerise, Laurier amande. — Angl. : *Common Cherry Laurel*. — All.: *Kirsch-Lorbeer*. — Ital.: *Lauro regio*. — Esp.: *Laurel real*. — ROSACÉES.

Habitat. — Arbrisseau toujours vert, qui ne s'élève au plus qu'à la hauteur de 3 m. à 3 m. 50.

Caractères. — Divisé en rameaux nombreux de couleur cendrée. Les feuilles sont alternes, courtement pétiolées, dures, coriaces, ovales, lancéolées, luisantes en dessus, munies à leurs bords de quelques petites dents et offrant 2 ou 4 glandes sur le dos. Les fleurs sont blanches disposées en grappes axillaires plus longues que les feuilles, les fruits sont ovales, pointus, peu charnus, noirâtres à leur maturité.

Propriétés.— Les fleurs exhalent une odeur agréable analogue à celle des amandes amères. Les feuilles contiennent de l'acide cyanhydrique.

Préparation. — Teinture avec les feuilles récoltées en avril et mai et contusées, suivant le type *Dulcamara*, en employant de l'alcool à 60°.

Nous nous servons d'alcool étendu, la présence de l'eau étant indispensable à la formation de l'acide cyanhydrique et de l'essence d'amandes amères, qui ne préexistent pas dans les feuilles.

Indications principales. — Toux spasmodique; maladies du cœur.

LEDUM PALUSTRE

Syn. — **Lédon des marais, Romarin sauvage.** — Angl.: *Silesian Rosemary, Wild Rosemary, Marsh Ledum, Marsh Tea.* — All.: *Wilder Rosmarin, Sumpfporst, Porsch.* — Ital.: *Ledo.* — Esp.: *Ledo.* —ÉRICACÉES.

Habitat. — Cet arbuste, qu'on cultive aussi dans les jardins, croit en Asie et dans les lieux humides du nord de l'Europe, dans les hautes montagnes des Vosges, etc. C'est une plante toujours verte, haute de 80 à 90 centimètres.

Caractères.— Feuilles linéaires, à bords roulés en dessous, dures, glabres en dessus, offrant un léger duvet à la face inférieure, vertes et luisantes. Les fleurs sont en épis ou en corymbes terminaux. Elles sont blanches, parfois roses.

Propriétés. — Les feuilles ont une odeur vireuse, un goût amer et astringent et une vertu narcotique, un peu émétique.

Préparation. — Teinture avec la plante entière, récoltée en avril et mai, suivant le type *Dulcamara.*

Indications principales. — Goutte; rhumatisme; hemoptysies.

LEPTANDRA VIRGINICA

Syn. — *Veronica pseudo-lysimachia.* — Angl.: *Black Root, Culver's Physic, Tall Speedwell.* — SCROFULARIÉES.

Habitat. — Plante vivace originaire de la Virginie.

Caractères. — Feuilles opposées, fleurs en grappes terminales, solitaires ou en panicules.

Préparations. — Teinture et triturations avec la racine sèche, suivant le type *Ipeca*.

LILIUM CANDIDUM

Syn. — **Lis blanc**. — Liliacées.

Caractères.— Ses fleurs, qui sont d'une blancheur éblouis-
sante et disposées en grand nombre le long du sommet de la
tige, font l'ornement des jardins.

Feuilles éparses, atténuées à la base ; périgone campaniforme
glabre à l'intérieur. Bulbe très gros, composé de squames
courtes, épaisses et peu serrées.

Préparation. — Teinture avec le bulbe frais suivant
le type *Dulcamara*.

LILIUM TIGRINUM

Syn. — *Lilium speciosum*. — **Lis de Chine, Lis tigré**. —
Angl. : *the Tiger Lily*. — All. : *Tiger Lillie*. — Liliacées.

Caractères. — Tige laineuse, produisant des bulbilles à
l'aisselle des feuilles, violacée ; feuilles non rétrécies en pétiole
lancéolées, étroites, d'un vert foncé. Fleurs très grandes, d'un
beau rouge écarlate et ponctuées en dedans de pourpre noir,
accompagnées chacune d'une feuille florale, ovale ; folioles du
périanthe révolutées, portant au bas et en dedans des papilles
jaunâtres.

Préparation. — Teinture comme le *Lilium candi-
dum*.

Indications principales. — Maladies des femmes.

LOBELIA INFLATA

Syn. — **Lobélie**. — Angl. : *Indian Tobacco*. — Campanulées.

Habitat. — Plante herbacée, annuelle, commune aux États-Unis, où on la trouve dans les champs et sur le bord des chemins.

Caractères. — Racine fibreuse, tige rameuse à la partie supérieure, garnie de feuilles irrégulièrement dentées, un peu velues. Les fleurs sont petites, blanchâtres ou violettes, ou d'un rouge bleuâtre, courtement pédicellées, disposées en grappes spiciformes. Le fruit est une capsule ovoïde et renflée, renfermant des semences nombreuses, petites et brunes.

La Lobélie nous arrive en paquets, sous forme de carrés longs, contenant la tige, les feuilles et les fleurs mêlés.

Préparations. — Teinture et triturations suivant le type *Ipeca.*

LOLIUM TEMULENTUM

Syn. — **Ivraie des blés, Ivraie enivrante.** — Angl. : *Bearded Darnel.* — Graminées.

Habitat. — Mauvaise herbe qui croît dans les années pluvieuses au milieu des blés, surtout parmi l'avoine et l'orge, et dont les semences se mêlent souvent à celles du grain. Plante annuelle.

Caractères. — Tiges toutes fertiles, feuilles linéaires à bords tranchants; épis distiques à épillets comprimés, sessiles, solitaires sur chaque dent de l'axe, composés de 6 fleurs.

Propriétés. — Les semences sont vénéneuses et ont une odeur énivrante et une saveur âcre.

Préparation. — Teinture avec la plante entière, récoltée au moment de la floraison, en mai et juin, suivant le type *Dulcamara.*

LONICERA CAPRIFOLIUM

Syn. — **Chèvrefeuille des jardins.** — CAPRIFOLIACÉES.

Caractères. — Arbrisseau sarmenteux, racine ligneuse partagée en plusieurs grosses fibres rampantes et stolonifères. Feuilles ovales, allongées, pointues, rétrécies à leur base, opposées et sessiles, les supérieures réunies par leur base, en une seule feuille perfoliée. Les fleurs sont sessiles et disposées à l'extrémité des tiges en un ou deux verticilles. Elles sont formées d'un long tube rouge ou blanchâtre au dehors, suivant la variété, blanc en dedans, à 5 divisions irrégulières. Les fruits sont des baies globuleuses, rouges, dont chacun contient 4 ou 5 graines assez dures, aplaties d'un côté, convexes de l'autre.

Propriétés. — Les fleurs ont une odeur très agréable.

Préparation. — Teinture avec les tiges, les feuilles et les fleurs, suivant le type *Dulcamara*.

LYCOPODIUM CLAVATUM

Syn. — **Lycopode, Pied de Loup.** — Angl.: *Club Moss, Wolf's Claw.* — All. : *Gemeiner Bürlapp, Kolbenmoos.* — Ital. et Esp.: *Licopodio.* — LYCOPODIACÉES.

Habitat. — Croît surtout en Allemagne et en Suisse, dans les bois et à l'ombre.

Caractères. — Tige dure, rameuse, s'étendant en longues traînes rampantes et couverte dans toute sa longueur de petites feuilles nombreuses, éparses, imbriquées, d'un vert un peu jaunâtre. De l'extrémité de chaque rameau s'élève un pédoncule droit, rond, portant à son extrémité deux petits épis cylindriques, géminés, composés de capsules réniformes, sessiles, à deux valves.

Ç'est dans les capsules que se trouve la poussière que nous nommons *Lycopode*. Ç'est une poudre d'un jaune tendre, inodore et sans saveur, extrêmement fine, douce et comme onctueuse au toucher. Elle est extrêmement inflammable, d'où son nom vulgaire de soufre végétal. Elle ne se mélange pas à l'eau et reste à sa surface. Elle est un peu soluble dans l'alcool.

Falsifications. — Le Lycopode est souvent falsifié dans le commerce par du talc, de l'amidon, le pollen de plusieurs végétaux, et notamment des pins, des sapins, du cèdre ou des typha.

On reconnaît le talc en traitant par l'eau la poudre falsifiée. Le Lycopode surnage et le talc se précipite.

On reconnaît l'amidon en traitant le mélange par l'eau iodée.

Les falsifications avec le pollen des conifères se reconnaissent à l'aide du microscope.

Préparations. — Teinture avec le pollen suivant le type *Ipeca.*

Triturations avec la même partie.

Indications principales. — Constipation ; dyspepsie flatulente; coliques; maladies de la peau.

LYCOPUS VIRGINICUS

Syn. — **Lycope de Virginie**, **Pied de loup de Virginie.** — Angl.: *Bugle Weed.* — Labiées.

Habitat. — Plante vivace de l'Amérique septentrionale, qui croît dans les lieux humides et marécageux.

Caractères. — Tige rampante, filiforme, feuilles à pétiole court, oblongues, elliptiques, rétrécies aux deux extrémités, dentées, pourpres en dessous, fleurs blanc pourpré disposées en faux verticilles.

Préparation. — Teinture prise au lieu d'origine, où elle est préparée avec la plante entière fraîche.

Indications principales. — Maladies du cœur.

MELILOTUS OFFICINALIS

Syn. — Melilot officinal, Couronne royale. — Angl. : *Common Melitot.* — Légumineuses.

Habitat. — Commun en France dans les champs cultivés.

Caractères. — Racine pivotante et bisannuelle; tiges un peu étalées à la base, puis redressées, feuilles ternées, foliole terminale pédicellée et éloignée des deux autres; fleurs petites, jaune pâle, disposées en grappes dans les aisselles des feuilles supérieures.

Propriétés. — A l'état pur, le melilot n'a qu'une odeur faible qui se développe par la dessiccation. Le principe auquel il doit cette odeur est la *coumarine* identique à la substance retirée de la fève Tonka.

Préparations. — Teinture mère avec la plante entière fraîche fleurie, récoltée en juin-juillet comme pour *Dulcamara.*

Triturations avec les mêmes parties de la plante desséchées.

MENYANTHES TRIFOLIATA

Syn. — Menyanthe, trèfle d'eau. — Angl. : *Buckbean, Marsh Trefoil.* — All. : *Bitterklee, Fieberklee.* — Gentianées.

Habitat. — Croît dans les lieux marécageux de la France et de l'Europe centrale.

Caractères. — Rhizome horizontal, vivace, articulé, brun extérieurement, spongieux intérieurement, garni de chevelu;

donnant naissance à un petit nombre de feuilles alternes amplexicaules, longuement pétiolées et composées de trois grandes
folioles ovales et fleurs blanches ou roses en grappes à
l'extrémité d'une hampe; ces fleurs sont pédonculées et accompagnées d'une bractée à la base; calice à cinq divisions, corolle
infundibuliforme à cinq divisions ouvertes sur le bord; fruit
capsule uniloculaire à plusieurs loges.

Récolte. — On récolte la plante au moment de la floraison, en juillet et août.

Préparation. — Teinture mère avec la plante entière,
comme pour *Dulcamara.*

MERCURIALIS ANNUA

Syn. — **Mercuriale annuelle, Foirolle.** — Euphorbiacées.

Habitat. — Très commune dans nos contrées, dans
les lieux cultivés et autour des habitations.

Caractères. — Tige haute de 33 à 0,60 centim., lisse;
feuilles opposées, pétiolées, aiguës, d'un vert clair et glabres
comme la tige. Fleurs dioïques.

Préparations. — Teinture mère avec la plante entière
récoltée au moment de sa floraison, de juin à octobre,
comme pour *Aconitum.*

MEZEREUM

Syn. — *Daphne Mezereum.* — **Bois Gentil, Auréole**
gentille. — Angl. : *Common Mezereon, Spurge Olive.* —
All. : *Seidelbast, Kellerhalls.* — Ital. : *Laureola femina.*
— Esp. : *Laureola hembra.* — Thymélées.

Habitat. — Arbrisseau de 0,60 à 120 cent., qui vient
dans les forêts montagneuses de presque toute l'Europe.

Caractères. — Racine ligneuse, blanche intérieurement, entourée extérieurement d'une écorce d'un jaune pâle; l'écorce de l'arbrisseau est mince, d'un brun grisâtre, striée, blanche à l'intérieur, répandant une odeur âcre et ayant une saveur caustique. Les fleurs qui paraissent en hiver avant les feuilles sont rouges, ternées et à odeur assez agréable; les feuilles sont ovales lancéolées, entières, vert grisâtre en dessous; les fruits sont des baies de la grosseur d'une groseille, rouges tout d'abord, mais noires à maturité.

Ne pas confondre avec le *garou;* chez ce dernier, les fleurs ne viennent qu'après les feuilles; les fleurs du garou sont en grappes, celles du Mezereum à nu sur les rameaux; les feuilles du garou sont linéaires lancéolées, celles du bois gentil sont ovales lancéolées.

Récolte. — On récolte l'écorce de Mezereum avant le développement des fleurs, vers décembre ou janvier.

Préparations. — Teinture mère avec les écorces fraîches comme pour *Dulcamara.*

Trituration avec la poudre de l'écorce desséchée.

Indications principales. — Névralgie faciale, zona, maladies de peau.

MILLEFOLIUM

Syn. — *Achillea Millefolium.* — **Millefeuille, Herbe aux charpentiers.** — Angl. : *Milfoil, Yarrow.* — All. : *Schaafgarbe.* — Ital. : *Millefoglie.* — Esp. : *Cientoenrema.* — SYNANTHÉRÉES.

Habitat. — Se trouve dans les pâturages, dans les champs et sur le bord des chemins dans toute l'Europe.

Caractères. — Racine rampante, oblique, garnie de fibres très menus; tiges simples, droites, arrondies, ramifiées vers le sommet, velues, hautes de 0,30 à 0,60 cent. ; les feuilles sont velues, très finement découpées. Les fleurs petites, blanches ou roses, sont réunies en corymbe terminal.

Récolte. — On récolte la plante entière au commencement de la floraison, en mai et juin.

Préparations. — Teinture-mère avec la plante entière, selon le mode adopté pour *Aconitum.*

Triturations avec les mêmes parties de la plante desséchées.

Indications principales. — Hémoptysies; hémorrhagies.

MYRISTICA SEBIFERA

Syn. — **Muscadier de Cayenne, Porte-suif.** — Myristicées. -

Habitat. — Croît dans les parties tropicales de l'Amérique méridionale.

Il donne une semence qui fournit en abondance une matière grasse jaunâtre, faiblement aromatique, d'apparence cristalline propre à faire des bougies.

Préparation. — On se procure la teinture-mère de *Myristica sebifera,* sur le lieu d'origine.

Indication principale. — Panaris.

MYRTUS COMMUNIS

Syn. — **Myrte commun.** — Angl. : *Common Myrtle.* — Myrtacées.

Habitat. — Dans nos jardins, arbrisseau élégant; dans le midi de l'Europe, arbre à tige droite garnie de nombreux rameaux.

Caractères. — Feuilles opposées, petites, ovales lancéolées, lisses, d'un vert foncé, garnies de glandes translucides, donnant, quand on les froisse entre les mains, une odeur forte et agréable. — Fleurs blanches, solitaires, dans l'aisselle des feuilles. Fruit, baie globuleuse, bleu-noirâtre, aromatique.

Préparation. — Teinture-mère avec les feuilles fraîches recueillies un peu avant la floraison, en avril comme pour *Dulcamara*.

NUX JUGLANS

Syn. — **Noix commune**, fournie par le *Juglans Regia*. — Angl. : *Wallnut*. — All. : *Walnuss*. — JUGLANDÉES.

Habitat. — Originaire de la Perse, depuis longtemps cultivé en Europe, cet arbre peut atteindre 3 à 4 mètres de circonférence et 10 à 15 mètres de hauteur.

Caractères. — Les feuilles sont amples, ailées avec impaire, d'une odeur aromatique très forte; les fleurs mâles sont réunies en chatons simples, les fleurs femelles solitaires ou réunies en petit nombre à l'extrémité des rameaux. Le fruit qui renferme la noix se compose de plusieurs parties; extérieurement un sarcocarpe vert et succulent nommé brou très amer et contenant une certaine quantité de tannin et d'acide gallique. Au-dessous du brou se trouve la noix composée d'une coquille, sorte d'endocarpe ligneux sillonné, à 2 valves qui renferme l'amande de la noix, composée de 2 cotylédons très développés, divisés en 4 lobes et à surface inégale figurant les circonvolutions du cerveau; les lobes sont séparés par une cloison membraneuse nommée *zeste* qui est d'autant plus abondante que le fruit est plus jeune; à ce moment-là, il forme même autour de l'amande une enveloppe épaisse et blanchâtre. Enfin, l'amande elle-même est immédiatement recouverte d'une pellicule jaunâtre, amère à l'état frais, mais sans saveur quand elle est sèche, contenant une certaine quantité de tannin. L'amande contient presque la moitié de son poids d'une huile que l'on peut extraire soit à froid, soit à chaud.

Récolte. — On récolte la noix entière avant son entière maturité.

Préparation. — Teinture-mère *Nux Juglàns* avec les noix fraîches entières garnies de leur brou, incomplètement mûres, comme pour *Dulcamara*.

NUX MOSCHATA

Syn. — **Noix** muscade, fournie par le *Myristica Moschata.* — Angl.: *Nutmeg.* — All. : *Muskàtnuss.* — Ital. : *Noce moscada.* — Esp. : *Nuz Moscada.*—LAURINÉES, MYRISTICÉES.

Habitat. — Originaire des Moluques et des îles de la Sonde, actuellement cultivé dans plusieurs pays tropicaux, à l'île de France et en Amérique. Arbre assez analogue à notre poirier, qui peut atteindre 6 à 10 mètres de hauteur.

Caractères. — Son écorce glabre est d'un vert gris foncé; ses feuilles sont alternes, oblongues, lancéolées et aromatiques. Son fruit est une baie pyriforme de la grosseur d'un œuf de poule; l'enveloppe de ce fruit est une espèce de brou qui s'ouvre en 2 ou 4 valves à mesure qu'il mûrit; sous ce brou on aperçoit un faux arille sorte de cupule reticulée, visqueuse, mince, très aromatique, d'un beau rouge à l'état frais, devenant jaune à la dessiccation, c'est le macis. Sous le macis, se trouve l'enveloppe même de la graine ayant la forme d'une coque ovoïde qui a gardé à sa surface l'impression du macis qui l'enserre; cette enveloppe sèche, cassante, inodore est réputée comme inutile. C'est sous cette enveloppe que se trouve l'amande connue sous le nom de noix muscade; sa forme, légèrement aplatie aux deux extrémités, est ovoïde, elle est sillonnée en tous sens; sa couleur est gris rougeâtre sur les parties saillantes, blanchâtre dans les sillons ; intérieurement, elle est grise avec des veines rouges ; bien que de consistance assez dure elle est attaquable par le couteau.

Propriétés. — Son odeur est forte et aromatique; sa saveur huileuse, chaude et âcre.

Pour l'usage homœopathique on choisit les petites noix, aussi lourdes que possible, non piquées et qui, perforées avec une aiguille chauffée, laisseront suinter une huile jaunâtre.

Préparations. — Il faut avant tout laver légèrement les muscades à l'eau pour les débarrasser de la chaux qui les recouvre et qui provient du lait de chaux dans lequel on les plonge au lieu d'origine pour empêcher la piqûre des insectes.

Teinture mère comme pour *Ipéca.*

Trituration avec les noix muscades pulvérisées.

Indications principales. — Gastralgie ; hystérie.

NUX VOMICA

Syn. — *Strychnos Nux vomica.* — Noix vomique. — Angl.: *Poison-nut.* — All. *Krähenaugen.* — Ital. : *Noce vomica.* — Esp.: *Mataperros.* — LOGANIACÉES.

Habitat. —Arbre originaire des Indes Orientales.

Caractères. — Le tronc, très gros, est recouvert d'une écorce noirâtre, les feuilles opposées sont ovales, arrondies et à 5 nervures; les fleurs sont disposées en ombelles axillaires. Le fruit est une baie globuleuse de la grosseur d'une orange, couverte d'une écorce rouge, dure et lisse; bien que l'ovaire présente 2 loges, il n'en reste plus qu'une dans le fruit ; l'intérieur en est rempli d'une pulpe visqueuse et acide, et d'un petit nombre de semences fixées par leur centre, orbiculaires déprimées au centre, d'aspect soyeux au dehors ; intérieurement, ces semences sont formées d'un endosperme corné très dur d'un blanc jaunâtre, soudé intimement avec l'épisperme ; une légère proéminence, qui se remarque sur un point de la circonférence, correspond au micropyle et à la radicule de l'embryon.

Partie employée. — Ce sont ces semences qui sont employées en pharmacie sous le nom de *noix vomique;* elles sont d'une amertume due à la *strychnine,* à la *brucine* et à l'*igasurine* qu'elles contiennent. Elles constituent un violent poison.

On devra choisir, comme étant de meilleure qualité, les semences jaunâtres et lourdes.

Préparations. — Teinture mère avec les semences râpées comme pour *Ipéca.*

Triturations. On pulvérise les noix vomiques avec une râpe qui ne devra servir qu'à cet usage et on fera avec cette poudre les atténuations directes au sucre de lait.

Indications principales. — Névralgies, névralgie sus-orbitaire, dyspepsie, gastralgie, fièvre intermittente, migraine, paralysie, constipation, affections du foie, hémorrhoïdes, coryza, lumbago.

NYMPHÆA ALBA

Syn. — Nénuphar blanc, Lis d'eau, Lis d'étang. — Angl. : *American White Water Lily.* — NYMPHÆACÉES.

Habitat. — Croît dans les étangs et les eaux tranquilles.

Caractères. — Son rhizôme un peu moins gros que le bras est couché au fond de l'eau ; il est cylindrique, charnu, jaune à l'intérieur, muni de radicules s'enfonçant dans le sol. Ses feuilles, flottantes à la surface des eaux, sont grandes, peltées, orbiculaires, mais échancrées d'un côté jusqu'au pétiole ; les fleurs, qui s'épanouissent également sur l'eau, sont très belles, grandes, à quatre folioles au calice, corolle à 16 ou 28 pétales, insérées sur l'ovaire, fruit, capsule sphérique charnue, couverte de cicatrices, divisée en 16 ou 20 loges avec plusieurs graines attachées aux cloisons.

Préparations. — Teinture mère avec la plante entière fleurie (cueillie au moment de la floraison, en août), comme pour *Aconitum.*

Triturations avec les mêmes parties de la plante, desséchées.

NYMPHÆA LUTEA

Syn. — Nénuphar Nuphar jaune. — Angl. : *Smal Yellow Pond Lily.* — Nymphæacées.

Habitat. — Croît aux mêmes lieux et dans les mêmes conditions que le nénuphar blanc.

Caractères. — Rhizôme blanc à l'intérieur, jaunâtre à l'extérieur ; fleurs jaunes avec un calice à 5 sépales ; corolle à 10 ou 18 pétales plus petits que les sépales jaunes et insérés sur le réceptacle comme les étamines, de sorte que le fruit provenant de l'ovaire est lisse et dépourvu de cicatrices.

Préparations. — Comme pour *Nymphœa Alba.*

ŒNANTHE ÇROCATA

Syn. — Œnanthe safranée. — Angl. : *Hemlock Water Dropwort.* — Ombellifères.

Habitat. — Croît dans les marais et sur le bord des étangs, en Bretagne, dans tout l'ouest de la France , en Angleterre, en Espagne.

Caractères. — Racine composée de tubercules oblongs, serrés les uns contre les autres et s'enfonçant perpendiculairement dans la terre. Tige ronde, fistuleuse, d'un vert roussâtre, haute de 1 mètre, contenant un suc jaunâtre très vénéneux. Feuilles grandes, d'un vert foncé, deux fois ailées, à folioles ovales, cruciformes incisées au sommet. Fleurs d'un blanc rosé en ombelles terminales avec un involucre polyphylle ; ombelles composées de 20 ou 30 rayons avec des ombellicules très denses ; fruits formant des capitules globuleux, semences ovales, oblongues, terminées par *le stylopode* et *les styles persistants*. — Toute la plante, et surtout la racine, constitue un poison dangereux.

Récolte. — Pour l'usage homœopathique, on récolte la racine au printemps.

Préparations. — Teinture mère avec la racine fraîche comme pour *Aconitum*.

Triturations directes au sucre de lait avec la racine desséchée et pulvérisée.

Indications principales. — Épilepsie.

OLEANDER

Syn. — *Nerium Oleander*. — Laurier rose, Laurose. — Angl.: *Common Rosebay*. — All. : *Lorbeer-rose*. — Ital. : *Oleandro*. — Esp. : *Adelfa*. — APOCYNÉES.

Habitat. — Bel arbrisseau qui croît au bord des cours d'eau de l'Europe méridionale, de l'Asie-Mineure et de l'Afrique ; il est fréquemment cultivé dans nos jardins.

Caractères. — Racines ligneuses, tiges rameuses hautes de 2 à 3 mètres et plus, de 5 à 10 centimètres de diamètre ; feuilles ternées, courtement pétiolées, vertes, coriaces, linéaires-lancéolées persistantes, ayant des nervures en-dessus, fleurs nombreuses, odorantes, en bouquets, roses ou blanches à corolles contournées.

Propriétés. — Toute la plante a une saveur âcre et amère.

Préparations. — Teinture mère et triturations avec les feuilles sèches de laurier-rose comme pour *Ipeca.*

OPIUM

Syn. — **Pavot des Jardins.** — Angl. : *White Poppy.* — All. : *Mohnsaft.* — Ital. : *Papavero domestico.* — Esp. : *Adormedera.* — PAPAVÉRACÉES.

L'opium est le suc desséché recueilli des incisions faites sur les têtes vertes du Pavot somnifère (*Papaver album* ou *Somniferum*), plante annuelle, haute de 1 à 2 mètres.

Caractères. — Tige ronde, lisse, munie de feuilles amplexicaules, oblongues, découpées, fleurs solitaires à l'extrémité des tiges et des rameaux; elles sont penchées avant leur épanouissement et lorsqu'elles sont renfermées dans leur calice, mais elles se relèvent après leur épanouissement; pétales blancs, grands avec un onglet très court pouvant être doublés par la culture; fruit, capsule indéhiscente tout d'abord verte et succulente, puis, à maturité d'un blanc sale, très légère; leur grandeur est très variable; à l'intérieur, ces capsules sont spongieuses, très blanches et offrent des trophospermes pariétaux formés de lames longitudinales jaunâtre répondant chacune à un des stigmates qui forment extérieurement une couronne à la capsule; ces trophospermes supportent un nombre considérable de graines d'un blanc jaunâtre, translucides et ne renfermant pas de morphine. C'est par une incision horizontale faite au tiers de la hauteur du pavot que découle le suc qu'on recueille, et qu'on malaxe ensuite pour donner à la masse un aspect homogène.

Origine. — L'opium nous est fourni par divers pays orientaux : la Turquie, l'Égypte, la Perse, l'Asie-Mineure, l'Inde, la Grèce.

La culture du pavot blanc et la récolte de l'opium ont été essayés en France par Aubergier et divers autres savants ; ils ont obtenu un opium d'un rendement en morphine égal aux bons opiums d'Asie-Mineure, mais dont le prix de revient était supérieur.

L'opium employé en homœopathie est l'*opium de Smyrne;* il se présente en masse déformée, irrégulière, grossièrement granuleuse, présentant les restes des feuilles de pavots dont il a été enveloppé et couverte de semences de rumex qui souvent sont passées à l'intérieur ; cet opium, d'abord mou et brun clair, se durcit à l'air, noircit, a une odeur forte, vireuse et une saveur amère, âcre et nauséeuse.

Falsifications. — L'opium de Smyrne est assez souvent falsifié ; il sera nécessaire, avant de l'employer, d'essayer sa teneur en morphine qui ne doit jamais être inférieure à 10 p. 100.

Préparations. — Teinture mère avec l'opium de Smyrne selon le procédé employé pour le type *Ipeca.*

Triturations directes au sucre de lait avec la poudre d'opium desséché.

Indications principales. — Aliénation, délirium tremens, vomissements, constipation, occlusion intestinale, dyspnée, asthme, coma, état apoplectique.

ORIGANUM VULGARE

Syn. — Origan commun. — Angl. ; *Wild Marjoram.*— Labiées.

Habitat. — Plante commune en France, où elle croît dans les lieux ombragés et secs.

Caractères. — Tiges pubescentes, rougeâtres, à feuilles ovales, pétiolées, légèrement velues en dessous; fleurs blanches ou purpurines au sommet des tiges, rapprochées en corymbes.

Propriétés. — Toute la plante exhale une odeur aromatique assez forte.

Préparation. — Teinture mère avec la plante entière fleurie, récoltée de juillet en septembre (type *Dulcamara*).

Indications principales. — Excitation génésique, onanisme.

PÆONIA OFFICINALIS

Syn. — **Pivoine officinale.** — Angl. : *Peony.* — All. : *Gichtrose.* — RENONCULACÉES.

Habitat. — Croît dans les prés montagneux du midi de l'Europe et en Asie.

Caractères. — Racines constituées par des tubercules oblongs, grosses, jaunâtres et lisses en dehors, blanches et charnues en dedans, d'une saveur désagréable; tige herbacée, haute de 3o à 6o centimètres, à feuilles alternes, pétiolées, découpées, à folioles ovales, lobées, et généralement ternées; fleurs très grandes, ordinairement rouges, que l'on peut doubler par la culture; fruits: capsules cotonneuses, uniloculaires, rouges en dedans et polyspermes.

Récolte. — On récolte la racine au mois d'avril, avant la floraison.

Préparations. — Teinture mère avec la racine fraîche, type *Dulcamara*.

Triturations avec la poudre de la racine desséchée.

Indications principales. — Hémorrhoïdes.

PAREIRA BRAVA

Syn. — *Cissampelos Pareira Brava.* — MÉNISPERMÉES.

Habitat. — Cette racine est produite par une liane sarmenteuse du Brésil, attribuée au *cissampelos Pareira Bràva;* elle proviendrait, d'après Guibourt, de plusieurs espèces de *cissampelos* ou de *cocculus* produisant des racines presque semblables.

Caractères. — Elle est ligneuse, très fibreuse, dure, tortueuse et parfois presque aussi grosse que le bras. Brunâtre extérieurement, jaune fauve et grisâtre à l'intérieur, elle présente sur sa coupe transversale plusieurs cercles concentriques dont les intervalles sont occupés par une infinité de lignes radiaires très apparentes.

On devra choisir pour l'usage homœopathique la racine de pareira gorgé de suc desséché, compacte et pesante, et rejeter celle dont les faisceaux ligneux se séparent facilement les uns des autres suivant les lignes concentriques; la tige de la plante, qui se trouve aussi parfois mélangée à la racine, doit être rejetée.

Préparations. — Teinture mère avec la racine sèche bien choisie comme pour *Ipeca.*

Triturations avec la poudre récente de *Pareira Brava.*

Indications principales. — Coliques néphrétiques.

PARIS QUADRIFOLIA

Syn. — Parisette à quatre feuilles, Herbe de Paris, Raisin de Renard, Etrangle-loup. — Angl. : *Herb Paris, True-Love, One Berry.* — All. : *Einbeere.* — Ital. : *Uva de Volpe.* — Esp. : *Ubas de Zooro.* — ASPARAGINÉES.

Habitat. — Croît dans les forêts humides de presque toute l'Europe, elle se trouve en quantité aux environs de Paris.

Caractères. — Rhizome arrondi, charnu, blanc brunâtre ; tige herbacée, dressée, haute de 20 à 30 centimètres, se terminant par 4 feuilles verticillées à 3 ou 5 nervures, courtes, larges, ovales, glabres, brillantes en dessous ; la fleur qui naît du centre du verticille est verdâtre et portée sur un pédoncule grêle et striée ; fruit : baie d'un bleu foncé quadrangulaire à 4 loges polyspermes. Toute la plante et surtout les feuilles et les baies dégagent une odeur désagréable et narcotique.

Récolte. — On récolte la plante entière au moment où elle va fleurir, en avril ou mai.

Préparations. — Teinture mère avec la plante entière fleurie, comme pour *Aconitum.*

Triturations directes au sucre de lait avec la poudre de la plante entière desséchée.

PASSIFLORA INCARNATA

Syn. — Passiflore incarnat, Fleur de la Passion. — Passiflorées.

Habitat. — Originaire de l'Amérique septentrionale; elle peut être cultivée en pleine terre sous le climat de Paris. Elle doit son nom à la ressemblance qu'on a cru trouver entre les différentes parties de sa fleur et les instruments de la passion du Christ.

Caractères. — Tige volubile, sarmenteuse, accompagnée de vrilles extra-axillaires. Feuilles un peu pubescentes, trilobées, finement dentelées. Fleurs de couleur chair munies d'un involucre à 3 folioles ; calice à tube court et à 5 divisions; 5 pétales; appendices filamenteux formant une élégante couronne, 4 à 5 étamines ; stigmate capité; fruit : baie globuleuse contenant ordinairement une pulpe abondante; graines abondantes pourvues d'un endosperne charnu.

On devra se procurer cette teinture préparée avec la plante fraîche au lieu d'origine.

Indications principales. — Insomnie, neurasthénie.

PERSICA VULGARIS

Syn. — *Amygdalus persica.* — **Pêcher.** — ROSACÉES.
Habitat. — Originaire de Perse, acclimaté depuis longtemps dans nos contrées.

Caractères. — Les feuilles sont étroites, lancéolées, pointues, amères et ont une odeur d'amande amère ; les fleurs sont solitaires, d'un rouge incarnat, légèrement odorantes et présentant comme les feuilles le goût de l'amande amère. Le fruit est une drupe charnue, renfermant une amande qui contient les éléments de l'acide cyanhydrique.

Préparation. — Teinture-mère avec les fleurs fraîches récoltées en mars, comme pour *Dulcamara.*

PETROSELINUM

Syn. — *Apium Petroselinum.* — Persil. — Angl. : *Common Parsley.* — All. : *Gemeine Petersilie.* — Ital. : *Prezzemolo.* — Esp. : *Pereœil.* — OMBELLIFÈRES.

Habitat. — Croît spontanément dans le midi de l'Europe ; cultivé dans tous nos jardins.

Caractères. — Racine simple, grosse comme le doigt, blanchâtre et aromatique ; tige pouvant s'élever à 1 mètre et plus, légèrement sillonnée; feuilles vert foncé, décomposées, luisantes à folioles ovales dentelées; fleurs blanchâtres disposées en ombelles pédonculées pourvues d'un involucre et d'involucelles.

Fruit verdâtre, composé, comme celui de presque toutes les ombellifères, de deux carpelles soudés, marqué de 5 côtes saillantes.

Ne pas confondre. — On différenciera facilement le persil de la *petite* et de la *grande ciguë* par la largeur de ses feuilles et l'odeur caractéristique qu'elles exhalent lorsqu'on les froisse entre les mains.

De plus, la grande ciguë est beaucoup plus robuste, sa tige est marquée de taches purpurines, ses folioles sont ovales, oblongues ou lancéolées, profondément pinnatifides à segments découpés, dentés en scie; celles du persil sont larges à trois lobes, découpés et dentés.

Le persil contient, outre une huile essentielle et une matière grasse, un produit spécial nommé *apiol*.

Récolte. — On récolte le persil en été, au moment de la floraison.

Préparations. — Teinture mère avec la plante entière sur le point de fleurir, comme pour *Aconitum*.

Triturations directes avec les mêmes parties de la plante.

Indications principales. — Blennorrhagie.

PHELLANDRIUM AQUATICUM

Syn. — *Œnanthe Phellandrium*. — Phellandrie aquatique, Ciguë aquatique, Fenouil aquatique. — Angl.: *Fine leaved Water Dropwort*. — All.: *Wasserfenchel*. — OMBELLIFÈRES.

Habitat. — Croît dans les marais de presque toute l'Europe.

Caractères. — Racine pivotante et munie de fibres verticillées; tige haute de 0,50 cent. à 1 mètre, fistuleuse, rameuse et glabre comme toute la plante; feuilles pétiolées, très divisées; fleurs blanches, très petites, disposées en ombelles axillaires, à pédoncules courts et à rayons égaux, sans involucre général, mais pourvues d'involucelles à 7 folioles; fruits ovoïdes, oblongs, régulièrement striés, un peu luisants et rougeâtres, formés de 2 carpelles soudés; chaque carpelle isolé est droit, composé d'un péricarpe solide et blanc à l'intérieur et d'une amande brune noirâtre.

Le fruit entier dégage une odeur assez forte et offre une saveur aromatique.

Propriétés. — La plante entière est dangereuse pour les bestiaux et même mortelle pour les chevaux.

Préparations. — Teinture mère avec la plante entière récoltée au moment de la floraison. Type *Aconit*.

Triturations avec les mêmes parties de la plante.

Indications principales. — Phthisie pulmonaire.

PHYSALIS ALKEKENGI

Syn. — **Alkekenge commun, Coqueret.** — Solanées.

Habitat. — Croît dans les lieux cultivés, dans les vignes, le long des haies.

Caractères. — Tiges hautes de 0,30 cent., rameuses et velues. Feuilles alternes, pétiolées, entières, glabres. Fleurs blanches, petites, portées sur des pédoncules filiformes ; calice persistant à 5 découpures embrassant le fruit qui est une baie globuleuse de la grosseur d'une cerise ronde, molle et rouge.

Préparation. — Teinture mère avec les baies fraîches récoltées en août et septembre selon le mode adopté pour *Dulcamara*.

PHYSOSTIGMA VENENOSUM

Syn. — **Fève de Calabar, Fève d'Epreuve, Eséré.** — Angl. : *Calabar Bean.* — Légumineuses.

Habitat. — La plante qui produit la fève du Calabar est originaire de la côte occidentale d'Afrique.

Caractères. — Tige vivace, grimpante, longue parfois de 12 à 15 mètres, à feuilles alternes trifoliées, à folioles ovales acuminées ; inflorescence axillaire, en grappes ; fleurs papilio-

nacées à corolle rouge pourpre; le fruit est une gousse en
forme de faux peu recourbée contenant 2 ou 3 graines.

Parties employées. — Les graines, qui sont les seules
parties employées, ont 2 ou 3 centimètres de long sur 1 de
large ; elles sont réniformes et présentent un hile qui,
sous forme de rainure, s'étend sur le bord convexe. L'épisperme a une couleur brun chocolat, le sillon du hile est
d'un brun plus clair. L'amande, formée d'un embyron à
deux cotylédons, gros, durs et friables, contient presque
exclusivement le principe toxique auquel on a donné le
nom d'*Eserine*.

Préparation. — Teinture-mère avec la fève de Calabar
entière comme pour *Ipeca*.

PHYTOLACCA DECANDRA

Syn. — **Phytolaque, Epinard des Indes, Herbe à la
laque.** — Angl. : *Poke.* — All. : *Scharlachbeere, America-
nische Kermesbeere.* — Ital. : *Piantalacca.* — Esp. :
Hierba Carmin. — Phytolaccacées.

Habitat. — Originaire de l'Amérique Septentrionale,
mais presque naturalisée dans le midi de la France où
elle est cultivée pour la beauté de ses tiges. Plante vivace
s'élevant parfois jusqu'à 4 mètres.

Caractères. — Feuilles ovales, lancéolées, acuminées,
fleurs rougeâtres, fruits charnus fournissant un suc rouge qu
a été employé, avec danger, pour falsifier les vins.

Préparation. — Teinture mère avec la plante entière
récoltée à la maturation des baies (type *Aconitum*).

Indications principales. — Angines, diphtérie, constipation.

PINUS SYLVESTRIS

Syn. — **Pin sauvage, Pin vulgaire.** — Conifères.

Habitat. — Arbre des plus communs dans les forêts de France et dans toute l'Europe Septentrionale, de forme pyramidale et pouvant atteindre 25 à 30 mètres.

Caractères. — Feuilles linéaires, glabres, enveloppées deux par deux à leur base par une courte gaîne ; elles sont glauques, fermes et toujours vertes ; fleurs mâles en chatons ramassés en grappes. Fleurs femelles en chatons rassemblés avec des écailles imbriquées. Fruit : cône provenant des écailles accrues et mettant 2 ans à mûrir.

Préparation. — Teinture mère avec les bourgeons récoltés au printemps selon le mode adopté pour *Dulcamara*.

PLANTAGO MAJOR

Syn. — **Grand Plantain.** — Angl. : *Greater Plantain, Way-bread.* — All. : *Gosser Wegerich.* — PLANTAGINÉES.

Habitat. — Très commun en France.

Caractères. — Feuilles radicales, coriaces, grandes, presque glabres, masquées de 7 nervures. La hampe qui dépasse la longueur des feuilles porte un épi droit, long, étroit, cylindrique, composé de fleurs serrées, verdâtres et rougeâtres

Préparation. — Teinture mère avec la plante entière fleurie, récoltée de juin à octobre, comme pour *Aconitum.*

Indication principale. — Odontalgie.

PLUMBAGO EUROPÆA

Syn. — **Dentelaire d'Europe.** — PLUMBAGINÉES.

Habitat. — Croît dans le midi de la France.

Caractères. — Tige ronde, glabre, haute de près d'un mètre ; feuilles oblongues, amplexicaules, garnies de poils glanduleux sur les bords ; fleurs bleues ou rougeâtres au sommet de la tige et des rameaux ; fruit achaine enveloppé par le calice.

Propriétés. — Toute la plante écrasée entre les doigts leur communique une couleur plombée, d'où son nom.

Préparation. — Teinture mère avec la plante entière fleurie récoltée en septembre-octobre, comme pour *Dulcamara*.

PODOPHYLLUM PELTATUM

Syn. — **Podophylle pelté.** — Angl. : *May Apple, Mandrake, Wild Lemon, Ducksfoot.* — All. : *Entenfus.* — Berbéridées.

Habitat. — Plante herbacée de l'Amérique Septentrionale.

Caractères. — Porte sur sa tige des feuilles orbiculaires, à pétioles longs fixés à la partie centrale de la feuille (feuille peltée); fleur solitaire à 3 sépales et à 6 ou 9 pétales; fruit indéhiscent surmonté par le stigmate pelté.

Parties employées. — Les rhizômes que cette plante fournit à la matière médicale se trouvent dans le commerce sous la forme de fragments cylindriques longs de 8 à 10 centimètres, un peu aplatis, lisses, portant seulement de distance en distance des impressions circulaires obliques, de couleur brun noirâtre à texture compacte. A la partie supérieure, à l'endroit où s'élève la tige aérienne, se trouvent un ou deux renflements aplatis creusés d'une concavité; à la partie inférieure, un certain nombre de petites racines lisses qui ont parfois disparu en laissant des cicatrices blanchâtres. Les rhizômes plus jeunes sont d'une couleur plus claire, fortement ridés longitudinalement, et portent parfois sur leur tubérosité le bourgeon qui devait fournir la tige.

Propriétés. — Le podophylle doit son activité à une substance résineuse nommée *Podophyllin.*

Préparations. — Teinture-mère avec le rhizôme sec selon le mode adopté pour *Ipeca.*

Triturations avec la poudre du rhizôme sec.

Indication principale. — Diarrhée.

PRUNUS SPINOSA

Syn. — **Prunellier, Épine noire.**— Angl. : *Blackthorn Sloe.* — All. : *Schlehdorn, Schwarzdorn.* — Rosacées.

Habitat. — Arbre qui croît dans les haies et au bord des forêts partout en France et en Allemagne. Il atteint 3 mètres et plus.

Caractères. —Rameaux à l'écorce brune terminés en épine; feuilles ovales, lancéolées, dentées en scie, velues en dessous ; fleurs survenant en mars avant les feuilles, blanches, solitaires et présentant un calice à lobes obtus plus longs que le tube. Fruits globuleux, petits, noirâtres, recouverts à leur maturité d'une efflorescence cireuse qui disparaît par le frottement, mûrissant tard en automne et possédant une saveur âcre, très acerbe, qui disparaît en partie après les premières gelées.

Préparation. — Teinture mère avec les baies mûres fraîchement cueillies, comme pour *Dulcamara.*

PTELEA TRIFOLIATA

Syn. — **Ptelée à trois feuilles, Orme de Samarie.** — Angl. : *Wafer Ash, Wingseed, Shrubby Trefoil, Swamp Dogwood, Hop-Tree.* — Anthoxylées.

Habitat. — Petit arbre de la Caroline.

Caractères. — Les feuilles ont des folioles ovales aiguës, la terminale est longuement atténuée à la base. Les fleurs sont tetramères.

Propriétés. — Elles sont douées d'une amertume assez forte et ont été employées en guise de houblon pour la fabrication de la bière.

Préparation. — Teinture mère prise au lieu d'origine où elle est préparée avec la plante fraîche.

PULSATILLA

Syn. — *Pulsatilla nigricans, pratensis, Anémone pratensis, Herba venti*. — Pulsatille noirâtre, Anémone des prés, Coquelourde. — Angl. : *Meadow Anemone, Pasque flower, Windflower*. — All. : *Wiesen pulsatilla*. — RENONCULACÉES.

Habitat. — Croît dans les lieux sablonneux, les collines exposées au soleil de toute l'Europe.

Caractères. — Racine ligneuse cylindrique, assez grosse. Tige haute de 8 à 13 cent., simple, droite, arrondie. Feuilles pinnées divisées, à segments multiparties, velues, fleurs terminales, solitaires, pendantes, d'un violet foncé également velues, à sépales ouverts, les folioles du calice campanulées, recourbées à la pointe.

Ne pas confondre avec *l'anémone pulsatille* ou *pulsatille vulgaire*.

Cette dernière ne fleurit qu'une fois au printemps, la pulsatille noirâtre fleurit en automne. L'anémone pulsatille est moins velue que la pulsatille noirâtre, sa tige est plus élevées (16 à 24 cent.). Ses fleurs sont d'un violet clair ou d'un rouge pâle, droites et non pendantes.

Préparations. — Teinture mère avec la plante entière récoltée au moment de sa floraison en avril et mai comme pour *Aconitum.*

Triturations avec les mêmes parties de la plante.

Indications principales. — Chlorose, aménorrhée, affections des femmes, bronchites, névralgies, dyspepsie.

QUASSIA AMARA

Syn. — Quassi amer, Bois de Surinam. — RUTACÉES.

Habitat. — Provient d'un arbrisseau, qui croît à la Guyane.

Partie employée. — La racine de quassia, que l'on trouve dans le commerce.

Caractères. — Elle se présentes sous la forme de bâtons cylindriques de 35 à 5o millimètres de diamètre, revêtus d'une écorce unie très légère, très amère, blanchâtre, tachetée de gris et peu adhérente au bois; ce dernier est d'un blanc jaunâtre, très léger et d'une amertume très forte.

Préparations. — Teinture mère avec le bois recouvert de son écorce comme pour *Ipeca.*

Triturations avec les mêmes parties de la plante.

RANUNCULUS ACRIS

Syn. — Renoncule âcre, Bouton d'or. — Angl. : *Buttercups, Upright Meadow Crowfoot.* — RENONCULACÉES.

Habitat. — Croît dans les prairies et les fossés.

Caractères. — Feuilles un peu pubescentes, à divisions palmées, à lobes dentés, aigus ; celles du sommet linéaires; tige droite, pédoncules cylindriques; fleurs jaunes à calice un peu velu ; fruit terminé en pointe.

Préparation. — Teinture-mère avec la plante entière récoltée en juin, type *Dulcamara.*

RANUNCULUS BULBOSUS

Syn. — **Renoncule bulbeuse, Grenouillette.** — Angl.: *Bulbous Crowfoot.* — All. : *Zwiebelhahnenfuss.* — Ital. : *Ranunculo.* — Esp.: *Ranunculo.* — RENONCULACÉES.

Habitat. — Commune dans les prés, les pâturages et les jardins.

Caractères. — Racine blanche, bulbeuse, garnie de fibres (Ce bulbe est plus véritablement un renflement souterrain de la tige). Tige droite, haute de 30 cent., fistuleuse, rameuse, pubescente; feuilles radiculées à longs pétioles dans les feuilles du bas, sessiles dans le haut et presque amplexicaules partagées en 3 parties à segments trifides, incisés, dentés, celui du milieu comme pétiolé; fleurs jaunes, terminales, grandes, à longs pédoncules, folioles du calice pubescents en dehors, jaunes en dedans et réfléchies sur les bords.

Récolte. — On récolte la plante entière en juin, au moment de la floraison.

Préparation. — Comme pour *Ranunculus acris.*

Indications principales. — Douleurs de côté, pleurodynie, névralgies.

RANUNCULUS FLAMMULA

Syn. — **Renuncule flamme, Petite douve, Petite flamme.** — Angl. : *Lesser Spearwort.* — RENONCULACÉES.

Habitat. — Croît dans les marais et les prés humides.

Caractères. — Feuilles glabres, linéaires, lancéolées, les inférieures pétiolées. Tige un peu radicante. Pédoncules opposés aux fleurs, ces dernières jaunes.

Préparation. — Comme pour les autres renoncules.

RANUNCULUS GLACIALIS

Syn. — **Renoncule Glaciale.** — RENONCULACÉES.

Habitat. — Elle tire son nom de son lieu d'origine ; elle vient dans la région des neiges, sur les hauts sommets des Alpes.

RANUNCULUS REPENS

Syn. — **Renoncule rampante.** — Angl. : *Creeping Crowfoot.* — RENONCULACÉES.

Ne pas confondre avec la renoncule bulbeuse, à laquelle elle ressemble beaucoup par ses fleurs ; en diffère par sa tige couchée et ses feuilles inférieures maculées.

Préparation. — Comme pour les autres renoncules.

RANUNCULUS SCELERATUS

Syn. — *Herba Sardoa.* — **Renoncule scélérate, Herbe sardonique, Grenouillette d'eau.** — Angl. : *Marsh Crowfoot, Celery leaved, Buttercup.* — All. : *Gifthahnenfuss.* — RENONCULACÉES.

Habitat. — Croît au bord des cours d'eau, dans les marais, les prés humides.

Caractères. — Racine composée de petites fibres blanchâtres, tige grosse comme le doigt dans le bas, haute de 40 cent. à 1 mètre, fistuleuse, glabre, luisante, verte, feuilles glabres, les radicales tripartites, trilobées; les supérieures tripartites à lobes oblongs, linéaires, entiers ; pédoncules velus, cannelés ; calice recourbé en arrière ; fleurs petites, très nombreuses, jaune pâle ; fruits petits, ovoïdes, bacciformes.

Préparation. — Comme pour les autres Ranunculus.

RATANHIA

Syn. — *Krameria triandra.* — **Ratanhia du Pérou.** — Angl. : *Rhatany.* — All. : *Ratanhia-Wurtzel.* — Ital et Esp. *Ratania.* — POLYGALÉES.

Habitat. — Sous-arbrisseau, originaire du Pérou ; cependant, il en arrive de la Nouvelle-Grenade, du Brésil et des Antilles.

Caractères. — Racine ligneuse et rameuse de grosseur variant depuis celle d'une plume jusqu'à celle du pouce ; écorce d'un rouge brun, un peu fibreuse, à cœur ligneux, dur et rouge jaunâtre, à saveur très astringente ; cette racine communique une teinte rouge à la salive. Branches velues, feuilles diffuses, ovales, petites, velues en dessous, fleurs en grappes terminales, fruits bacciformes.

Les racines du ratanhia du Pérou se distinguent nettement des racines similaires provenant de la Nouvelle-Grenade et du Brésil par des caractères physiques particuliers. Celles de la Nouvelle-Grenade sont tortueuses, grisâtres, à écorce adhérente au bois ; celles du Pérou sont tantôt noirâtres avec de nombreuses fentes transversales, tantôt de couleur fauve.

La potasse et la soude colorent la macération de ratanhia du Pérou seulement, les mêmes substances chimiques donnent avec les ratanhias de la Nouvelle-Grenade et du Brésil un précipité abondant.

Pour l'usage homœopathique, on choisira des racines moyennes de ratanhia du Pérou.

Préparations. — Teinture mère comme pour *Ipeca* avec les racines indiquées ci-dessus.

Triturations avec la poudre de ratanhia du Pérou.

RHEUM

Syn. — *Rhabarbarum, Rheum officinale.* — Rhubarbe. — Angl. : *Rhubarb.* — All. : *Rhabarber.* — Ital. : *Raberbaro.* — Esp. : *Ruibardo.* — POLYGONÉES.

Habitat. — Originaire de l'Asie Centrale et de l'Asie du Nord.

Nous employons en homœopathie la *rhubarbe de Chine,* dont l'origine botanique véritable a été longtemps méconnue. On sait, depuis les travaux de Baillon, que cette rhubarbe est produite par le *rheum officinale.*

Caractères. — Plante rameuse à feuilles longues de 1 m. sur autant de largeur ; pétiole également très long, épais, non sillonné sur la surface supérieure, limbe de la feuille d'un vert clair, brièvement quinquilobé, parcouru par 5 fortes nervures divergeant à partir du sommet du pétiole. De la racine de la plante partent des rameaux herbacés, couverts de feuilles alternes, hauts de 2 m. 1/2 environ, portant à leur sommet de grandes inflorescences composées d'un grand nombre de petites fleurs verdâtres.

La rhubarbe employée en pharmacie est fournie par la tige tant aérienne que souterraine de cette plante ; cette partie de la plante est très développée tandis que les racines véritables qui se détachent de la souche le sont relativement très peu ; la plus grosse partie de cette tige sort de terre et forme une sorte de cône recouvert de nombreuses écailles brunes qui sont des restes de feuilles. Si on débarrasse cette tige des écailles qui la recouvrent, on trouve un tronc comparable à celui de la rhubarbe de Chine avec une structure identique.

Ne pas confondre. — Avec les rhubarbes indigènes fournies par le *Rheum undulatum*, dont on doit éviter avec soin de se servir.

L'examen microscopique permettra de les différencier avec la rhubarbe de Chine.

La rhubarbe indigène présente sur une coupe transversale des rayons allant du centre à la circonférence en ligne presque droite, donnant à cette coupe l'apparence d'un cercle finement strié; extérieurement, la face latérale de la rhubarbe indigène présente des points et des stries blanches irrégulièrement disposés et ne formant jamais de réseaux à mailles rhomboïdales.

La rhubarde de Chine présente sur une coupe transversale des lignes sinueuses très irrégulières qui ne deviennent parallèles que près de la zone extérieure. On y remarque en outre un certain nombre d'étoiles ou de taches circulaires présentant en petit l'apparence de la racine tout entière. Extérieurement, les parties latérales présentent un réseau à mailles losangiques blanches, allongées de bas en haut.

La rhubarbe de Chine, que nous devons employer en homœopathie, est en morceaux arrondis d'un jaune sale, d'une contexture serrée, d'une couleur briquetée terne, d'une saveur amère. Elle colore la salive en jaune orangé et croque sous la dent ; elle est pesante et sa poudre tient le milieu entre le fauve et l'orangé.

Elle est souvent percée d'un petit trou dans lequel on trouve souvent la corde qui a servi à la suspendre pendant sa dessiccation.

Préparations. — Teinture mère avec la rhubarbe de Chine selon le mode adopté pour *Ipeca.*

Triturations directes au sucre de lait avec la poudre de rhubarbe récente.

Indications principales. — Diarrhées.

RHODODENDRON

Syn. — *Rhododendron chrysanthum.*—Rosage à fleurs jaunes, Rose de Sibérie, Rose de neige de Sibérie. — Angl. : *Golden-Flowered Rhododendron.*— All. : *Siberische Schneerose.* — ÉRICACÉES.

Habitat.— Petit arbuste rameux, haut de de 0,60 cent., croît sur les montagnes de la Sibérie et du Kamtchatka.

Caractères. — Branches brunes, glabres; feuilles diffuses, pétiolées, oblongues, aiguës, cunéiformes à leur base, entières et recourbées sur leurs bords; veinées, coriaces, glabres, pâles et presque roussâtres en-dessus; bourgeons ferrugineux, duvetés; fleurs à long pédoncule, grandes, couleur jaune d'or en bouquets; semences petites.

Propriétés. — L'odeur des feuilles est âcre et nauséeuse.

Préparations. — Teinture mère avec les fleurs, les pédoncules et les bourgeons de fleurs desséchés, comme pour *Ipeca.*

Triturations avec les mêmes parties de la plante.

Indications principales. — Goutte.

RHUS AROMATICA

Syn. —Sumac aromatique. — TÉRÉBINTHACÉES.

Habitat. — Sumac d'origine américaine.

On devra se procurer la teinture mère sur le lieu d'origine.

RHUS RADICANS

Syn. — **Sumac radicant.** — Angl. : *Poison vine.*

Habitat. — Il a la même origine que le *Rhus toxico-dendron.*

Ne pas confondre. — Il n'en diffère que par ses folioles qui sont entières et glabres ; celles du *Rhus toxico-dendron* sont incisées et pubescentes en-dessous ; de plus le *Rhus radicans* est couché et ne s'élève pas comme le *Rhus toxicodendron.*

Préparations. — Analogues à celles du *Rhus toxico-dendron* avec les mêmes précautions dans la récolte et la préparation de la teinture-mère.

RHUS TOXICODENDRON

Syn. — *Vitis canadensis.* — **Sumac vénéneux, Arbre à poison.** — Angl. : *Poison Oak.* — All. : *Gift Sumach.* — Ital. : *Rus toxicodendro.* — Térébinthacées.

Habitat. — Arbuste originaire de l'Amérique septentrionale ; on le trouve dans les bois touffus et les lieux humides du midi de l'Europe et de la France.

Caractères. — Racine rameuse et rougeâtre, tiges hautes de 12 à 20 décimètres, faibles, flexibles, à écorce striée d'un brun gris, pouvant s'attacher aux arbres voisins, par des radicules qui s'implantent dans leur écorce. Feuilles composées d'une seule paire de folioles avec une impaire, à pétioles longs, d'un vert jaunâtre, ovales, incisées luisantes, de couleur foncée en dessus, d'un vert pâle et pubescentes en dessous. Fleurs verdâtres, petites, dioïques, disposées en épis dans l'aisselle des feuilles ; fruits petits, drupes, blancs, arrondis, marqués de 5 sillons et ressemblant assez au poivre blanc.

Propriétés. — Toute la plante contient un suc brun-jaunâtre, à odeur pénétrante et nauséeuse. A 'certaines époques de l'année, il s'exhale de la plante un principe âcre qui suffit pour amener la tuméfaction et l'inflammation du visage et une cuisson violente des mains, suivie d'une éruption de petits vésicules de sérosité. Ces effets s'accentuent lorsqu'on manie sans précaution les branches et les feuilles de cet arbre.

Récolte. — On récolte en mai, avec les précautions nécessaires, les feuilles de *Rhus toxicodendron*.

Préparations. — Teinture-mère avec les feuilles, selon la méthode adoptée pour *Dulcamara*.

Triturations avec les mêmes parties séchées.

Indications principales. — Rhumatisme, goutte, névralgies, affections de la peau.

RHUS VERNIX

Syn. — *Rhus venenata.* — **Vernis du Japon.** — Angl. : *Poison Sumach, Poison Elder, Varnish Tree.* — All. : *Firniss Sumach.* — Térébinthacées.

Habitat. — Arbre originaire de la Chine, du Japon et de l'Amérique du Nord.

Caractères. — Écorce brunâtre, fleurs verdâtres et baies jaunes.

Quand on incise l'écorce il suinte un suc résineux qui noircit et durcit à l'air.

Préparations. — On se procure sur le lieu d'origine le suc résineux de *Rhus vernix* et on en fera une teinture selon le type *Ipeca*, avec de l'alcool à 90°.

Indications principales. — Maladies de la peau.

RICINUS COMMUNIS

Syn. — *Palma-Christi.* — Ricin. — Angl. : *Castor Oil Plant.* — EUPHORBIACÉES.

Habitat. — Originaire de l'Asie et de l'Afrique ; on le cultive avec succès en France dans nos jardins. C'est une plante annuelle haute de 2 à 3 mètres.

Caractères. — Feuilles larges à 8 ou 9 divisions palmées. Les fleurs mâles et femelles sont le plus souvent réunies sur un même épi, les fleurs mâles en bas, ayant la forme de hampes jaune doré, les fleurs femelles en haut sous forme de pinceaux d'un rouge foncé. Le fruit est formé de 3 coques épineuses qui se séparent à la maturité et renferment chacune une semence ovale, convexe extérieurement, aplatie et formant un saillant intérieurement.

Propriétés. — Cette semence est lisse, luisante, d'un gris marbré de brun ; l'amande est blanche, d'une saveur douceâtre, mais laissant dans la bouche une âcreté assez musquée ; l'ombilic est surmonté d'un appendice charnu assez volumineux. Cette semence contient une huile purgative ; il est à remarquer, toutefois, que le tourteau provenant de l'expression des semences est, toute proportion gardée, beaucoup plus purgatif que l'huile que l'on en a tirée ; cette dernière n'entraîne donc qu'une petite partie du principe purgatif contenue dans la graine.

Préparations. — Teinture mère avec les semences broyées, comme pour *Ipeca.*

Triturations avec la même partie de la plante.

ROSMARINUS OFFICINALIS

Syn. — Romarin officinal. — LABIÉES.

Habitat. — Arbrisseau, haut de 10 à 15 décimètres, très rameux.

Caractères. — Feuilles sessiles, opposées, linéaires, glabres et luisantes en dessus, cotonneuses en dessous, d'une forte odeur aromatique et d'une saveur chaude et camphrée. Les fleurs sont en grappes axillaires d'un bleu pâle.

Préparations. — Teinture mère avec les feuilles et les fleurs fraîches récoltées de mars à mai, selon le type *Dulcamara*.

Triturations avec les mêmes parties de la plante.

RUMEX CRISPUS

Syn. — **Patience crépue, Patience sauvage**. — Angl. : *Curled Dock, Yellow Dock*. — All. : *Krauser Ampfer*. — Polygonées.

Habitat. — Se trouve dans les lieux humides.

Ne pas confondre. — Il diffère du *Rumex patientia*, par son port moins élevé et ses feuilles plus petites, moins larges et présentant des replis sinueux qui lui ont valu son nom.

Préparations comme celle de *Rumex patientia*.

Indications principales. — Toux quinteuse.

RUMEX PATIENTIA

Syn. — **Patience, Dogue, Parelle**. — Polygonées.

Habitat. — Croît dans les lieux humides.

Caractères. — Tige haute de 0,50 à 0,80 centim., rougeâtre, garnie de feuilles cordées, oblongues, pointues, planes, fermes, d'un goût âcre. Fleurs petites disposées en grappes hermaphrodites. Racine fusiforme, charnue, jaune à l'intérieur, brune extérieurement.

Propriétés. — La racine possède une odeur particulière et présente une saveur amère.

Préparations. — Teinture mère avec la plante entière récoltée au moment de la floraison comme pour *Aconit*.

Triturations avec les mêmes parties de la plante desséchées et pulvérisées.

RUTA GRAVEOLENS

Syn. — *Ruta hortensis*. — Rue fétide, Rue des Jardins. —Angl. : *Common Rue*. — All. : *Raute*. — Ital. : *Ruta*. — Esp. : *Ruda*. — RUTACÉES.

Habitat. — Plante vivace du Midi de l'Europe, cultivée dans nos jardins.

Caractères. — Racine verticale, rameuse et ligneuse; tige herbacée, arrondie, haute de 3 à 9 centim., feuilles alternes, charnues, d'un gris vert, ponctuées de glandes à essence, décomposées à lobes ovales, le terminal obové; fleurs jaunes vertes en panicule; calice à 4 ou 5 divisions, corolle de 4 ou 5 pétales concaves; capsules à 4 ou 5 loges polyspermes.

Propriétés. — Toute la plante répand une odeur forte, désagréable, et fournit à la distillation une grande quantité d'huile essentielle.

Récolte. — On récolte les feuilles et les boutons florifères un peu avant l'éclosion des fleurs, vers le mois de mai et juin.

Préparations. —Teinture mère avec les feuilles et les boutons florifères à l'état frais selon le mode adopté pour *Aconitum*.

Triturations avec les mêmes parties de la plante desséchées et pulvérisées.

Indications principales. — Métrorrhagies, avortement.

SABADILLA

Syn. — Veratrum officinale. — **Cévadille.** —Angl. : *Ce vadilla.* — All. : *Sabadillgermer.* — Esp. : *Cebadilla.* — COLCHICACÉES.

Habitat. — Les graines de cévadille nous viennent du Mexique, où elles sont produites par une plante sur le nom de laquelle les botanistes ont émis des avis différents. Pour Guibourt cette plante serait le *veratrum officinale*; par contre, le nom de *veratrum sabadilla* ne lui conviendrait nullement, car la colchicacée qui porte ce nom produit des graines d'aspect différent de celles dont nous nous servons dans nos pharmacies.

Caractères. — Cette plante a pour racine un bulbe; tige haute de 18 décimètres; feuilles linéaires longues de 2 décim., fleurs formant une grappe spiciforme longue de 0,45 cent.; fruit, capsule à 3 loges, ouverte par le haut, nuance légère d'un gris rougeâtre; chaque loge renferme un petit nombre de semences (2 généralement) allongées, noires, pointues et recourbées en forme de sabre par le haut.

Propriétés. — La saveur des capsules est un peu amère; celle des semences, âcre et caustique; ces dernières excitent l'éternuement, la salivation et sont extrêmement vénéneuses; elles doivent ces différentes propriétés à un alcaloïde particulier nommé *veratrine*, dont la puissance toxique est considérable.

Préparations. — Teinture mère avec les graines et les capsules, comme pour *Ipeca*.

Triturations avec les mêmes parties de la plante.

SABINA

Syn. — Juniperus Sabina. — **Sabine.** — Angl. : *Savin.* —All. : *Sadebaum.* — Ital. et Esp. : *Sabina.* — CONIFÈRES.

Habitat. — Arbrisseau qui croît sur les collines arides du midi de l'Europe, en Italie, en Espagne, en Grèce; on le cultive dans nos jardins.

Caractères. — Tige haute de 1 à 4 mètres; écorce brun clair, vert clair chez les jeunes branches; branches nombreuses, très flexibles. Feuilles petites, ovales, convexes sur le dos, pointues, appliquées sur les rameaux et imbriquées sur quatre rangs, presque toutes marquées sur le dos d'une glande oblongue, à saveur âcre, amère et résineuse. Fruits en forme de baies, arrondis, de la grosseur d'une groseille, d'un bleu noirâtre.

On connaît 2 sortes des sabines, l'une haute de 3 à 4 m., dite *sabine mâle* ou à feuilles de cyprès, l'autre, plus petite, dite *sabine femelle* ou *à feuilles de tamaris.*

Récolte. — On récolte, pour l'usage homœopathique, les feuilles de l'une ou l'autre des deux espèces au mois de mai.

Préparations. —Teinture mère avec les feuilles fraîches comme pour *Dulcamara.*

Triturations avec la poudre récente des feuilles desséchées.

Indications principales. — Métrorrhagies.

SALVIA OFFICINALIS

Syn. — **Sauge officinale.** — Labiées.

Habitat. — Plante vivace qui croît sur les collines stériles du midi de la France.

Caractères. — Tiges ligneuses, rameuses, velues, à feuilles pétiolées, obtuses, épaisses, blanchâtres et cotonneuses. Fleurs bleuâtres, formant un épi interrompu et terminal, et disposées en verticilles composés d'un petit nombre de fleurs.

Propriétés. — Toute la plante exhale une odeur aromatique et agréable, et offre au goût une amertume un peu âcre.

Préparation. — Teinture mère préparée avec la plante entière fleurie récoltée en juillet comme pour *Dulcamara*.

SALVIA PRATENSIS

Syn. — **Sauge des prés.** — Labiées.

Habitat. — Croît un peu partout en France, dans les prés secs et sur le bord des champs.

Caractères. — Tige herbacée quadrangulaire haute de 0,50 à 0,60 centim., à feuilles pétiolées épaisses, d'un vert foncé, crénelées sur le bord. Fleurs d'un bleu foncé, verticillées, au nombre de 5 ou 6, la lèvre supérieure de la corolle est très grande et courbée en forme de faucille.

Propriétés. — L'odeur de la plante est beaucoup moins aromatique que celle de la sauge officinale.

Préparation. — Teinture mère avec la plante entière fleurie récoltée de mai en juillet, comme pour *Dulcamara*.

SAMBUCUS NIGRA

Syn. — **Sureau commun.** — Angl. : *Elder*. — All. : *Hollunder, Holder, Fliederbaum*. — Ital. : *Sambuco*. — Esp. : *Sauco*. — Caprifoliacés.

Habitat. — Croît partout en France et en Europe.

Caractères. — Son bois est très léger et renferme un canal médullaire très large, surtout dans les jeunes branches. Ses feuilles sont opposées, à folioles ovales, aiguës, dentées dans les 2/3 de leur extrémité supérieure, d'un vert foncé, répandant une odeur désagréable. Fleurs disposées en cymes à 5 branches ; blanches, petites, très nombreuses, répandant une odeur suave en petite quantité, mais trop forte et désagréable en masse ; sèches, elles deviennent jaunes. Fruit bacciforme, de la grosseur d'un petit pois, d'un brun-noir, luisant, renfermant un suc rouge brun que les alcalis font virer au violet et les acides au rouge vif.

Préparation. — Teinture mère avec les feuilles et les fleurs récoltées en juillet-août, comme pour *Aconitum*.

Indications principales. — Asthme, dyspnée.

SANGUINARIA CANADENSIS

Syn. — **Sanguinaire du Canada**. — Angl. : *Blood-root, Red-root, Puccoon*. — All. : *Blutwurzel*. — Papavéracées.

Habitat. — Plante herbacée qui croît dans les forêts de l'Amérique septentrionale et surtout du Canada ; elle peut être cultivée dans nos jardins.

Caractères. — Racine grosse comme le doigt, d'un brun rougeâtre donnant un suc rouge auquel la plante doit son nom. Feuille unique (quelquefois 2), radicale, pétiolée, échancrée en cœur du côté du pétiole, verte en dessus, blanc bleuâtre en dessous, ne se développant entièrement qu'après la fleur ; fleurs blanches, solitaires à l'extrémité de 1 ou 2 hampes, calice à 2 feuilles, très caduc ; corolle à 8 pétales, étamines 24 à anthères linéaires ; fruit silique, ovale, uniloculaire ; semences rouges accompagnées d'une caroncule blanche.

Préparations. — Teinture mère et trituration avec la racine sèche, comme pour *Ipeca*.

Indications principales. — Migraines.

SARRACENIA PURPUREA

Syn. — **Sarracénie**. — Angl. : *Huntsman's Cap, Pitcher Plant, Sidesaddle Flower*. — Nymphéacées.

Habitat. — Plante de l'Amérique septentrionale où elle croît dans les lieux marécageux.

Caractères. — Les feuilles, toutes radicales, forment un long tube, conique ou ventru, souvent rempli d'eau, surmonté d'un appendice élargi, redressé et recourbé en forme d'opercule ; fleur à l'extrémité d'une hampe haute de 20 à 30 cent., rouge pourpre, grande, à corolle composée de 5 sépales alternes avec les folioles du calice.

Préparations. — Teinture mère et trituration avec le rhizôme sec de la plante.

SARSAPARILLA

Syn. — *Smilax officinalis, Sassaparilla, Smilax Sarsaparilla.* — **Salsepareille.** — Angl. : *Sarsaparilla.* — All. : *Sassaparilla.* — Ital. : *Salsapariglió.* — Esp. : *Sarsaparilla.* — Asparaginées.

Habitat. — Amérique tropicale et méridionale, où on la trouve en abondance dans les forêts.

Caractères. — Tige quadrangulaire, feuilles courtement acuminées, à petites fleurs axillaires.

Partie employée. — La racine sèche ; cette racine se compose d'une souche ligneuse et peu volumineuse d'où naissent des radicules extrêmement longues, cylindriques, de la grosseur d'une plume à écrire, flexibles, légèrement ridées, à épiderme d'un brun clair ; l'écorce en est mince, la partie ligneuse, blanche, un peu spongieuse ; la salsepareille n'a que peu ou pas d'odeur ; sa saveur est mucilagineuse et un peu amère.

L'examen microscopique de la racine permet de constater que toutes les salsepareilles vraies ont une structure spéciale qui permet de la différencier des racines désignées faussement sous ce nom. Une coupe transversale présente de la circonférence au centre :

1º. — Un cercle épidermique nuancé jaunâtre ou brunâtre.

2º. — Une partie épaisse, blanche ou rosée, renfermant une quantité plus ou moins grande de fécule.

3º. — Une zône ligneuse que le nombre des vaisseaux qui la traversent rend comme spongieuse.

4º. — Une partie centrale, espèce de moelle formée de tissus cellulaires et de fécule.

L'examen microscopique permettra aussi de différencier entre elles les différentes salsepareilles offertes par le commerce ; l'épaisseur des différentes zônes sera déjà un élément d'appréciation. Un examen plus approfondi fera reconnaître qu'une couche de cellules placée entre la 2e et la 3e zône (*Kernscheide* des Allemands) offre des caractères de grandeur et d'épaisseur bien caractéristiques selon les différentes espèces.

En homœopathie, nous nous servons de la *salsepareille du Mexique* et *de la Vera-Cruz*. Celle dite *Caraque* qui contient une énorme quantité de fécule et très peu de principe actif, nous paraît devoir être négligée malgré sa belle apparence. La *Salsepareille de Honduras* ou mieux *de la Vera Cruz* arrive en balles de 60 à 100 kilogs. Les racines longues de 1 m. à 1 m. 60 sont garnies de leurs souches, ces dernières sont grises à l'extérieur, blanchâtres à l'intérieur ; les racines sont d'une couleur noiratre au dehors à cause de la terre qui les souille habituellement ; elles offrent des cannelures longitudinales, irrégulières, dues à la dessiccation de la partie corticale, qui est rosée à l'intérieur et recouvre un corps ligneux, blanc, cylindrique. On reconnaîtra la salsepareille de la Vera Cruz à l'examen microscopique aux caractères suivants :

1°. La zone ligneuse est beaucou pplus développée que la zone centrale.

2°. Les cellules de la *Kernscheide* ont des parois très épaisses ; elles ont la forme d'un triangle à sommet tourné vers l'axe de la racine.

Préparations. — Teinture mère avec la racine de salsepareille du Mexique, comme pour *Ipeca*.

Triturations avec la poudre de la racine sèche, par atténuations directes. Il sera nécessaire, avant d'employer la salsepareille, de la débarrasser de la terre qui recouvre sa surface et de la nettoyer avec soin.

SASSAFRAS

Syn. — *Laurus Sassafras.* — LAURINÉES.

Habitat. — Arbre qui croît en Floride, dans la Virginie, au Canada, au Brésil.

Caractères. — Feuilles tantôt entières, tantôt trifides ; fleurs petites, disposées en bouquets ; fruit : petite baie ovale, bleuâtre, soutenue par une cupule rougeâtre.

Partie employée. — La racine du commerce est en souche de la grosseur du bras ; c'est un bois jaunâtre d'une odeur particulière, recouvert d'une écorce grise à la surface et couleur fauve à l'intérieur ; elle est plus aromatique que le bois.

Préparations. — Teinture mère avec la racine garnie de son écorce, comme pour *Ipeca*. Trituration avec la poudre des mêmes parties de la plante.

SCROFULARIA AQUATICA

Syn. — Scrofulaire aquatique. — Angl. : *Water Betony*, *Water Figwort.* — Scrofulariées.

Habitat. — Se trouve dans les fossés bourbeux et les lieux humides.

Caractères. — La tige, haute de 1 mètre, épaisse, présente 4 arêtes longitudinales formant une saillie membraneuse.

Préparation. — Comme pour la Scrofulaire noueuse.

SCROFULARIA NODOSA

Syn. — Scrofulaire noueuse ou vulgaire, Grande scrofulaire. — Angl. : *Knotted Figwort.* — Scrofulariées.

Habitat. — Plante commune en France, dans les lieux couverts et humides.

Caractères. — Racine fibreuse, noueuse, munie de tubercules irréguliers noirâtres, tige quadrangulaire, haute de 60 à 120 centim. Feuilles opposées, d'un vert sombre, pétiolées, crénelées sur les bords. Fleurs en grappes allongées, terminales. Le limbe de la corolle a 5 divisions et forme presque 2 lèvres.

Propriétés. — Odeur fétide, nauséeuse et saveur amère.

Préparation. — Teinture mère avec la plante entière fraîche, récoltée au moment de la floraison en été, comme pour *Dulcamara.*

SECALE CORNUTUM

Syn. — *Sclerotium Clavus, Claviceps purpurea.* — Ergot de seigle, Seigle ergoté. — Angl. : *Ergot of Rye*, *Spurred Rye.* — All. : *Mutterkorn, Kornzapfen.* — Ital. : *Allogliato,*

Caractères. — Corps brun violet, souvent recouvert d'une efflorescence grisâtre, long de 1 à 4 centim., de forme allongée, recourbé, ayant quelque ressemblance avec l'ergot de coq, marqué souvent de crevasses longitudinales et parfois de crevasses transversales. Sur l'ergot fraîchement récolté, on observe à l'extrémité supérieure une matière blanchâtre, molle et cérébriforme ; cette substance diminue par la dessiccation et disparaît presque complètement dans l'ergot du commerce par suite du frottement. L'ergot est ferme, solide, cassant ; sa cassure est compacte, homogène, blanche au centre, d'une teinte violette près de la surface, d'odeur désagréable rappelant beaucoup celle du poisson cuit.

L'ergot doit être conservé en un lieu très sec et être renouvelé fréquemment ; il éprouve, par l'humidité, une altération putride et devient la proie d'un sarcopte analogue à celui du fromage. L'ergot de seigle se trouve surtout sur les épis de cette graminée où il remplace un grain ; on en trouve un nombre variable sur le même épi, 4, 5 et même plus sans que, cependant, l'épi soit jamais complètement ergoté ; c'est surtout dans les années pluvieuses que survient cette production anormale.

La nature de l'ergot de seigle a donné lieu à de nombreuses recherches. Vauquelin, de Candolle, Leveillé, Friès, Guibourt ont émis, sur l'origine de cette substance, des idées souvent contradictoires.

Les travaux de Tulasne paraissent avoir résolu le problème. D'après ce savant, l'ergot est toujours précédé, dans la fleur, de cette substance cérébriforme dont nous avons constaté la présence sur le seigle ergoté, et qu'on nomme *sphacélie*. La sphacélie donne naissance à l'ergot, qui, tout d'abord, n'est qu'une espèce de bourgeon, qui, en grandissant, soulève la sphacélie, et prend sa forme ordinaire. Cet ergot n'est lui-même qu'un état intermédiaire du champignon ; c'est un mycélium condensé qui, mis dans la terre humide, donne naissance, en différents points de sa surface, à de petits corps arrondis, supportés par un pédicule ; ce sont là les véritables champignons renfermant dans leur intérieur des sporanges allongées qui contiennent elles-mêmes les spores destinées à reproduire le végétal.

Récolte. — On récolte le seigle ergoté, pour l'homœopathie, avant que le seigle soit coupé:

Préparations. — Teinture mère avec le seigle ergoté récent selon le type *Ipeca*.

Triturations avec la poudre récente de seigle ergoté. Ces dernières préparations demandent à être souvent renouvelées.

Indications principales.—Hémorrhagies, affections de la moelle épinière, gangrène.

SEDUM ACRE

Syn. — Sédon âcre, Vermiculaire brûlante, Poivre des murailles. — CRASSULACÉES.

Habitat. — Pousse sur les vieux murs, dans les décombres, sur les rochers et les collines sèches et pierreuses.

Caractères. — Racines fibreuses, menues, donnant naissance à des tiges nombreuses, épaisses, glabres, redressées et hautes de 6 à 8 centim., feuilles ovales, presque triangulaires, rapprochées les unes des autres, imbriquées sur 6 rangs, charnues, épaisses, d'un vert clair; fleurs jaunes en petits bouquets, au sommet des tiges, survenant en juillet.

Propriétés. — Saveur poivrée, âcre, et presque caustique.

Préparations. — Teinture mère avec la plante entière et fleurie récoltée en juillet et août, selon la méthode adoptée pour *Aconitum*.

Indications principales. — Hémorrhoïdes, fissure à l'anus.

SEMPERVIVUM TECTORUM

Syn. — Joubarbe des toits, Artichaut bâtard. — CRAS-
SULACÉES.

Habitat. — Croît partout en Europe dans les fentes
des rochers, sur les vieux murs, sur les toits de chaume.

Caractères. — Les feuilles, disposées en rosettes, sont charnues, planes, glabres, persistantes et prennent par leur réunion à peu près la forme d'un artichaut. Du milieu de ses
feuilles s'élève une hampe haute de 0.15 à 0.25 cent., rougeâtre,
portant en forme d'épis des fleurs roses.

Préparations. — Teinture mère avec la plante entière
récoltée au moment de sa floraison en juillet-août, comme
pour *Aconit.*

SENECIO AUREUS

Sny. — *Senecio vulgaris.* — Seneçon. — Angl.: *Life
Root, Golden Ragwort, Squaw-weed.* — SYNANTHÉRÉES.

Habitat. — Plante annuelle de tous les liéux cultivés.

Caractères. — Tige droite, molle, haute de 0.30 à 0.35,
feuilles épaisses, embrassantes, alternes, fleurs petites, nombreuses, jaunes, toutes formées de fleurons tubulés.

Préparations. — Teinture mère avec la plante entière
fleurie, récoltée de mai à octobre, comme pour *Dulcamara.*

Triturations avec les mêmes parties.

SENEGA

Syn. — *Polygala Senega.* — Polygala de Virginie. —
Angl.: *Rattlesnake Milkwort, Snakewort.* — All.: *Senega-
wurzel, Giftwidrige Kreuzblume.* — Ital.: *Poligala virgi-
niana.* — POLYGALÉES.

Habitat. — Croît dans l'Amérique Septentrionale.

Caractères. — Racine vivace formée de fibres contournées; tiges hautes de 0.30 à 0.40 cent. ; feuilles alternes, sessiles, glabres. Fleurs d'un blanc rougeâtre, disposées en grappes, à l'extrémité des rameaux.

Partie employée. — La racine sèche, que nous employons en homœopathie, varie depuis la grosseur d'un fétude paille jusqu'à celle du doigt. Elle est tortueuse et terminée par une callosité difforme; une côte saillante va du sommet à l'extrémité ; l'écorce en est grise et ridée ; le méditullium est d'un blanc sale ; sa saveur, d'abord fade et mucilagineuse, devient âcre, piquante, excite la toux et la salivation ; son odeur est nauséeuse, sa poussière irritante.

Préparations. — Teinture mère avec la racine sèche, selon le mode adopté pour *Ipeca*.

Triturations avec la poudre récente de la racine sèche.

Indications principales. — Pleurésie, asthme.

SENNA

Syn. — *Cassia senna, Cassia acutifolia*. — Séné. — Angl.: *Alexandran Senna*. — LÉGUMINEUSES.

Habitat. — Les feuilles de séné sont fournies par un certain nombre d'arbrisseaux du genre *Cassia* qui croissent surtout en Égypte et en Nubie.

Caractères. — Écorce brun grisâtre, feuilles alternes et par 4 ou 5 paires de folioles, aiguës, lancéolées, sessiles, fragiles, d'un vert pâle ou jaunâtre.

Le séné que nous employons en homœopathie est le *Cassia acutifolia* qui constitue une grande partie du *séné d'Alexandrie* ou *de la Palte*. Cette espèce commerciale est composée de séné à feuilles aiguës (*Cassia acutifolia*), de séné à feuilles obtuses (*Cassia obtusa*) et de feuilles d'Arguel (*Cynanchum Argel*) de la famille des Asclepiadées.

Falsifications. — En France, il est falsifié avec les feuilles de redoul (*Coriaria myrtifolia*). Il est donc indispensable, avant d'employer le séné, de le débarrasser des espèces autres que le *Cassia acutifolia*, des feuilles employées pour le falsifier et des buchettes qui s'y trouvent en assez grande quantité et n'ont pas les mêmes propriétés que les feuilles.

Les feuilles d'Arguel sont plus épaisses que celles du séné, peu ou pas marquées de nervures transversales, avec une ligne médiane très apparente, chagrinées à leur surface et d'un vert blanchâtre ; elles ont une saveur amère plus marquée que celles du séné avec un arrière-goût sucré.

Les feuilles de Redoul sont ovales, lancéolées, glabres; elles se distinguent de celles du séné par la présence de deux nervures latérales qui, partant du même point du pétiole que la nervure centrale, se recourbent sur les bords de la feuille pour rejoindre la nervure centrale à son extrémité ; la présence de ces feuilles vénéneuses dans le séné constitue un danger.

Préparations. — Teinture mère avec les feuilles sèches de *Cassia acutifolia*, comme pour le type *Ipeca*.

Triturations avec la poudre récente des feuilles.

SOLANUM LYCOPERSICUM

Syn. — **Tomate, Pomme d'Amour.** — Angl. : *Tomato.*
— Solanées.

Habitat. — Originaire de l'Amérique tropicale, mais importée et cultivée en Europe et surtout en France.

Caractères. — Tige droite ou couchée, à feuilles pennées; fleurs, calice et corolle à 7 divisions, fruit de la grosseur d'une pomme, d'un rouge vif, lisse, à 7 lobes et plus; la culture en effet augmente le nombre des parties de la fleur et du fruit parce qu'elle provoque la soudure constante de 2 ou plusieurs fleurs.

Propriétés. — Cette pomme est remplie d'une pulpe orangée, acide, et d'un parfum assez agréable.

Préparation. — Teinture mère avec la plante entière fraîche, fleurie, comme pour *Aconitum.*

SOLANUM NIGRUM

Syn. — **Morelle noire.** — Angl. : *Black Nightshade.* — All. : *Schwartzer Nachtschatten.* — Solanées.

Habitat. — Croît partout en France, dans les lieux cultivés, les décombres, les fossés.

Caractères. — Racine fibreuse, blanchâtre; tige herbacée haute de 20 à 30 centim., à rameaux nombreux, étalés; feuilles pétiolées, alternes, souvent géminées, ovales, lancéolées, molles au toucher, d'un vert foncé. Fleurs blanches à l'aisselle des feuilles, au nombre de 5 ou 6, en ombelle pédonculée. Fruits : baies noires à maturité.

Propriétés. — Toute la plante a une odeur narcotique, nauséeuse, à l'état frais, odeur qui devient musquée par la dessiccation; elle est vénéneuse surtout par ses baies, mais néanmoins à un degré moins intense que les autres solanées, non comprises dans le genre solanum.

Préparations. — Teinture mère avec la plante entière, fleurie, récoltée en été, comme pour *Aconitum*.

SPIGELIA ANTHELMIA

Syn. — Spigelia anthelmintique, Brinvillère. — Angl. : *Demerara Pinkroot, Wormgrass.* — All. : *Wurmtreibende Spigelia.* — Loganiacées.

Habitat. — Plante de l'Amérique tropicale.

Caractères. — Racine fibreuse, menue, noirâtre extérieurement, blanche intérieurement ; tige droite, haute de 40 à 50 centim., herbacée, arrondie, fistuleuse, feuilles opposées ; feuilles terminales disposées en croix, glabres, ovales ou lancéolées, entières. Fleurs blanches, verdâtres, presque sessiles, disposées en épi grêle à l'extrémité des rameaux et de la tige. Fruit : capsules à 2 coques et 4 valves ; semences noires, petites.

Propriétés. — Cette plante fraîche a une odeur vireuse et fétide ; ses propriétés toxiques lui ont valu le nom de *Brinvillère*, du nom de la marquise de Brinvillers, fameuse empoisonneuse du règne de Louis XIV.

Préparations. — Teinture mère et triturations avec la plante entière sèche.

Indications principales. — Angine de poitrine, palpitations.

SPIREA ULMARIA

Syn. — Ulmaire, Reine des Prés. — Rosacées.

Habitat. — Croît dans les prairies humides, au bord des ruisseaux.

Caractères. — Racine noirâtre, garnie de fibres, grosse comme le doigt. Tige droite, rougeâtre, haute de 0 m. 50 à 1 m. Feuilles ailées avec impaire à folioles ovales inégalement dentées, vert foncé en-dessus, blanchâtres en-dessous ; foliole terminale plus grande et trilobée. Fleurs blanches très nombreuses disposées en panicules corymbiformes au sommet de la tige et des rameaux, légèrement odorantes, et paraissant en juin et juillet.

Préparations.— Teinture mère avec les tiges fleuries, comme pour *Dulcamara.*

Triturations avec les mêmes parties de la plante.

SQUILLA MARITIMA

Syn. — *Scilla maritima.* — Scille, Scille maritime, Squille, Oignon marin. — Angl. : *Squill, Sea Onion.* — All. : *Meerzwiebel.* — Ital. ; *Cipollo marino.* — Esp.: *Escella, Cebollo albarana.* — LILIACÉES.

Habitat. — Croît dans les sables, au bord de la Méditerranée et de l'Océan.

Caractères. — La racine est un bulbe rouge ou blanc selon la variété de la plante, pyriforme, pesant jusqu'à 2 kilogs, portant à sa base de nombreuses radicules ; le bulbe est composé de plusieurs tuniques écailleuses, les extérieures en sont membraneuses, rouges, minces et presque transparentes ; elles sont presque dépourvues du principe âcre et amer de la scille ; les écailles centrales sont blanches, charnues, mucilagineuses et peu estimées. Ce sont les tuniques intermédiaires qui renferment surtout le principe actif de la plante, elles sont très grandes, épaisses et recouvertes d'un épiderme blanc rosé ; elles sont remplies d'un suc visqueux, très âpre, amer et corrosif. Du bulbe naît une hampe de 0,60 à 1 m. 20 portant en été des fleurs blanches en grappes, les feuilles paraissent longtemps après les fleurs au printemps suivant ; elles sont radicales, ovales, lancéolées, d'un vert foncé, glabres, un peu plissées et charnues. Fruit : capsules ovales, membraneuses, triangulaires, d'un jaune verdâtre; semences noires aplaties.

Préparations. — Teinture mère avec les tuniques intermédiaires du bulbe de scille frais récolté au printemps avant la floraison, selon le type *Dulcamara*.

Triturations avec les mêmes parties de la plante.

STAPHISAGRIA

Syn. — *Delphinium Staphisagria*. — **Staphysaigre, Herbe au poux.** — Angl. : *Palmated Larkspur, Stravesacre*. — All. : *Stephans-Körner, Laüsesaamen*. — Ital. : *Stafisagria*. — Esp. : *Estafisagria*. — RENONCULACÉES.

Habitat. — Croît dans les lieux ombragés du midi de la France, en Italie, et dans toute l'Europe méridionale.

Caractères. — Racine pivotante simple ou très peu divisée. Tige haute de 30 à 60 centim., droite, cylindrique, marquée de sillons, velue. Feuilles alternes, palmées, toutes pétiolées, à 5 ou 7 lobes, épaisses, coriaces, d'un vert jaunâtre. Fleurs bleu clair ou blanchâtres, disposées en grappes terminales, pubescentes, contenant 20 fleurs environ. Pétales libres, les deux inférieurs sont unguiculés et les 2 supérieurs prolongés en appendices qui pénètrent dans l'éperon. Ce dernier est très court. Fruit : 4 capsules courtes et ventrues. Semences au nombre de 5 dans chaque capsule, comprimées les unes contre les autres au point de former une masse solide, et simulant ainsi une semence unique. Isolées, elles sont irrégulièrement triangulaires, à surface réticulée et noirâtres, amères, âcres, brûlantes.

Propriétés. — L'amande de cette semence blanche et huileuse dégage une odeur désagréable.

Partie employée. — On se sert en homœopathie des semences desséchées.

Préparations. — Teinture mère avec les semences sèches, selon le mode adopté pour *Ipeca*.

Triturations avec la poudre récente des semences sèches.

Indications principales. — Odontalgie, vomissements.

STICTA PULMONARIA

Syn. — *Lichen pulmonarius.* — **Pulmonaire de chêne.** — Angl. : *Lungwort Lichen, Tree Lungwort, Oaklungs.* — All. : *Lungenkraut.* — Lichens.

Habitat. — Croît au pied des vieux troncs d'arbres.

Caractères. — Son thalus très cartilagineux est divisé en lobes profonds et sinueux; il est marqué de concavités séparées par des arrêtes saillantes, réticulées, d'un vert fauve ou roussâtre. La surface inférieure est bosselée, blanche et glabre sur les convexités, brune et velue sur les concavités.

Préparation. — Teinture mère avec la plante fraîche, comme pour *Dulcamara.*

STILLINGIA SILVATICA

Syn. — **Stillingie des Bois.** — Angl. : *Queen's root, Queen's Delight, Yaw-root, Silver-leaf.* — Euphorbiacées.

Habitat. — Arbrisseau à suc laiteux des contrées chaudes de l'Asie, de l'Amérique et des îles Mascareignes.

Caractères. — Les feuilles sont alternes, les fleurs monoïques, les mâles en épi, les femelles solitaires.

Prépaation. — On devra se procurer la teinture mère de cette plante sur le lieu d'origine.

STRAMONIUM

Syn. — *Datura Stramonium.* — Stramoine, Pomme épineuse. — Angl. : *Thorn-apple, Dévil's Apple, Jamestown Weed.* — All. : *Stechappel.* — Ital. : *Stramonio.* — Esp. : *Estramonio.* — Solanées.

Habitat. — Croît dans nos contrées sur les décombres, autour des vieux murs, le long des chemins, etc.

Caractères. — Racine, fusiforme blanche, chevelue; tige haute de 1 m. à 1 m. 5o, grosse comme le doigt, arrondie, creuse, très branchue; feuilles pétiolées, alternes, sinuées sur les bords et à dentelures aiguës, glabres, vertes sur les deux faces, d'un vert plus pâle en dessous et répandant une odeur nauséeuse et vireuse en se flétrissant; fleurs à corolle blanche, très longue, infundibuliforme à 5 plis; calice presque caduc, moins une courte collerette qui supporte le fruit; ce dernier, capsule verte, hérissée de piquants, charnue, à 4 angles arrondis et à 4 valves; semences réniformes, ridées, noires extérieurement, blanches intérieurement.

Préparations. — Teinture mère avec la plante entière, fraîche, récoltée avant l'éclosion des fleurs, en juillet, selon la méthode adoptée pour le type *Aconitum*.

Triturations avec les mêmes parties de la plante.

Indications principales. — Délire fébrile, aliénation, insomnie, terreurs nocturnes, épilepsie, convulsions.

STROPHANTUS HISPIDUS

Syn. — **Strophante.** — APOCYNÉES.

Habitat. — Arbuste de l'Asie, de l'Afrique tropicale et du Cap.

Caractères. — Fréquemment grimpant, à feuilles opposées; les fleurs sont à lobes tordus et quelquefois prolongés en pointe ou en queue grêle; le fruit est formé de deux follicules divergents ou divariqués; les graines sont surmontées d'une longue baguette dont le sommet est plumeux avec aussi une petite aigrette à la base.

Préparations. — Teinture mère et triturations avec les semences sèches, comme pour *Ipéca*.

Indications principales. — Affections du cœur.

SUMBUL

Syn. — *Sumbulus Moschatus.* — **Racine de Sambula.**
— Angl. : *Musk-root.* — All. : *Moschus Wurzel.* — OMBEL-
LIFÈRES.

Habitat. — Cette racine nous vient de la Boukharie,
du Népaul et des régions septentrionales des Indes An-
glaises.

Caractères. — De la grosseur du pouce et au delà, elle présente des tranches fibreuses d'un blanc jaunâtre, recouverte
d'une écorce noirâtre.

Propriétés. — Elle offre une odeur musquée assez intense.

Préparations. — Teinture mère avec la racine sèche
selon le mode employé pour le type *Ipeca.*
Triturations avec la poudre de la racine.

SYMPHYTUM OFFICINALE

Syn. — **Consoude, Grande Consoude.** — Angl. : *Common Confrey.* — BORRAGINÉES.

Habitat. — Cette plante croît dans les fossés humides,
les prés, les bois, le bord des rivières.

Caractères. — Racines grosses comme le doigt, noirâtres
au dehors, blanches, pulpeuses et mucilagineuses au dedans;
tiges hautes de 0,60 à 1 m., velues, rudes au toucher; feuilles
alternes. Près de la racine, elles sont très grandes, ovées, lancéolées, et amincies en pétioles; celles de la tige sont sessiles
ou décurrentes et lancéolées; celles de la partie supérieure
souvent opposées. Fleurs blanchâtres, jaunâtres ou rosées, disposées en cyme scorpioïde, calice à 5 divisions, corolle cylin-

drique campanulée à 5 lobes courts, 5 étamines incluses ; ovaire quadrilobé ; fruit, 4 achaines.

Préparations. — Teinture mère avec la plante récoltée au moment de la floraison en mai et juin, comme pour le type *Aconitum*.

Triturations avec les mêmes parties de la plante.

TABACUM

Syn. — *Nicotiana Tabacum.* — **Tabac, Nicotiane.** — Angl.: *Tobacco.* — All. : *Tabak.* — Ital. : *Tabacco.* — Esp. : *Tabaco.* — Solanées.

Habitat. — Originaire de l'Amérique tropicale, sa culture s'est étendue dans un grand nombre de régions d'Europe, d'Asie et d'Afrique. En France, elle est limitée à certains départements par la loi fiscale ; on trouve néanmoins le tabac comme plante d'ornement dans un grand nombre de jardins.

On en cultive 2 espèces dans nos contrées, la *Nicotiane Tabac*, la *Nicotiane rustique*. C'est la nicotiane tabac que nous employons en homœopathie.

Caractères. — Racines blanchâtres et chevelues ; tiges droites, hautes de 1 m. 60, herbacées, velues, simples ; feuilles alternes sessiles, demi-amplexicaules, très grandes, d'un vert pâle, veinées, ovales, oblongues, les supérieures lancéolées. Fleurs en panicule terminale, calice à divisions droites et ovales ; tube de la corolle allongé, limbe à 5 plis et à 5 lobes pointus, d'une couleur rose.

Propriétés. — L'odeur des feuilles fraîches est vireuse, leur saveur amère et nauséeuse.

Préparations. — Teinture mère avec les feuilles fraîches de tabac récoltées avant le développement des fleurs qui a lieu en été, selon le mode adopté pour le type *Aconitum*.

Triturations avec la poudre des feuilles desséchées.

Indications principales. — Vertiges, mal de mer, dyspepsies, angine de poitrine.

TANACETUM VULGARE

Syn. — Tanaisie vulgaire. — Angl. : *Tansy.* — All. : *Gemeiner Rainfarn.* — Ital. et Esp. : *Tanaceto.* — SYNANTHÉRÉES.

Habitat. — Croît dans toutes les régions de l'Europe et de l'Asie dans les lieux incultes, au voisinage des habitations.

Caractères. — Racines rampantes et chevelues, tige haute de 5o à 6o centim., ascendantes, ramassées en touffes, rameuses : feuilles profondément divisées, glabres ou très peu velues, d'un vert foncé ; fleurs en corymbe terminal d'une belle couleur jaune.

Propriétés. — Toute la plante exhale une odeur camphrée désagréable ; la saveur est amère.

Récolte. — On récolte pour l'usage homœopathique les feuilles et les sommités fleuries de juillet jusqu'en août.

Préparations. — Teinture mère faite avec les feuilles et les sommités fleuries fraîchement récoltées, selon le mode adopté pour le type *Aconitum*.

Triturations avec les mêmes parties de la plante.

Indications principales. — Épilepsie.

TARAXACUM

Syn. — Taraxacum dens leonis. — **Pissenlit, Dent de lion.** *—* Angl. : *Dandelion. —* All. : *Löwenzahn. —* Ital. : *Tarassaco, Macerone. —* Esp. : *Diente de Leon. —* SYNAN-THÉRÉES.

Caractères. — Petite plante sans tige à feuilles toutes radicales, sessiles, glabres, élargies au sommet et terminées par une grande partie du limbe triangulaire, profondément *penna-tifides* dans ses autres parties. Du milieu des feuilles s'élève une hampe terminée par un capitule à double involucre à réceptacle nu, à demi-fleurons jaunes, tous hermaphrodites.

Propriétés. — Toute la plante contient un suc laiteux d'une saveur salée et amère.

Préparations. — Teinture mère avec la plante entière récoltée un peu avant sa floraison, d'avril en octobre, comme pour le type *Aconitum.*

Indications principales. — Tympanite.

TAXUS BACCATA

Syn. — If. *—* Angl. : *Common Yew. —* CONIFÈRES.

Habitat. — Arbre d'Europe, pouvant atteindre 14 m. et plus.

Caractères. — Tige se partageant en branches nombreuses, presque verticillées ; écorce mince, d'un brun foncé ; bois rouge-brun très recherché par les ébénistes. Feuilles linéaires, planes, persistantes, d'un vert foncé ; fleurs à pédoncules courts et axillaires ; fruit bacciforme d'un rouge vif, renfermant une sorte de graine noire qui contient une amande blanchâtre, charnue et huileuse.

Propriétés. — Les feuilles de cet arbre constituent un poison âcre et irritant, les baies paraissent exemptes de propriétés toxiques.

Préparations. — Teinture mère avec les sommités de branches, récoltées en mai au moment de la floraison, traitées selon le mode employé pour le type *Dulcamara.*

Triturations avec la poudre récente des sommités des branches desséchées.

TEUCRIUM CHAMÆDRYS

Syn. — *Chamædris.* — **Germandrée, Petit-Chêne.** — Labiées.

Habitat. — Vient sur les coteaux calcaires et le bord des bois.

Caractères. — Tige couchée, divisée en rameaux, tout d'abord étalés puis redressés, hauts de 15 à 25 centim. Feuilles à peine pétiolées, petites, ovales, oblongues, crénelées sur le bord, d'un vert franc, luisantes en dessus, un peu velues en dessous. Fleurs rougeâtres dans les aisselles des feuilles supérieures. — Cette plante, faiblement aromatique, a un goût amère et un peu âcre.

Préparations. — Teinture mère avec la plante entière fleurie, récoltée de juin à septembre comme pour *Dulcamara.*

TEUCRIUM MARUM VERUM

Syn. — *Teucrium Marum, Marjorana syriaca.* — **Germandrée maritime, Marum, Herbe aux chats.** — Angl. : *Cat Thyme.* — All. : *Katzenkraut.* — Labiées.

Habitat. — Croît dans tout le bassin de la Méditerranée et surtout en Espagne ; elle a presque le port du thym vulgaire.

Caractères. — Tige très rameuse, ligneuse, glabre en bas, velue vers le haut, haute de 8 à 16 centim. Feuilles courtement pétiolées, opposées, ovales, d'un vert clair, blanchâtres en dessous. Fleurs purpurines dans l'aisselle des feuilles supérieures et rapprochées de manière à former une grappe longue de 25 à 5o millimètres tournée d'un seul côté. — La plante possède une odeur aromatique camphrée, qui plaît aux chats et une saveur amère et âcre.

Préparations. — Teinture mère avec les feuilles et les fleurs fraîches, récoltées de juin à août, selon le mode employé pour le type *Dulcamara*.

Triturations avec la poudre des mêmes parties de la plante.

Indications principales. — Polypes.

TEUCRIUM SCORDIUM

Syn. — *Scordium, Chamaras.* — **Germandrée** d'eau. — Labiées.

Habitat. — Croît dans les lieux humides et marécageux.

Caractères. — Tiges velues, hautes de 15 à 25 centimètres; feuilles sessiles, ovales oblongues, dentées sur le bord, vertes, molles au toucher; fleurs rougeâtres, solitaires dans l'aisselle des feuilles supérieures. — La plante développe une odeur alliacée, quand on la froisse entre les doigts.

Préparations. — Teinture mère avec la plante entière fleurie, récoltée de juin à août, comme pour *Dulcamara*.

TEUCRIUM SCORODONIA

Syn.— Germandrée sauvage, Scorodone, Sauge des bois.
— Labiées.

Habitat. — Très commune dans les bois de toute la France.

Caractères. — Tiges velues, dressées, quadrangulaires, hautes de 30 à 50 centimètres ; les feuilles, pétiolées, très rugueuses, sont finement crénelées sur le bord. Les fleurs sont d'un blanc jaunâtre, solitaires, pédicellées et pendantes dans l'aisselle des feuilles supérieures ; elles forment par leur réunion des épis tournés d'un seul côté.

Préparations. — Teinture mère avec la plante entière fleurie, récoltée de juin à septembre, comme pour *Dulcamara*.

THLASPI BURSA PASTORIS

Syn. — Bourse à pasteur, Tabouret. — Crucifères.

Habitat. — Plante herbacée, extrêmement commune dans toute l'Europe.

Caractères. — Feuilles radicales pinnatifides à divisions se dirigeant de haut en bas. Fleurs blanches, petites, fruits petits, siliques, triangulaires, échancrés par le haut ressemblant à un cœur renversé.

Récolte. — On récolte la plante entière au moment de sa floraison, vers juin et juillet.

Préparations. — Teinture mère avec la plante entière fleurie, selon la méthode adoptée pour *Dulcamara*.

Triturations avec la poudre de la plante entière desséchée.

Indications principales. — Métrorrhagies.

THUYA OCCIDENTALIS

Syn. — Thuya d'Occident, Thuya du Canada. — Angl. :
American Arbor Vitæ. — All. : *Abendländlischer Lebens-*
baum. — CONIFÈRES.

Habitat. — Arbre toujours vert, originaire de l'Amérique septentrionale, où il atteint 15 à 17 mètres de hauteur. En Europe, il n'arrive qu'à une dizaine de mètres.

Caractères. — Rameaux plats, comprimés, très abondants,
étalés en tous sens; feuilles toujours vertes à écailles obtuses,
opposées en croix, disposées sur quatre rangs; fleurs monoïques; cônes terminaux presque lisses et d'un brun jaunâtre.

Ne pas confondre. — Le *thuya occidentalis* se distingue du *thuya orientalis* ou *thuya de Chine* beaucoup
plus commun en France que le premier, par les caractères suivants : froissées entre les doigts, les feuilles du
thuya de Chine ne développent pas l'odeur aromatique
que développe le thuya du Canada ; les rameaux du thuya
de Chine sont ascendants et droits et non étalés en tous
sens; ses cônes sont raboteux et ceux du *thuya occiden-*
talis, presque lisses.

Préparations. — Teinture mère préparée avec les jeunes feuilles, récoltées fin juin, que l'on fait macérer dans
l'alcool selon le mode employé pour le type *Dulcamara.*
Triturations avec les mêmes parties de la plante.

Indications principales. — Verrues, végétations,
blennorrhagie, névralgie faciale.

THYMUS VULGARIS

Syn. — Thym vulgaire. — LABIÉES.

Habitat. — Plante commune sur les collines sèches du
midi de la France et cultivée dans nos jardins.

Caractères. — Tiges droites, feuilles sessiles très petites, ovales lancéolées, blanchâtres, à bords roulés en dessous ; fleurs petites disposées en glomérules. — Toute la plante exhale une odeur forte et agréable.

Préparations. — Teinture mère avec les feuilles et les fleurs, récoltées en juin, comme pour *Dulcamara*.

Triturations avec les mêmes parties de la plante.

TRIFOLIUM ARVENSE

Syn. — **Trèfle des champs, Mignonnet, Mignonnet blanc.**

Habitat. — Plante herbacée, qui vient à l'état sauvage dans les prairies, sur les bords des chemins.

Caractères. — Les feuilles, composées de 3 folioles (rarement 5), sont pourvues de stipules adnées à la base de leur pétiole. Les fleurs sont groupées en capitules (parfois en épis). Le fruit est une petite gousse contenant de 1 à 5 grains.

Le trèfle employé en homœopathie est le *trèfle blanc sauvage*.

Préparations.— Teinture mère avec la plante entière, récoltée au moment de sa floraison, vers mai, juin, comme pour *Dulcamara*.

TUSSILAGO FARFARA

Syn. — **Tussilage, Pas d'âne.** — Composées.

Habitat. — Plante vivace et herbacée, qui aime les lieux humides et les coteaux gras et argileux.

Les racines se propagent sous terre à une grande distance. Il en naît plusieurs petites hampes portant chacune à leur extrémité un capitule qui s'épanouit avant la naissance des feuilles, ce qui a fait donner à la plante le nom de « *filius antepatrem* ».

Caractères. — Les feuilles sont pétiolées, très larges, sous-cordiformes, anguleuses et denticulées, vertes en dessus, blanchâtres et cotonneuses en-dessous. Les fleurs, de couleur jaune, portent à la circonférence un grand nombre de demi-fleurons femelles et au centre un petit nombre de fleurons hermaphrodites, tubuleux à 5 dents. Les fruits sont des achaines oblongs cylindriques, glabres, pourvus d'une aigrette à soies très fines.

Préparations. — Teinture mère avec la plante entière récoltée au moment de la floraison, en avril, selon le mode employé pour le type *Aconitum*.

TUSSILAGO PETASITES

Syn. — *Petasites vulgaris.* — **Pétasite, Herbe au teigneux.** — Angl. : *Butterbur.* — Composées.

Habitat. — Croît dans les lieux humides de la plus grande partie de la France.

Caractères. — Elle donne au printemps des hampes écailleuses à capitule en thyrse terminal ; de couleur rose purpurine. Les feuilles sont grandes, cordées, réniformes. — Les racines sont amères.

Récolte. — On récolte la plante entière au moment de la floraison, en avril-mai.

Préparations. — Comme pour *Tussilago farfara*.

ULMUS CAMPESTRIS

Syn. — **Orme des champs, Ormeau.** — Angl. : *Common Elm, Broad-leaved Elm.* — Ulmacées.

Habitat. — Arbre très commun en Europe et pouvant s'élever à 25 ou 30 mètres.

Caractères. — Feuilles alternes, pétiolées, ovales, épaisses, dentées, rudes au toucher, accompagnées de deux stipules caduques. Fleurs presque sessibles, rougeâtres, disposées en paquets serrés le long des rameaux, paraissant au printemps avant les feuilles. Fruit, samare uniloculaire.

Partie employée. — La seconde écorce de la tige, qu'on emploie en homœopathie, est rougeâtre, pliante, mince, un peu amère, inodore et mucilagineuse.

Préparations. — Teinture mère avec la seconde écorce (liber) récoltée sur de jeunes branches de deux années, avant la floraison, selon le mode adopté par le type *Dulcamara*.

URTICA DIOICA

Syn. — **Grande Ortie, Ortie dioïque.** — Urticées.

Caractères. — Tiges tétragones hautes de 0,65 à 1 mètre, pubescentes, très fibreuses; feuilles opposées, lancéolées-cor_ diformes, grossièrement dentées, moins piquantes que celle de l'urtica urens. Fleurs dioïques, herbacées en grappes pendantes.

Récolte. — On récolte, en été, les feuilles et les fleurs.

Préparations. — Analogues à celles de l'*Urtica urens*.

URTICA URENS

Syn. — **Ortie, Grièche, Ortie brûlante.** — Angl. : *Small stinging Nettle*. — All. : *Brennnessel*. — Urticées.

Habitat. — Plante annuelle, haute de 33 à 0,50 cent., qui pousse partout.

Caractères. — Tige arrondie, munie, ainsi que les feuilles, de poils très piquants et brûlants. Feuilles opposées, ovales, incisées et dentées. Fleurs monoïques, verlâtres, en grappes courtes, opposées et axillaires.

Préparations. — Teinture mère avec les feuilles et les fleurs fraîches récoltées en été, selon le mode adopté pour le type *Aconitum*.

Triturations avec les mêmes parties de la plante.

Indications principales. — Urticaire.

UVA-URSI

Syn. — *Arctostaphylos Uva-ursi, Arbutus Uva ursi.* — **Busserole, Raisin d'Ours, Arbousier.** — Angl. : *Bearberry.* — All. : *Bärentraube.* — Ital. : *Corbezzolo.* — Esp. : *Gayuba.* — ÉRICACÉES.

Habitat. — Petit arbrisseau, qui croît dans les pays montagneux, en Italie, en Espagne et dans le midi de la France.

Caractères. — Racine ligneuse et rameuse. Tiges rondes, rougeâtres, couchées, longues de 25 à 35 centim. Feuilles alternes, coriaces, à pétioles courts, obovées, arrondies à leur pointe, brillantes, d'une saveur astringente. Fleurs en grappes fasciculées, pendantes, terminales. Fruit : baie globuleuse, rouge, de la grosseur d'un grain de groseille, divisée intérieurement en 5 loges, d'un goût âpre et un peu acide.

Préparations. — Teinture mère avec les feuilles fraîches, récoltées avant la floraison, selon le mode usité pour le type *Dulcamara*.

Triturations avec la poudre de feuilles desséchées.

Indications principales. — Coliques néphrétiques, cystite.

VALERIANA OFFICINALIS

Syn. — Valériane officinale, Valériane sauvage, Petite valériane. — Angl. : *Wild Valerian, Heal-All.* — All.: *Baldrian.* — Ital. : *Valeriana.* — Esp.: *Valerian.* — VALÉRIANÉES.

Habitat. — Croît dans les lieux humides et marécageux, ainsi que dans les bois sablonneux, mais frais.

Caractères. — Racine vivace, très petite, comparée à la hauteur de la plante, formée d'une souche écailleuse, blanche, d'où partent des radicules blanches à l'intérieur, brunes à l'extérieur, cylindriques de 2 à 5 millim.; elle possède une saveur légèrement amère et une odeur désagréable, qui se développe par la dessiccation.

Tige droite, haute de 1 m. à 1 m. 1/2, fistuleuse, légèrement pubescente et arrondie. Feuilles opposées, profondément pinnatifides, à segments lancéolés, dentés, un peu velus en-dessous. Fleurs rougeâtres ou blanchâtres disposées en cymes, axillaires ou terminales, d'une odeur agréable.

Récolte. — On récolte la racine de préférence sur un terrain plutôt frais qu'humide, sur les endroits élevés surtout; on doit rechercher les racines de 2 à 3 ans et les récolter au printemps, avant le développement de la tige.

Préparations. — Teinture mère avec les racines fraîches selon le type *Dulcamara.*

Triturations avec la poudre de racine de valériane récente.

Emploi thérapeutique. — Hystérie.

VERATRUM ALBUM

Syn.— Helleborus albus.— Ellebore blanc, Varaire.— Angl. : *White Hellebore.* — All. : *Weisse Niesswurzel.* — Ital. : *Elleboro bianco.* — Esp. : *Verdegambra blanco.* — COLCHICACÉES.

Habitat. — Croît dans les pâturages des hautes montagnes, spécialement en Suisse, dans les Vosges, le Jura et les Pyrénées.

Caractères. — Racine ou plutôt rhizôme ayant la forme d'un cône tronqué de 25 à 27 millimètres de diamètre, de 5 à 8 centimètres de long, ridé, ferme, brun à l'extérieur, blanc à l'intérieur, garni de fibres nombreuses longues de 8 à 10 centim., grosses comme une plume de corbeau, doué d'une saveur d'abord douceâtre mêlée d'amertume, devenant bientôt âcre et corrosive. Tige haute de 3 à 12 cent , arrondie et fistuleuse, enveloppée à la partie inférieure par un grand nombre de feuilles grandes, larges, molles, ovales, plissées dans leur longueur, un peu velues; elle porte en outre à la partie supérieure d'autres feuilles plus espacées et plus petites et au haut de la tige une longue grappe rameuse de fleurs d'un blanc verdâtre.

Préparations. — Teinture mère avec la racine fraîche récoltée au commencement de juin, comme pour le type *Dulcamara*.

Triturations avec la poudre récente de la racine (Mauvaise préparation).

Indications principales. — Choléra, diarrhée, aliénation.

VERATRUM LUTEUM

Syn. — *Helonias dioïca*. — Angl. : *False Unicorn, Blazing Star*. — COLCHICACÉES.

Habitat. — Plante vivace de l'Amérique du Nord.

Caractères. — Feuilles engaînantes lancéolées et fleurs en épi serré.

Préparations. — On se procure sur le lieu d'origine la teinture mère, préparée avec les racines fraîches.

VERATRUM VIRIDE

Syn. — *Helonias viridis.* — **Ellebore vert.** — Angl. : *American Hellebore, Green Hellebore, Itch weed.* — Colchicacées.

Habitat. — Espèce américaine, très voisine de notre ellebore blanc (*veratrum album*).

Préparations. — On se procurera sur le lieu d'origine la teinture mère, préparée avec la plante fraîche.

VERBASCUM THAPSUS

Syn. — **Bouillon blanc, Molène.** — Angl. : *Great Mullein, Long Taper.* — All. : *Königskerze Wellkraut.* — Ital. : *Verbasco.* — Esp. : *Gordolobo.* — Scrofulariées.

Habitat. — Croît spontanément, en France, sur le bord des chemins, au pied des rochers, dans les lieux sablonneux et stériles, sur les vieux murs.

Caractères. — Racine bisannuelle, pivotante, d'un blanc brunâtre, chevelue. Tige simple, cylindrique, droite, haute d'un mètre et plus, revêtue ainsi que les feuilles d'un duvet très-épais, et très-doux, formé de poils rayonnants. Feuilles alternes, les radicales pétiolées, lancéolées, celles de la tige, longuement décurrentes d'une insertion à l'autre ; fleurs jaunes, presque sessiles, disposées en épi allongé, soutenues par des bractées cotonneuses. Les fleurs ont une odeur douce et suave.

Préparations. — Teinture mère avec la plante entière récoltée au moment de sa floraison de juin en août, selon le mode employé pour *Aconitum.*

Triturations avec les mêmes parties de la plante.

Indications principales. — Névralgie faciale.

VIBURNUM OPULUS

Syn. — *Opulus glandulosus.* — Viorne aubier, Sureau d'eau, Boule-de-neige, Rose de Gueldre.—Angl. : *Guelder Rose, High Cranberry.* — CAPRIFOLIACÉES.

Habitat. — Arbuste indigène, qui croît dans les haies fraîches et humides et s'élève à 2 ou 3 mètres.

Caractères. — Rameaux cassants, feuilles un peu pubescentes en-dessous, à trois lobes. Les fleurs au centre fertiles ont une petite corolle campanulée ; celles de la circonférence, stériles, sont à grandes corolles rosacées. Par la culture, les fleurs prennent un grand développement et il en résulte de jolies boules blanches nommées *Boules-de-neige.*

Préparations.— Teinture mère avec les feuilles et les fleurs de la plante sauvage, selon le type *Dulcamara.*

VIBURNUM PRUNIFOLIUM

Syn. — CAPRIFOLIACÉES.

Habitat. — Pousse dans l'Amérique du Nord.

Caractères. — Elle contient de la *viburnine,* de l'acide valerianique et du tannin.

Préparations. — Teinture mère avec la racine sèche, comme pour *Ipeca.*

Triturations avec la même partie de la plante.

Indications principales. — Dysménorrhée.

VINCA [MAJOR

Syn. — Grande Pervenche. — APOCYNÉES.

Habitat. — Croît surtout dans le midi de la France.

Caractères. — Tiges couchées, puis dressées, feuilles larges, cordiformes, vertes et lisses ; fleurs grandes et d'un bleu d'azur.

Préparation. — Teinture mère avec la plante entière, récoltée au moment de sa floraison, en avril-mai, comme pour *Dulcamara.*

VINCA MINOR

Syn. — **Petite Pervenche, Herbe aux sorciers.** — Angl. : *Lesser-Periwinkle.* — APOCYNÉES.

Habitat. — Plante vivace, qui croît dans tous les bois et les lieux montagneux de la France et de l'Europe.

Caractères. — Racines rampantes, tiges grêles et sarmenteuses, hautes de 0,30 à 0,40 centim., feuilles opposées, ovales lancéolées, coriaces et luisantes ; fleurs bleues, solitaires, à pédoncules longs, avec un calice à lobes lancéolés.

Préparations. — Teinture mère, préparée avec la plante entière, récoltée au moment de sa floraison, en avril-mai, type *Dulcamara.*

VIOLA ODORATA

Syn. — **Violette, Violette de Mars.** — Angl. : *Sweet Violet.* — All. : *Veilchen.* — Ital. : *Violetta.* — Esp. : *Violeta.* — VIOLARIÉES.

Habitat. — Croît dans les bois, les prés, les jardins de toute l'Europe.

Caractères. — La racine est cylindrique, chevelue, horizontale. Elle donne naissance à des jets traçants, nombreux, s'étalant en tous sens propageant la plante, et garnies à leur extrémité supérieure de plusieurs feuilles à long pétiole, cordiformes, glabres, crénelées sur les bords. Les fleurs naissent directement des rejets, sur des pédoncules aussi longs que les feuilles ; les pétales en sont d'un bleu pourpre, sauf l'onglet qui est d'un blanc verdâtre, les semences sont arrondies et nombreuses.

Préparation. — Teinture mère avec la violette odorante des bois entière, récoltée en mars au moment de sa floraison, comme pour *Dulcamara*.

Indications principales. — Toux de la rougeole.

VIOLA TRICOLOR

Syn. — **Pensée sauvage, Herbe de la Trinité.** — Angl.: *Heart's-ease, Pansy.* — All. : *Stiefmutterchen.* — VIOLARIÉES.

L'espèce employée en homœopathie est la *viola tricolor arvensis*.

Habitat. — Elle croît dans toute l'Europe, sur les bords des routes, dans les champs et les prés.

Caractères. — Tige rameuse, redressée, glabre. Feuilles alternes, pétiolées, pubescentes, exhalant une odeur de noyau de pêche lorsqu'on les froisse. Fleurs axillaires portées sur des pédoncules plus longs que les feuilles, pétales d'un blanc jaunâtre, mélangées de violet pâle; racine rameuse et chevelue.

Préparations.— Teinture mère avec la plante entière fleurie récoltée en été, comme pour *Dulcamara*.

Indications principales. — Impetigo, eczema.

VISCUM ALBUM

Syn. — **Gui.** — Angl. : *Mistletoe.* — LORANTHACÉES.

Habitat.—Plante parasite des pommiers, des poiriers, des frênes, de l'orme, des peupliers, des tilleuls et très rarement des chênes.

Caractères. — Tige ligneuse d'un vert jaunâtre divisée en rameaux et formant une touffe arrondie de 35 à 5o centimètres.

Feuilles sessiles, épaisses, glabres, et persistantes. Fleurs petites, verdâtres. Fruit : baie globuleuse, blanche, remplie d'une substance visqueuse constituant la *glu*, qu'on peut également retirer de l'écorce.

Préparations. — Teinture mère avec les feuilles et les baies, récoltées en décembre, comme pour *Dulcamara*.

ZEA MAÏS

Syn. — Maïs, Blé d'Espagne, de Barbarie, de Turquie. — Graminées.

Habitat. — Originaire d'Amérique, acclimatée dans les parties chaudes de l'ancien continent.

Caractères. — Haute de plus de 2 mètres, sa tige est noueuse, remplie de moëlle sucrée, les feuilles sont très longues, larges, ciliées et pubescentes. Les fleurs mâles, disposées en panicule terminale, composée d'épillets biflores à fleurs sessiles. Les fleurs femelles enveloppées de plusieurs feuilles roulées laissant pendre leurs styles sous forme d'un faisceau de soie verte. A ces fleurs succède un épi qui acquiert une grosseur considérable ; les grains, dont il est recouvert, sont sessiles, gros comme des pois, lisses, arrondis à l'extérieur, terminés en pointe à la partie d'attache sur l'épi.

Préparations. — Teinture mère avec les stigmates verts, coupés sur le maïs avant leur dessèchement (1).

ZINGIBER OFFICINALE

Syn. — *Amomum Zingiber.* — Gingembre. — Angl. : *Ginger.* — All. : *Ingwer.* — Ital. : *Zenzero.* — Esp. : *Gengibre.* — Amomacées.

Habitat. — Originaire des Indes Orientales, des Moluques, de la Chine et de l'Amérique tropicale.

(1) Sous le nom de *Zéa italica*, on prescrit une teinture faite à Milan, suivant les indications du Professeur Lombroso, avec du maïs altéré ; ce maïs, qui produit la pellagre, est altéré par un champignon.

Parties employées. — Ce sont les rhizômes desséchés qui sont employés en pharmacie. Il en existe deux sortes commerciales: le *gingembre gris* et le *gingembre blanc*. C'est ce dernier qui sera préféré pour l'usage homœopathique. Il se présente sous la forme d'une racine assez allongée, grêle, légèrement aplatie et plusieurs fois ramifiées. Naturellement,il est recouvert d'une écorce fibreuse jaunâtre, striée longitudinalement, mais non transversalement. Mais, comme cette première écorce a été presque toujours enlevée, la racine est blanche intérieurement, presque blanche extérieurement et donne une poudre très blanche. Il doit être pesant, avoir une odeur forte et une saveur brûlante.

Préparations. — Teinture mère avec la racine, selon le type *Ipeca*.

Triturations avec la poudre de la substance par atténuations directes.

CHAPITRE II

SUBSTANCES ANIMALES

AMBRA GRISEA

Syn. — *Ambra Ambrosiaca, Ambra vera.* — Ambre gris. — Angl. : *Amber-gris.* — All. : *Graue Ambra.* — Ital. : *Ambra grigia.* — Esp. : *Ambar gris.*

Origine. — Cette substance est un produit morbide du Cachalot, concrétions biliaires ou calculs pancréatiques.

La mer rejette ce produit sur les côtes de l'Inde, de l'Afrique et même de la France, mais c'est à Madagascar et aux Antilles qu'on recueille le meilleur.

Caractères. — Il se présente en masses irrégulières, formées de couches concentriques, friables, spongieuses, d'une couleur cendrée, d'une consistance cireuse, fusible à la chaleur de l'eau bouillante et laissant exsuder, lorsqu'il est de bonne qualité, un liquide huileux d'une odeur agréable et très pénétrante. Il est insoluble dans l'eau, soluble dans l'alcool ; les alcalis développent son odeur et la rendent très suave.

Falsifications. — Comme toutes les substances chères, l'Ambre a été falsifié ; on y a ajouté de la cire, de la farine. des excréments d'oiseaux et des résines odorantes.

Lorsque l'un ou plusieurs de ces ingrédients ont été mélangés à l'Ambre, il n'a plus ni la fusibilité ni la volatilité qui le caractérisent lorsqu'il est pur.

Préparations. — Teinture mère, avec l'alcool à 90° comme pour le type *Moschus.*

Trituration avec la poudre d'Ambre gris selon les procédés ordinaires.

Indications principales. — Toux quinteuse, coqueluche.

APIS MELLIFICA

Syn. — **Abeille Mellifère.** — Angl. : *The Common Hive Bee.* — All. : *Honig Biene.* — Ital. : *Api.* — Esp. : *Abeja.* — Hyménoptères.

Caractères. — L'Abeille domestique est caractérisée par ses quatre ailes nues et transparentes, son corps velu, sa lèvre supérieure courte, ses antennes filiformes, ses deux pieds postérieurs doués de la propriété de ramasser le pollen des étamines, le premier article des tarses de ces pieds très grand, fort comprimé en palette carrée ou en forme de triangle renversé.

L'abeille vit en société nombreuse, composée d'*ouvrières* ou de *mulets,* dont le nombre varie de 15.000 à 30.000; de 6 à 800 mâles, connus sous le nom de *bourdons* ou *faux-bourdons,* et habituellement d'une seule femelle, qui porte le nom de *Reine.* Les femelles et les ouvrières sont armées d'un aiguillon creux; les blessures qu'elles produisent, et qui sont très douloureuses, peuvent produire des accidents graves; elles sont dues moins à l'aiguillon, qui souvent reste dans la plaie, qu'au venin auquel il sert de conducteur et qui est contenu dans une vésicule placée, à la base du dard, dans la cavité abdominale.

Habitat. — On rencontre l'Abeille domestique en France et dans presque toute l'Europe.

Préparations. — Teinture mère : Pour la préparer, prendre des abeilles vivantes, les faire crever au moyen de quelques gouttes d'alcool et en faire au mortier une masse pâteuse que l'on introduira dans un flacon avec q. s. d'alcool à 90° pour faire une teinture selon le type *Moschus*.

La trituration se fera également avec l'abeille vivante que l'on triturera avec le sucre de lait d'après les procédés ordinaires.

Indications principales.—Œdèmes, anasarque, œdème de la glotte, albuminurie, urticaire.

APIUM VIRUS

Syn. — Venin d'Abeille.

Le venin qui sert à préparer ce médicament est fourni par l'Abeille domestique.

Préparations. — Teinture mère. Introduire dans un flacon d'un litre à large ouverture 200 abeilles vivantes, fermer le flacon avec un morceau de grosse toile, puis secouer fortement le vase. Les abeilles, rendues furieuses par ce traitement, cherchent à piquer et chacune d'elles abandonne son venin sur les parois du verre. Ouvrir alors le flacon, pour laisser sortir les abeilles et verser 20 g. d'alcool à 90° que l'on fera couler plusieurs fois sur toute la surface intérieure du flacon de manière à dissoudre le venin qui s'y trouve déposé. Nous estimons que la quantité de venin recueillie par ce procédé est suffisante pour avoir la Teinture mère au 20ᵉ.

La trituration se prépare de la manière suivante : Peser un gramme de sucre de lait et le placer dans une capsule en verre ; prendre avec une pince une abeille, faire tomber sur le sucre de lait la petite goutte de venin que l'abeille, qui cherche à piquer, ne manquera pas de faire apparaître au bout de son aiguillon, renouveler 10 fois cette opération avec un insecte différent, mettre le sucre de lait imprégné de venin dans un mortier et triturer pendant 10 minutes pour obtenir un gr. de 1/100 de ce médicament.

ARANEA DIADEMA

Syn. — *Epeira Diadema.* — Araignée diadème, Araignée à croix Papale. — Angl. : *Garden* ou *Papal Cross Spider.* — All. : *Kreutz Spinne.* — ARACHNIDES PULMONAIRES.

Habitat. — Très commune en Europe ; on la trouve surtout dans les haies, dans les vieilles constructions, aux murailles, où elle dispose verticalement son nid, afin de prendre les insectes qui lui servent de nourriture.

Caractères. — Elle est grande, roussâtre, veloutée, ayant un abdomen très volumineux, d'un brun foncé ou d'un roux jaunâtre, une triple croix formée de points blancs ; elle a les palpes et les pieds tachetés de noir.

Préparations. — Teinture mère avec l'animal vivant écrasé dans un mortier avec de l'alcool à 90° ; dosage semblable à celui du type *Moschus.*

Trituration avec l'Araignée desséchée et pulvérisée.

Indications principales. — Fièvre intermittente, fièvre nerveuse, transpirations.

ASTERIAS

Syn. — *Asterias rubens, Uraster rubens.* — Étoile de Mer. — Angl. : *Common Star-fish.* — ÉCHINODERMES.

Habitat. — Très commune sur nos côtes.

Préparations. — Teinture mère avec l'animal entier vivant, comme pour *Moschus*.

Triturations avec l'animal entier desséché et pulvérisé, d'après les doses et les procédés ordinaires.

BLATTA ORIENTALIS

Syn. — Blatte orientale, Blatte des cuisines. — Insectes-Orthoptères.

Habitat. — Originaire d'Asie, a été importée dans le Nord de l'Europe ; insecte nocturne, très agile, vivant dans les cuisines, les boulangeries, les magasins à farine.

Caractères. — Insecte long de plus de deux centimètres brun marron roussâtre, à antennes composées d'un grand nombre d'articles, à pattes épineuses et à abdomen terminé par deux appendices.

Préparations. — Teinture mère avec l'animal vivant écrasé dans l'alcool selon le type *Moschus*.

Triturations avec l'animal vivant.

CANCER ASTACUS

Syn. — *Astacus fluviatilis*. — Écrevisse commune. — Angl. : *Common Crawfish*. — Crustacés Décapodes.

Habitat. — Se rencontre dans le nord de l'Asie et en Europe ; on la trouve en France dans les petites rivières et les ruisseaux ; elle se tient dans les trous des berges ou sous les pierres.

Caractères. — Corps oblong, presque cylindrique, dix pattes dont les deux antérieures se terminent en fortes pinces dentées, quatre antennes inégales ; sa queue est grande et large, couverte d'écailles transversales, sa couleur d'un gris brun passe au rouge par la cuisson.

Elle est très vorace et possède la propriété de régénérer ses membres perdus ou mutilés et de changer de test tous les ans au printemps.

Son estomac contient deux concrétions pierreuses qu'on appelle *yeux d'écrevisse ;* sa chair est très estimée.

Préparations. — Teinture mère : faire au mortier avec des écrevisses vivantes, de grosseur moyenne, une pâte, que l'on traitera par q. s. d'alcool à 90°, pour faire une teinture, selon le type *Moschus.*

Indications principales. — Urticaire.

CANTHARIS

Syn. — *Cantharis vesicatoria, Meloē vesicatorius.* — Cantharide, Cantharide officinale. — Angl. : *Spanish Fly.* — All. : *Kantharide.* — Ital. : *Cantarelle.* — Esp. : *Cantharidas.* — Coléoptères hétéromères trachelides.

Habitat. — Se trouve surtout dans le midi de la France; on la rencontre aussi en Espagne et en Italie; elle vit en troupes nombreuses sur les frênes, les chèvrefeuilles, les troènes et les lilas.

La *cantharidine,* découverte par Robiquet, principe vésicant de l'insecte, réside plus particulièrement dans l'abdomen.

Caractères. — Corps cylindroïde long de 0,013 à 0,018; tête grosse, plus large que le corselet; élytres longues, flexibles, d'un vert doré très brillant. Six pattes filiformes, ayant cinq articles aux tarses des quatre premières et quatre articles seulement aux tarses des deux dernières; antennes noires et composées de onze articles.

Falsifications. — La poudre de Cantharides est souvent falsifiée par la poudre d'euphorbe et aussi par des insectes appartenant au groupe des Pentamères.

Altérations. — La cantharide entière subit presque toujours des altérations dues à la présence de parasites rongeurs, ou aux substances employées pour les faire périr.

Aussi, pour l'usage homœopathique, conseillons-nous d'employer des Cantharides vivantes.

Préparations. — Teinture mère, avec la cantharide entière pulvérisée, selon le type *Moschus.*

Triturations avec la poudre de Cantharides récente; doses et procédés habituels.

Indications principales. — Pleurésie, cystite, néphrites, albuminurie, œdèmes, maladies de la peau.

CASTOR EQUI

Syn. — **Châtaigne des Chevaux.**

Origine. — Ce produit se trouve aux quatre membres du cheval, à la jointure au-dessus du paturon.

Caractères. — Il se présente sous forme d'excroissance noirâtre, d'une texture cornée, se séparant assez facilement en lamelles minces, recouverte de poils plus longs exhalant, par le frottement, une odeur de musc.

Préparations. — La contexture de cette substance ne permet pas de la pulvériser facilement; aussi conseillons-nous, pour obtenir la poudre, d'employer une lime très fine.

Les trois premières atténuations de ce médicament se font par la trituration.

CASTOREUM

Syn. — *Castor Fiber.* — Angl. : *The Beaver, Castor.* — All. : *Biberqeil.* — Ital. : *Castoro.* — Esp. : *Castoreo.* Mammifères.

Origine. — Provient du *Castor Fiber*, animal de la famille des Rongeurs, qui vit habituellement seul pendant l'été et en troupe nombreuse pendant l'hiver, dans certaines contrées de l'Asie et de l'Amérique et surtout en Sibérie et au Canada.

Le Castoreum est sécrété par deux grosses glandes dans les poches préputiales.

Le Castoreum du commerce est renfermé dans des poches piriformes unies entre elles par leur conduit excréteur commun, allongées, ridées et quefquefois aplaties. Cette substance est onctueuse et fluide dans l'animal vivant.

Caractères. — Le castoreum que nous procure le commerce est desséché, il a une odeur très forte et même désagréable, sa couleur est brune, noirâtre à l'extérieur, fauve ou jaunâtre à l'intérieur, sa saveur âcre et amère, sa cassure résineuse entremêlée de membranes blanchâtres; il est insoluble dans l'eau, soluble dans l'alcool et dans l'éther.

Falsifications. — Diverses substances ont été employées pour falsifier ce produit; le sable, le plomb ou d'autres corps pesants, surtout le sagapenum, le galbanum, la gomme ammoniaque et la cire; on en fait même d'entièrement factice, préparé avec le scrotum de jeunes boucs ou la vésicule biliaire du mouton. Les Allemands le fabriquent en comprimant fortement du lycopode, imprégné de teinture de Castoreum et en renfermant ce produit dans de la baudruche.

Pour reconnaître ces falsifications et imitations, il faut d'abord s'assurer si les poches sont intactes, constater la présence des membranes blanches qui partagent ces poches, examiner la couleur, la saveur et la légèreté de ce produit.

Altérations. — Le castoreum s'altère facilement au contact de l'air, à la chaleur et à l'humidité; il faut donc le préserver de ces influences.

Préparations. — Teinture mère avec le Castoreum de Sibérie et l'alcool à 90° selon le mode de préparation adopté pour *Moschus.*

Triturations avec la poudre de Castoreum. Doses et procédés habituels.

COCCINELLA

Syn. — *Coccinella septempunctata.* — **Coccinelle. Bête à Dieu, Bête du bon Dieu.** — Angl. : *Common Lady bird.* — Coléoptères.

Habitat. — Très commune en France, vit dans les prairies, sur les blés et sur les ombellifères.

Caractères. — Insecte affectant la forme hémisphérique, il a généralement la grosseur d'un petit pois ; son corps est noir à élytres rouges, marquées de sept points noirs.

Il possède une vivacité de mouvement remarquable; lorsqu'on le saisit, il replie ses pieds contre son corps et fait sortir par les jointures des cuisses, avec les jambes, une humeur mucilagineuse et jaune d'une odeur forte et désagréable.

Préparations. — Teinture mère, faite avec les coccinel-es vivantes, comme pour *Moschus.*

Triturations avec les Coccinelles desséchée s et pulvérisées, doses et procédés ordinaires.

COCCUS CACTI

Syn. — *Coccus Indicus.* — Cochenille du Mexique. — Angl. : *Cochineal.* — All. : *Nopal-Schildlaus.* — Ital. : *Cocciniglia.* — Esp. : *Cochinilla.* — HÉMIPTÈRES HOMOPTÈRES, FAMILLE DES GALLINSECTES.

Habitat. — Sur certains cactus du Mexique.

Caractères. — Son corps est composé de onze anneaux velus, de deux antennes en forme de fil ou de soie et de six pattes courtes n'ayant qu'un seul article aux tarses.

Récolte. — Lorsqu'ils ont acquis le développement voulu, on les recueille et on les fait mourir en les plongeant un instant dans l'eau bouillante, puis on les fait sécher au soleil ou au four.

On distingue plusieurs espèces de cochenilles, la *cochenille grise* ou *jaspée*, la *cochenille noire* ou *Zaccatille* et la *cochenille rouge*.

Pour nos préparations, c'est la *cochenille grise* qu'il faut employer.

Préparations. — Teinture mère avec l'alcool à 90°, comme pour *Moschus*, avec les cochenilles entières préalablement lavées à l'eau tiède, séchées et pulvérisées.

Triturations avec la poudre de cochenille préparée de la même façon.

Indications principales. — Coqueluche, névralgie faciale.

CORALLIUM RUBRUM

Syn. — *Isis nobilis.* — Corail rouge. — Angl. : *Red Coral.* — All. : *Rothe Koralle.* — POLYPIERS.

Habitat. — C'est dans la Méditerranée et dans la Mer

Rouge que l'on pêche le corail, il s'y trouve en abondance fixé aux rochers à des profondeurs variables.

On distingue plusieurs sortes de corail : le *corail blanc*, le *corail noir* et le *corail rouge*.

Le corail rouge est seul employé en homœopathie.

Préparations. — C'est sous forme de trituration et par le procédé ordinaire qu'il faut préparer ce médicament.

Il nous servira de Type pour la préparation de toutes les substances animales insolubles, ou subissant une transformation sous l'influence du véhicule.

Indications principales.— Coqueluche, toux quinteuse.

CROTALUS HORRIDUS

Syn. — *Uropsophus, Crotalophorus, Causidonià.* — Crotale, **Serpent à sonnettes.** — Angl. : *Rattlesnake.* — All. : *Klapperschlange.* — Ophidiens.

Habitat. — Habite l'Amérique méridionale et les parties chaudes des États-Unis.

Caractères. — Il se distingue des autres ophidiens par son odeur fétide et le bruit léger que font, lorsqu'il rampe, les grelots écailleux dont le bout de sa queue est garnie ; son dos est parsemé de tâches noirâtres et jaunâtres.

Sa mâchoire est garnie de deux crochets, qui ne deviennent saillants et dressés que lorsque la gueule est ouverte, ces crochets sont creusés intérieurement d'un petit canal qui s'ouvre près de la pointe et reçoit, à la base de la dent, le conduit excréteur d'une glande à venin située sous l'œil.

Ce venin, d'une couleur verdâtre, introduit dans la circulation, soit par une morsure de l'animal, soit par injection dans une veine, produit des accidents terribles et presque toujours la mort.

Préparations. — Le mode d'obtention du venin et les préparations sont analogues à celle du *Lachesis.*

ELAPS CORALLINUS

Syn. — Serpent-Corail. — Angl. : *The Coral Snake of Brazil.* — OPHIDIENS.

Habitat. — Vit dans les parties chaudes des deux Amériques, en Caroline, en Guyane.

Petite espèce d'ophidien, moins grosse que le doigt.

Caractères. — Le corps est annelé de blanc, de noir et de rouge vif, d'où son nom de *serpent-corail*, la tête couverte de grandes plaques polygonales, renflée en arrière, aussi grosse que le corps, avec lequel elle est toute d'une venue.

Préparations. — On recueillera et on préparera le venin de ce serpent comme celui du *Lachesis*.

FORMICA

Syn. — *Formica rufa.* — Fourmi rouge. — HYMÉNOP-TÈRES.

Caractères. — Les fourmis ont le pédicule de l'abdomen en forme d'écaille ou de nœud, soit unique, soit double ; la poitrine aplatie, les antennes brisées, la tête triangulaire et noire, les yeux ovales ou arrondis, les mâchoires et la lèvre petite, les palpes filiformes.

Les femelles et les ouvrières sont munies tantôt d'un aiguillon, tantôt de glandes situées près de l'anus, qui secrètent une liqueur particulière connue sous le nom d'*acide formique*.

Elles vivent en société nombreuse ; on distingue : les *mâles*, les *femelles* et les *neutres*. Les deux premières ont des ailes et quittent la fourmilière lorsqu'elles ont atteint leur complet développement ; les neutres, privées d'ailes, ne sont que des femelles dont les ovaires sont imparfaits; elles restent à l'habitation, et sont chargées des divers travaux et de l'éducation des jeunes.

Récolte. — On se procure des fourmis rouges vivantes en enfermant dans une fourmilière une bouteille à goulot étroit, dont on aura enduit le fond avec un peu de miel.

Préparations.—Quand on aura ainsi recueilli la quantité approximative de fourmis que l'on désire, on fera passer les insectes dans une bouteille neuve et propre; on les fera périr avec quelques gouttes d'alcool, puis on les écrasera au mortier avant de les mettre en macération avec l'alcool à 90°, pour faire une teinture comme pour *Moschus.*

LACHESIS

Syn. — *Trigonocephalus Lachesis.* — Trigonocéphale à losanges. — Angl. : *Lance-headed Viper.* — Reptiles ophidiens.

Habitat. — On les rencontre dans l'Amérique du Sud.

Caractères. — Les anneaux cornés de la queue des Crotales sont remplacés par des points colorés, précédés d'une série de dix à douze rangées d'écailles épineuses.

Ces serpents atteignent souvent une longueur de deux mètres et leurs crochets à venin ont près de deux centimètres de long, leur peau est d'un brun rougeâtre et ils ont sur le dos de grandes taches d'un brun foncé.

Partie employée. — Le venin du Lachesis, la seule partie de l'animal employée en homœopathie, est limpide, inodore, sans saveur, d'une couleur légèrement verdâtre, se concrétant au contact de l'air en une masse sèche et jaune qui conserve longtemps ses qualités venimeuses.

Préparations.— Pour recueillir le venin du Lachesis, on fera mordre à plusieurs reprises par l'animal laissé à jeun une règle plate en verre sur laquelle les crochets laisseront déposer une certaine quantité de venin; on pèsera une petite quantité de sucre de lait que l'on mélangera sur la règle avec le venin obtenu; la différence de poids entre le poids du sucre de lait pur et celui du sucre de lait imbibé de venin donnera le poids de ce dernier. On complétera ensuite le poids du sucre de lait, de façon à faire, selon la méthode ordinaire, une 1re trituration au 100me, seule préparation initiale que nous employions.

Indications thérapeutiques. — Troubles de la ménopause, diphtérie putride, forme grave des fièvres, gangrène, affections du foie.

MEPHITIS PUTORIUS

Syn. — **Putois ou Mofette d'Amérique**. — Angl. : *The Skunk*. — All. : *Nordamerikanisches Stinkthier*. — CARNASSIERS DIGITIGRADES.

Caractères. — Corps de la grosseur d'une marte; tête arrondie, museau allongé; pelage noir avec une raie blanche sur le dos; queue courte; pattes de devant allongées et munies de cinq ongles vigoureux.

Comme tous les animaux du genre *Viverra*, le putois a, tout près de l'anus, une poche contenant des glandes qui secrètent un liquide puriforme, d'un jaune foncé, d'une odeur infecte.

Quoique petit et faible, il est très cruel; il vit surtout de sang.

Préparations. — Teinture mère avec le liquide de la glande anale (type *Moschus*).

MOSCHUS

Syn. — *Moschus moschiferus.* — **Musc.** — Angl.: *The Musk Deer, Musk.* — All. : *Bisam.* — Ital.: *Muschio.* — Esp. : *Almizcle.*

Habitat.— Chevrotain de l'ordre des Ruminants, qui vit en Asie, en Chine et dans le Thibet.

Substance solide, onctueuse, granuleuse, d'un brun foncé, d'une saveur âcre, légèrement amère, d'une odeur forte, pénétrante et extrêmement diffusible. Ce produit est secrété dans une poche, située sur la paroi abdominale près des parties sexuelles.

Il existe 4 variétés commerciales de Musc :

1° Le *Musc de la Chine* ou *Musc Tonkin.*

2° Le *Musc Yun-Nan.*

3° Le *Musc d'Assam* ou *du Bengale.*

4° Le *Musc de Russie* ou de *Tartarie.*

Falsifications. — A cause de son prix élevé, le musc est souvent falsifié par des corps pesants, le fer et le plomb, et plus fréquemment par le sang desséché, la gélatine, la fiente d'oiseaux, le marc de café, certains corps gras et des résines diverses.

Pour l'usage homœopathique, nous employons le *musc du Tonkin* en vessie. Avant d'ouvrir la poche, pour extraire le produit qu'elle contient, il faut examiner la membrane, afin de s'assurer qu'elle est intacte et qu'elle ne présente pas de traces de couture ou de recollage des parties de la vessie moschifère.

Préparations. — Introduire dans un flacon une certaine quantité de Musc du Tonkin, y ajouter de l'alcool à 90°, dans la proportion de 1 gr. de Musc pour 19 gr. d'alcool ; laisser macérer 15 jours, et filtrer.

Les triturations de Musc se feront au sucre de lait dans les proportions ordinaires au moyen d'un mortier qui ne devra servir qu'à cet usage.

La Teinture mère, la 1re trituration au 1/10e et la 1re trituration de Musc devront être préparées et conservées en dehors de l'officine.

Le *Moschus* nous servira de *Type*, pour la préparation de toutes les substances animales en partie solubles.

Indications thérapeutiques. — Spasme de la glotte, spasmes.

MUREX PURPUREA

Syn. — *Purpurea patula.* — Pourpre antique, Coquille à pourpre. — Angl.: *Purple-Fish.* — MOLLUSQUES GASTÉROPODES.

La pourpre est renfermée dans une coquille ovale, dont l'ouverture est évasée et sillonnée en travers.

Habitat. — Se rencontre en grande quantité dans la Méditerranée.

Ce mollusque possède près du cou un repli en forme de gibecière qui contient un liquide visqueux et incolore, devenant successivement, au contact de l'air, jaune vert, bleu et enfin rouge pourpre.

Préparations. — C'est la liqueur indiquée ci-dessus qui sert à préparer, selon les doses et les procédés habituels, les 3 premières triturations, seules préparations initiales employées en homœopathie.

NAJA TRIPUDIANS

Syn. — *Naja.* — Serpent à lunettes. — Angl. : *Cobra*

Capello, *Cobra de Capello*, *Hooded Snake*. — Reptiles ophidiens.

Habitat. — Vit surtout dans l'Inde.

Caractères. — La tête, large en arrière, est recouverte de grandes plaques et les parties du cou les plus voisines peuvent s'élargir par l'effet du redressement des côtes, quand l'animal est irrité. Son nom de *serpent à lunettes* lui vient d'un trait noir affectant cette forme dessiné sur la partie du cou qui se gonfle.

La naja sécrète un venin des plus dangereux, puisqu'il tue presque instantanément.

Préparations. — On se procurera ce venin et on le préparera comme celui du *Lachesis*.

OLEUM JECORIS MORRHUÆ

Syn. — Huile de foie de morue.

Origine. — Cette huile est retirée du foie de la morue, *Gadus Morrhuae*, poisson de l'ordre des Malacoptérigiens subbrachiens, qui a trois nageoires dorsales, deux anales, un barbillon au bout de la mâchoire inférieure, elle est tachetée de jaune et de brun et habite surtout dans la mer du Nord.

On trouve, dans le commerce, plusieurs sortes d'huile de foie de morue.

C'est l'*huile ambrée* qui devra être employée pour l'usage homœopathique, à l'exclusion de l'*huile blanche*, que le mode de préparation a pu priver d'une partie de son activité.

Préparations. — On prépare les trois premières atténuétions d'huile de morue par la trituration avec le sucre de lait.

RANA BUFO

Syn. — *Bufo vulgaris.*— **Crapaud.** — Angl. : *The common Toad.* — **Batraciens.**

Habitat. — Il habite les lieux obscurs, humides et retirés.

Caractères. — Gris roussâtre ou gris brun, quelquefois olivâtre, difforme, d'un aspect repoussant; il a le dos couvert de pustules arrondies, grosses comme des lentilles, le ventre garni de pustules plus petites et plus serrées, les pieds de derrière demi-palmés.

Les pustules dont sa peau est couverte laissent suinter un liquide jaunâtre et huileux, caustique, amer et contenant un acide spécial.

On obtient ce liquide, qui est seul employé en homœopathie, en incisant les pustules du crapaud.

Préparations. — Teinture mère avec le liquide recueilli dans les pustules, avec l'alcool à 90° (type *Moschus.*

Triturations au sucre de lait avec ce même liquide.

Indications principales. — Épilepsie.

SALAMANDRA AQUATICA

Syn. — **Salamandre, Lézard d'eau.**

Reptile qui possède la propriété de reproduire plusieurs fois de suite le même membre avec tous ses os, ses muscles, ses vaisseaux, etc.

Préparations. — Teinture-mère avec l'animal vivant comme pour l'écrevisse et d'après les doses adoptées pour *Moschus.*

Triturations au sucre de lait avec l'animal entier.

Indications principales. — Épilepsie.

SEPIA OFFICINALIS

Syn. — *Succus Sepiæ.* — Sèche ou Seiche ordinaire, Encre de Sèche. — Angl. : *Sepia.* — All. : *Tintenfisch, Sepiensaft.* — Mollusques Céphalopodes.

Caractères. — Sans coquille extérieure; possédant 2 longs bras outre les 8 bras égaux armés de suçoirs qui environnent la bouche, une nageoire charnue tout le long de chacun des côtés du sac constitue le corps de l'animal. Les viscères sont protégés par une plaque oblongue, ovale, d'une matière friable, crétacée, composée d'une série de lamelles superposées; cette plaque, placée sur la peau du dos, constitue ce qu'on nomme l'*os de seiche* ou *biscuit de mer.*

Partie employée. — Liquide secrété par une glande située dans la partie postérieure du corps, et qui, par un canal particulier, s'ouvre extérieurement à côté de l'anus. Les seiches font usage de ce liquide pour obscurcir l'eau en cas de danger. Desséché, il constitue la *sépia* ou *encre de seiche.*

Préparations. — Teinture-mère avec la sepia que l'on devra se procurer liquide et faire dessécher soi-même (type *Moschus*).

Triturations au sucre de lait avec le même produit.

Indications principales. — Leucorrhée, maladies des femmes.

SPONGIA TOSTA

Syn. — Eponge torréfiée.— Angl. : *Turkey Sponge.* — All. : *Gebrannter Meerschwamm.* — Ital. : *Spugna torrefatta.* — Esp. : *Esponja tostada.*— Zoophytes spongiaires.

Caractères. — Elle est formée d'une matière animale qui ressemble à l'albumine et au mucus; elle contient différents corps, plus particulièrement de l'iode.

Habitat. — Se rencontre dans la mer Rouge et la Méditerranée, mais c'est surtout dans les îles de l'Archipel que l'on se livre à la pêche de l'éponge.

Préparations. — Pour l'usage homœopathique, il faut préparer l'éponge de la façon suivante : Choisir des éponges de moyenne grosseur, les battre de manière à faire sortir tout le sable qu'elles contiennent, les couper en petits morceaux que l'on mettra dans un brûloir à café n'ayant jamais servi et les faire griller jusqu'à ce qu'ils aient acquis une couleur brune et qu'ils se laissent facilement réduire en poudre.

Préparations. — Teinture mère avec la poudre obtenue comme ci-dessus et l'alcool à 90° (type *Moschus*).

Triturations avec cette même poudre au sucre de lait ; doses et procédés habituels.

Indications principales. — Laryngites, croup, aphonie.

TARENTULA

Syn. — *Lycosa, Aranea Tarentula.* — **Tarentule, Araignée enragée.** — Angl. : *Tarantula.* — ARACHNIDES.

Caractères. — Cette araignée vagabonde ressemble un peu à nos araignées domestiques ; mais elle est plus grande et plus robuste.

Habitat. — Elle se trouve en très grande quantité aux environs de Tarente, ville d'Italie, d'où lui vient son nom de *Tarentule;* mais on la rencontre aussi en Corse, en Andalousie et dans certaines contrées du Midi de la France.

Préparations analogues à celle de l'*Aranea Diadema.*

Indications principales. — Chorée, tics, hystérie.

VIPERA REDI

Syn. — *Coluber Redi.* — **Vipère d'Europe.** — Reptiles
ophidiens.

Caractères. — Longueur de 0,65 cent. et épaisseur de 0,22
à 0,24 mill. vers le milieu du corps; elle est de couleur brune;
elle présente une raie noire en zigzag le long du dos et une
rangée de taches noires de chaque côté; son ventre est ardoisé;
sa tête est déprimée et applatie supérieurement, plus large à la
partie postérieure que le cou, qui est rétréci. Elle a sur le sommet de la tête, en arrière des yeux, deux taches linéaires noirâtres qui s'écartent d'avant en arrière, sous forme de V; elle
possède deux glandes à venin communiquant par un canal
ouvert dans les deux dents ou crochets mobiles que cet animal
tient cachés dans un repli de la gencive lorsqu'il ne veut pas
s'en servir.

En homœopathie, on emploie seulement le venin de cet
ophidien. C'est un liquide visqueux, inodore, quelquefois légèrement ambré, quelquefois incolore; ayant une réaction acide
lorsqu'il est frais, se coagulant sous l'influence de la chaleur
et devant ses propriétés caustiques à une substance nommée
vipérine.

Préparations. — Pour faire la première trituration de
venin de vipère, on se procure l'animal dans la saison
chaude et on procède comme pour *Lachesis.*

CHAPITRE III

SUBSTANCES MINÉRALES ET PRODUITS CHIMIQUES

ACIDUM ACETICUM

Syn. — Acide acétique cristallisable, Acide acétique monohydraté, Esprit ou Alcool de vinaigre. — Angl. : *Glacial acetic Acid.*

Cet acide est le principe actif du vinaigre. On le trouve dans la sève d'un grand nombre de végétaux et dans certains liquides de l'économie.

On l'obtient en distillant, dans une cornue de grès, un mélange d'acétate de soude cristallisé et d'acide sulfurique. On rectifie le produit obtenu par une seconde distillation sur l'acétate de soude bien desséché.

Caractères et Propriétés. — L'acide acétique est liquide au-dessus de 17°, au-dessous il cristallise en belles lames. Il est très acide, d'une odeur vive et d'une grande causticité, car il produit des ampoules sur la peau.

Sa densité à 0° = 1,0801 : liquide, il est incolore et d'une densité égale à 1,064; il bout à 120°.

Il attire l'humidité de l'air; il se mêle en toutes proportions à l'eau et à l'alcool.

Mélangé avec l'eau, il augmente de densité jusqu'à une certaine proportion, laquelle étant dépassée, la densité diminue.

Un mélange d'alcool et d'acide acétique ne rougit plus le

papier de tournesol (Pelouze). Sous l'influence de l'alcool, l'acide acétique subit donc une transformation.

Préparations. — Les atténuations se font suivant le type *Acid. sulfur.*

ACIDUM BENZOICUM

Syn. — Benzoïs acidum. — **Acide benzoïque.** — Angl. : *Benzoic Acid, Flowers of Benzoin.*

Connu depuis les premières années du xviie siècle; il avait été obtenu par la sublimation du benjoin : de là son nom de *fleur* ou *sel de benjoin.* Il existe tout formé dans le benjoin, le baume de Tolu, le sang-dragon, le bois de gaïac, le castoréum. Vauquelin et Fourcroy le rencontrèrent dans l'urine des herbivores; peut-être l'ont-ils confondu avec l'acide hippurique, quoique ces deux acides puissent exister également avant la putréfaction des urines. Quoi qu'il en soit, après la putréfaction, on ne trouve que de l'acide benzoïque, produit du dédoublement de l'acide hippurique, et que fournit aussi l'urine de l'homme (Liebig).

On peut obtenir *l'acide benzoïque* par *voie humide* ou par *sublimation.* Pour l'usage homœopathique, nous préférons l'acide obtenu par sublimation au moyen du benjoin.

Caractères et Propriétés. — Il se présente alors en lames ou en belles aiguilles longues, fines, soyeuses, odorantes en raison d'un peu d'huile volatile de benjoin qu'elles retiennent. Il se dissout dans 200 p. d'eau à $+ 15°$ et en toutes proportions dans l'eau bouillante qui se prend en masse par refroidissement. Soluble dans son poids d'alcool; sa saveur es^t

acidulée et balsamique. Il fond à + 121°,4, bout et distille à + 239° sans altération.

Préparations. — Les atténuations homœopathiques se font, soit sous forme de dilutions alcooliques, soit sous forme de triturations, suivant le type *Cafeina*.

Indications principales. — Affections de la vessie.

ACIDUM BORICUM

Syn. — *Acidum boracicum.* — Acide borique ou boracique, Fleurs de borax, Acide du borax. — Angl. : *Crystallized Boric Acid.*

Caractères et Propriétés. — Écailles blanches, nacrées, onctueuses au toucher, sans odeur, presque sans saveur, solubles dans 30 parties d'eau froide, dans 3 p. 5 d'eau bouillante, dans 20 p. d'alcool à 90° et dans 5 p. de glycérine; soluble dans l'alcool, il lui communique la propriété de brûler avec une flamme verte caractéristique.

Il nous vient des Lagoni, espèces de volcans boueux de la Toscane, et fut découvert par F. Hoefer en 1777. Filhol l'a rencontré dans toutes les eaux sulfureuses des Pyrénées, dans diverses cendres végétales.

Le *Codex* de 1866 le fait obtenir en traitant par l'acide sulfurique à 1,84 (100) un soluté chaud de borax (300), dans l'eau distillée (1200), dans lequel on a mis un blanc d'œuf. On laisse cristalliser par refroidissement et on lave les cristaux. L'addition du blanc d'œuf a pour but de faire obtenir des lames plus belles.

Préparations. — Les atténuations se font sous forme de dilutions alcooliques, de la même manière que les préparations liquides du type *Cafeina*.

ACIDUM CHROMICUM

Syn. — **Acide chromique.** — Angl.: *Chromic Acid.*

Découvert en 1797, par Vauquelin.

Caractères et Propriétés. — Cristallise en prismes quadrangulaires rouge rubis; d'une saveur âcre et styptique, déliquescents, très solubles dans l'eau.

L'acide chromique forme avec la glycérine un mélange explosible. Il a pour incompatible à peu près toutes les substances sauf l'eau.

Pour le préparer, on dissout dans 10 parties d'eau, au B.-M., 1 partie de bichromate de potasse, puis, après refroidissement jusqu'à 25°, on ajoute, en agitant, et par petites portions, 20 parties d'acide sulfurique à 1,84; on abandonne le mélange à lui-même 24 heures, on décante, on fait égoutter sur un entonnoir, imparfaitement bouché par des fragments de verre, l'acide cristallisé qui s'est déposé sous forme de prismes aciculaires d'un rouge foncé, très déliquescents, caustiques, insolubles dans l'éther et le chloroforme purs; on met à l'étuve à 35°, pendant 48 heures, sur une brique poreuse.

Préparations. — Les atténuations homœopathiques se font sous forme de dilutions, suivant le type *Acid. sulfur.*

ACIDUM CYANHYDRICUM

Syn. — *Hydrocyani acidum, Acidum hydrocyanicum* ou *borussicum.* — **Acide cyanhydrique** ou **hydrocyanique, Acide prussique.** — Angl. : *Hydrocyanic Acid, Prussic Acid.* — All. : *Blausäure.* — Ital. : *Acido idrocyanico.* — Esp. : *Acido hydrocyanico.*

Découvert par Scheele, qui le retira du bleu de Prusse; obtenu par Gay-Lussac, en 1811, la première fois à l'état anhydre.

L'acide cyanhydrique résulte généralement de l'action d'un acide minéral, comme l'acide sulfurique ou l'acide chlorhydrique, sur certains cyanures métalliques simples ou doubles. On rencontre cet acide dans le règne végétal. Les eaux distillées de laurier-cerise, de fleurs de pêcher, etc., en renferment une certaine quantité.

Caractères et Propriétés. — L'acide cyanhydrique anhydre est, à la température ordinaire, un liquide incolore. Sa densité égale 0,7058 à 7° et 0,6969 à 18°. A — 15° il se solidifie en cristaux qui ont la forme de barbes de plumes. Il bout à 26° 5.

L'acide prussique est le poison le plus violent et le plus prompt que l'on connaisse. Il suffit d'en respirer légèrement les vapeurs pour éprouver à l'instant même un mal de tête et parfois de fortes constrictions dans la poitrine suivies d'étourdissements et de nausées. Il peut tuer l'homme à la dose de cinq centigrammes pris en une seule fois.

On ne connaît pas de véritable contre-poison de l'acide prussique. On a reconnu cependant que des inhalations de chlore ou d'ammoniaque produisent de bons effets en excitant le système nerveux.

L'acide cyanhydrique des pharmacies n'est pas l'acide pur ou concentré des chimistes, mais bien une solution aqueuse au centième qu'on est convenu d'appeler *acide cyanhydrique médicinal* ou *officinal*. C'est là un point sur lequel il est important d'être bien fixé.

L'acide prussique médicinal est un liquide incolore, d'une odeur d'amandes amères. On doit le conserver à l'abri de la lumière et dans des flacons bouchés à l'émeri, noirs ou jaunes. Comme, malgré ces précautions, il s'altère assez promptement, il est indispensable d'en vérifier le titre de temps en temps et de le renouveler dès qu'il n'a plus le degré de force exigé. — Cet acide se conserve quelquefois indéfiniment, et d'autres fois il s'altère dans l'espace de quelques heures, quoique préparé de la même manière. En s'altérant, il prend une coloration brune de plus en plus foncée, due à plusieurs corps, et surtout au *paracyanogène*, qui se dépose lentement au fond des vases. Au bout d'un temps qui n'est pas très long, on ne retrouve plus d'acide libre, ni combiné. Lorsque cette décomposition a commencé sous l'influence de la lumière, elle se continue d'elle-même dans l'obscurité.

Préparations. — Les trois premières atténuations homœopathiques se font sous forme de dilutions alcooliques, suivant le type *Cafeina*, et en prenant comme point de départ l'acide officinal ou solution aqueuse au centième. Ces trois premières dilutions devront être conservées avec les mêmes précautions que l'acide officinal.

Posologie (1) *Acide officinal* ou *solution aqueuse au* 1/100 : de cinq à quinze gouttes dans les 24 heures.

Indications principales.—Épilepsie, apoplexie, coqueluche, choléra.

ACIDUM FLUORHYDRICUM

Syn. — *Fluoris acidum, acidum fluoricum.* — **Acide fluorhydrique, Acide fluorique.** — Angl. : *Hydrofluoric Acid.*—All. : *Fluorwassersetoffsäure.*

Découvert par Scheele en 1771 ; il ne fut obtenu qu'en 1808 par Gay-Lussac et Thénard. S'obtient en chauffant, dans un appareil en plomb, 2 parties d'acide sulfurique concentré et récemment bouilli avec 1 partie de *Fluorure de calcium*, ou *spath fluor*, réduit en poudre fine.

Caractères et Propriétés. — Cet acide attaque le verre, la porcelaine, la plupart des métaux, et, en général, tous les corps qui contiennent du silicium.

(1) Sous ce titre *Posologie*, nous indiquons la dose maxima pouvant être administrée sans danger chez les adultes.

L'acide anhydre est gazeux, incolore et très soluble dans l'eau. Hydraté et aussi concentré que possible, c'est un liquide incolore, d'une densité de 1,06, bouillant vers 30° ; son odeur est piquante et pénétrante ; il produit à l'air des vapeurs blanches, épaisses, se mêle à l'eau en toutes proportions.

On le conserve dans des flacons de gutta-percha.

Préparations. — Les trois premières atténuations homœopathiques se font sous forme de dilutions, suivant le type *Acid. sulf.*, et en considérant, comme acide officinal, l'acide fluorhydrique liquide.

Indications principales. — Varices, phlébites.

ACIDUM LACTICUM

Syn.— **Acide lactique, Acide galactique.**— Angl.; *Lactic* ou *isolactic Acid.*

Découvert par Scheele. Il existe dans le suc gastrique et plusieurs de nos humeurs, dans le jaune d'œuf et dans beaucoup de liquides fermentés.

L'acide lactique s'obtient en décomposant, par l'acide sulfurique officinal, le lactate de chaux purifié. On peut aussi le retirer directement du petit lait aigri.

Pour l'avoir pur, on le transforme en lactate de zinc, que l'on décompose par un courant de gaz sulfhydrique.

Caractères et Propriétés. — L'acide lactique pur est un liquide sirupeux, incolore, inodore, incristallisable, déliquescent à l'air, d'une saveur acide franche et mordicante.

Très soluble dans l'eau, l'alcool et l'éther, qui l'enlève à sa solution aqueuse, il coagule le lait et l'albumine ; il se décompose par la chaleur.

Préparations. — Les atténuations homœopathiques se font toutes à l'alcool, suivant le type *Cafeina.*

ACIDUM MURIATICUM

Syn.— *Muriatis Acidum, Acidum Hydrochloricum;* —
Acide muriatique, Acide chlorhydrique ou hydrochlo-
rique, Esprit de sel.— Angl. : *Hydrochloric Acid.*— All. :
Salzsäure. — Ital. : *Acido idroclorico.*

Sa découverte est due à l'alchimiste Glauber. Ce n'est
pas l'acide chlorhydrique proprement dit, gazeux, qu'on
emploie en médecine, mais bien sa dissolution dans
l'eau.

Ce gaz se trouve quelquefois parmi les produits gazeux des volcans; l'eau d'un torrent des Andes, nommé
le *Rio vinagre* en raison de son acidité, en contient plusieurs millièmes à l'état de liberté.

On le prépare en traitant le chlorure de sodium, ou
tout autre chlorure pouvant donner naissance à une base
forte, par l'acide sulfurique concentré.

Cette opération se fait dans un petit ballon communiquant par un tube avec la cuve à mercure; le sel doit
être employé à l'état fondu et en gros fragments pour
éviter le boursouflement.

Lorsqu'on se propose d'obtenir la dissolution, on se
sert de sel cristallisé ou décrépité, et l'on fait usage de
l'appareil de Woulf ordinaire. Le mieux est de ne pas faire
plonger au fond du liquide les tubes qui amènent le gaz,
parce que cette solution, étant plus lourde que l'eau,
tombe sans cesse au fond; il faut refroidir les flacons.
Le volume de l'eau augmente considérablement parce que
la quantité de gaz dissoute est très forte.

Caractères et Propriétés. — Ce gaz est incolore, d'une
saveur très acide, d'une odeur très piquante. Il provoque la
toux, et il est extrêmement acide.

L'eau en dissout 480 volumes à 0°; une éprouvette de ce gaz que l'on met subitement en contact avec l'eau se remplit de ce liquide avec une telle rapidité que le choc brise d'ordinaire le vase. Il répand à l'air d'abondantes fumées dues à la combinaison du gaz avec l'humidité de l'air.

L'eau saturée d'acide chlorhydrique à 0° a pour densité 1,21; la solution officinale d'acide chlorhydrique, ou *Acide Chlorhydrique officinal*, doit être incolore et marquer 1,171 au densimètre à la température de + 15°. L'acide chlorhydrique ainsi obtenu renferme 34,4 pour cent d'acide chlorhydrique gazeux.

Préparations. — Les atténuations homœopathiques se font suivant le type *Acid. sulf.*

Indications principales. — Fièvre typhoïde, diarrhée, dyspepsie acide, ulcères de la langue.

ACIDUM NITRICUM

Syn.— *Nitri Acidum, Acidum Azoticum, Spiritus nitri acidus.* — Acide nitrique ou azotique, Esprit de nitre, Eau-forte. — Angl. : *Nitric Acid.* — All. : *Salpetersäure.* — Ital. : *Acido nitrico.*

C'est à Raymond Lulle que l'on a attribué la découverte de cet acide; il la fit, en 1225, en distillant un mélange de nitre et d'argile.

Pour obtenir cet acide, on introduit dans une cornue en verre des poids égaux d'azotate de potasse et d'acide sulfurique, en ayant soin de verser l'acide sulfurique à l'aide d'un tube à entonnoir, afin qu'il n'en reste pas dans le col de la cornue. On introduit le col du vase dans la panse d'un grand ballon, et on chauffe légèrement, après avoir entouré le récipient d'un linge plongeant dans de l'eau maintenue froide. On obtient ainsi de l'acide impur fortement coloré, marquant 1,50 au densimètre ; liquide complexe qu'on amène à une composition stable en y mêlant q. s. d'eau ; on a alors l'acide à 4 équivalents d'eau.

Le plus souvent fourni par le commerce, cet acide à besoin d'être débarrassé d'un peu d'acide sulfurique, de chlore et des produits nitreux qu'il contient. On le débarrasse d'abord du premier, en le distillant sur du nitrate de baryte ; du second, par le nitrate d'argent ; enfin des derniers, en le distillant avec addition de 1 à 2 centièmes de bichromate de potasse.

Caractères et Propriétés. — L'acide ainsi obtenu a une densité de 1,390 à + 15°, il bout à 119°.

100 grammes de cet acide renferment 54 gr. 5 d'acide azotique anhydre ou 63 gr. 6 d'acide azotique monohydraté. C'est l'acide à 4 équivalents d'eau ou *acide azotique officinal*. Liquide incolore, d'une odeur nitreuse, qui répand de légères vapeurs dans l'air et corrode les tissus organiques en les colorant en jaune.

Préparations. — Les atténuations homœopathiques se font suivant le type *Acid. sulf.*

Indications principales. — Syphilis, stomatites, dyspepsie, diarrhée, affections de la peau.

ACIDUM OXALICUM

Syn. — *Oxalis Acidum.* — Acide Oxalique, Acide de sucre. — Angl. : *Oxalic Acid.* — All. : *Oxalsäure.*

On trouve dans les rumex et dans l'oseille un sel acide, appelé le *sel d'oseille,* qui est un mélange de bioxalate et de quadroxalate de potasse. On rencontre l'oxalate de soude dans plusieurs plantes marines, et l'oxalate de chaux dans la racine de gentiane et de rhubarbe, dans certains lichens, et dans des calculs urinaires nom. més *calculs muraux*.

Pour retirer le sel d'oseille des rumex, en Suisse et dans la forêt Noire, on exprime la plante, on clarifie le jus par ébullition avec de l'argile, puis on évapore : il se dépose des cristaux de sel d'oseille. On peut en extraire l'acide oxalique, en décomposant la solution de ces cristaux par l'acétate de plomb : il se sépare de l'oxalate de plomb, qu'on traite par une quantité convenable d'acide sulfurique.

On obtient aujourd'hui cet acide artificiellement. Il se produit par l'action des corps oxydants sur un grand nombre de matières organiques; celles qui se prêtent le mieux à cette opération sont les substances qui renferment l'oxygène et l'hydrogène dans le rapport de l'eau. On fait bouillir une partie d'amidon avec huit parties d'acide azotique étendu de dix parties d'eau, jusqu'à ce qu'il cesse de se dégager des vapeurs nitreuses, puis on évapore la liqueur. Les cristaux d'acide oxalique qui se séparent sont égouttés avec soin, puis débarrassés de l'acide nitrique excédant par plusieurs cristallisations dans l'eau.

Caractères et Propriétés. — L'acide oxalique forme des prismes, qui s'effleurissent à l'air, et qui sont très solubles dans l'eau bouillante et dans l'alcool.

Il fond à 98°. Vers 170° à 180°, il se sublime en partie, mais la plus forte proportion se décompose en oxyde de carbone, acide carbonique, acide formique et eau.

Préparations. — Les trois premières atténuations homœopathiques se font sous forme de triturations.

ACIDUM PHENICUM

Syn. — Acidum Carbolicum. — Acide phénique, Acide carbolique, Hydrate de Phénile, Phénol. — Angl. : *Carbolic Açid, Phenic Acid, Phenyl Hydrate.* — All. : *Carbolsäure.*

Découvert en 1834, par Runge, dans le goudron de houille. Il existe dans le castoreum; on a signalé son existence dans l'urine des herbivores et dans celle de l'homme. On le retire des portions d'huile de houille bouillant de 170° à 195°; on les agite avec de la soude caustique, on étend d'eau pour séparer les huiles insolubles, et on précipite le phénol, dissous dans l'alcali, en sursaturant la liqueur par de l'acide chlorhydrique.

Caractères et Propriétés. — L'acide phénique pur se présente sous la forme de longues aiguilles rhomboïdales, blanches, transparentes, légèrement hygroscopiques. Il possède une odeur vive, rappelant celle de la créosote; sa saveur est mordante et il détermine sur la peau une sensation de brûlure. Il est soluble dans 5 o/o d'eau froide, très soluble dans l'alcool, l'éther, la glycérine, l'acide acétique, les huiles fixes et volatiles. Sa densité est de 1,065 ; il bout vers 188°, fond vers 42° et brûle avec une flamme peu éclairante. Il ne rougit pas le papier de tournesol. L'acide phénique se colore souvent en rose sous l'action de la lumière ; il s'y forme, sous des influences mal déterminées, de petites quantités d'acide rosolique. Aussi doit-on le conserver à l'abri de l'air et de la lumière.

Préparations. — Les trois premières atténuations se font, soit sous forme de dilutions alcooliques, soit sous forme de triturations, en partant directement de la substance. La première et la seconde atténuation, conservant une odeur assez forte, devront être placées dans l'endroit spécial réservé aux substances odorantes.

Indication principale. — Eczema.

ACIDUM PHOSPHORICUM

Syn. — *Phosphori Acidum.* — Acide phosphorique.—
Angl. : *Phosphoric Acid.* — All. : *Phosphorsäure.* — Ital. :
Acido fosforico. — Esp. : *Acido fosforico.*

Cet acide, découvert par Margraff en 1740, existe à
l'état de combinaison dans les trois règnes de la nature,
mais principalement dans les os des mammifères.

Pour l'obtenir, on a indiqué plusieurs procédés; mais,
comme pour l'usage homœopathique, il importe avant
tout de l'obtenir tel qu'il a été expérimenté sur l'homme
en santé, nous nous contenterons de citer ici la manière
qu'indique Hahnemann, auteur de ces expérimentations.

On place dans un vase de porcelaine 500 grammes d'os
calcinés et bien pilés, on verse dessus 500 grammes d'a-
cide sulfurique concentré, et on laisse le mélange pendant vingt-quatre heures, en remuant plusieurs fois avec
une spatule de verre; on ajoute ensuite 1,000 grammes
d'alcool concentré, on mêle le tout ensemble, et on l'en-
ferme dans un sac de toile qu'on soumet à l'action d'une
presse. On laisse reposer le liquide ainsi exprimé, pendant deux jours : on décante la partie claire, on la concentre au feu dans un vase de porcelaine, et on la fait
fondre en poussant la chaleur jusqu'au rouge.

Caractères et Propriétés. — Le produit obtenu doit être
transparent et clair comme le cristal. On le prend pendant qu'il
est encore chaud, on le casse en morceaux, et on le place dans
un flacon bien bouché, pour éviter que le contact de l'air ne le
fasse tomber en déliquescence.

Préparations. — Les trois premières atténuations se font suivant le type *Acid. sulf.*

Indications principales. — Diarrhée chronique, fièvre typhoïde, hémorrhagies intestinales.

ACIDUM PICRICUM

Syn. — Acide picrique, Acide carbazotique, Acide phénique trinitré. — Angl. : *Picric Acid, Carbazotic Acid, Trinitrophenic Acid.*

Découvert par Haussmann, en 1788. Il se produit par l'action de l'acide azotique sur un grand nombre de substances organiques, parmi lesquelles nous citerons la soie, la laine, l'indigo, le benjoin, l'aloès, l'acide phénique, etc.

Aujourd'hui, on le fabrique en grand en faisant agir l'acide azotique sur l'acide phénique pur ou sur un mélange, fait, au préalable, d'acide phénique et d'acide sulfurique, ou bien encore en attaquant par l'acide azotique le sulfophénate de soude cristallisé.

Caractères et Propriétés. — L'acide picrique cristallise en aiguilles prismatiques à six pans, ou en lamelles rectangulaires d'un jaune clair, d'une saveur très amère, légèrement acide, d'une odeur qui rappelle celle de l'essence d'amandes amères; solubles dans l'eau chaude, plus solubles dans l'alcool, l'éther, la benzine; fusibles, volatiles et brûlant avec flamme. Chauffé brusquement, cet acide se décompose avec explosion, mais sans détonation, à moins qu'il ne soit en grande masse et comprimé.

Préparations. — Les trois premières atténuations se font, soit sous forme de dilutions alcooliques, soit sous forme de triturations, suivant le type *Cafeina.*

ACIDUM SALICYLICUM

Syn. — **Acide salicylique.** — Angl. : *Salicylic Acid, Ortho-oxybenzoic Acid.*

Découvert par Piria, en traitant par la potasse caustique l'hydrure de salicyle ou encore de reine des prés et en précipitant ensuite par la potasse caustique. On l'obtient également en traitant par la potasse, la salicine, l'indigo, ou en décomposant par cette base l'essence de Wintergreen qui est du salicylate de méthyle.

Pour obtenir l'acide salicylique cristallisé et incolore, on dissout dans l'eau le salicylate basique, puis on ajoute un léger excès d'acide chlorhydrique pur. L'acide salicylique, qui se précipite, est égoutté sur un filtre. On le purifie par une ou deux cristallisations successives dans l'eau.

On peut l'obtenir très pur par sublimation.

Caractères et Propriétés. — Il se présente sous forme d'aiguilles blanches, inodores, à saveur sucrée, puis âcre, fusibles à + 158°, puis sublimables sans décomposition ; solubles dans 1413 parties d'eau froide, 12 parties 6 d'eau bouillante, 2 parties 4 d'alcool à 90°, et 2 parties d'éther. La solution éthérée ou alcoolique abandonne par évaporation spontanée des cristaux prismatiques assez volumineux. Avec le perchlorure de fer, l'acide salicylique et ses sels en solution donnent une magnifique coloration violette.

Préparations. — Les trois premières atténuations homœopathiques se font suivant le type *Cafeina,* soit sous forme de dilutions alcooliques, soit sous forme de triturations.

ACIDUM SULFURICUM

Syn. — *Sulfuris Acidum.* — **Acide sulfurique, Acide ou Esprit de vitriol.** — Angl. : *Sulphuric Acid.* — All. :

Schwefelsäure. — Ital. : *Acido solforico.* — Esp. : *Acido sulfurico.*

Cet acide, le plus important sans contredit que l'on connaisse, a été découvert par le moine Basile Valentin, vers la fin du xve siècle. Il existe à l'état libre dans l'eau de deux rivières d'Amérique : le *Rio-vinagre* et le *Paramo de Ruis*, et dans l'eau d'une rivière de Java.

Caractères et Propriétés. — On le connaît sous trois états différents :

1° A l'état liquide (*acide monohydraté, acide sulfurique officinal, acide sulfurique pur, acide sulfurique anglais*) ;

2° A l'état concentré impur (*acide sulfurique fumant ou glacial de Nordhausen, acide sulfurique de Saxe ou d'Allemagne*) ;

3° A l'état concret pur (*acide sulfurique anhydre*).

Pour l'usage homœopathique, nous nous servons de la seconde de ces trois sortes, *l'acide sulfurique de Nordhausen*, mais avant de l'employer, il est indispensable de le soumettre à une nouvelle distillation, en ayant soin de rejeter le premier tiers de l'acide qui passe.

L'acide de Nordhausen distillé avec soin est débarrassé non seulement des composés nitreux et du sulfate de plomb qu'il renferme toujours, mais encore d'arsenic.

Cette distillation s'effectue dans une cornue de verre chauffée par une grille circulaire ; il importe que l'ébullition se fasse par les couches supérieures, car, comme le liquide mouille le verre parfaitement et dissout fort peu de gaz, surtout à 300°, il se fait des soubresauts, et, l'acide sulfurique étant très dense, ces soubresauts sont très violents quand les bulles partent du fond. On peut régulariser l'ébullition en mettant dans la cornue quelques lames de platine.

Préparations. — Les trois premières atténuations de l'acide sulfurique se font exclusivement sous forme de dilutions : la *première* à l'eau distillée, en partant directement de la substance ; la *seconde* également à l'eau distillée ; la *troisième* avec moitié eau distillée, moitié alcool, en ayant soin de faire d'abord la dilution aqueuse, comme s'il ne devait entrer aucun autre véhicule dans la préparation, et en ajoutant l'alcool seulement au dernier moment ; la *quatrième* et les suivantes à l'alcool pur.

L'acide sulfurique nous servira de *type* pour tous les acides subissant une transformation chimique sous l'influence de l'alcool.

ACONITINE

Un des alcaloïdes retirés de la racine de l'Aconit Napel *Aconitum Napellus* (p. 35).

Caractères et Propriétés. — Cet alcaloïde se présente sous forme de tables rhomboïdales, incolores, inodores, d'une saveur amère et déterminant sur la langue un picotement particulier.

Il ne contient pas d'eau de cristallisation, fond à 183°, est peu soluble dans l'eau froide, très soluble dans l'eau chaude, l'alcool, l'éther, la benzine et surtout le chloroforme.

L'*Aconitine*, dont nous avons donné les propriétés (p. 35), est le produit cristallisé, et par suite doit être seule prescrite. Cette recommandation est d'autant plus importante que les différentes aconitines du commerce ne possèdent pas toutes la même activité, laquelle dépend non seulement de la plante qui les a fournies, mais encore des précautions prises pendant la préparation, cet alcaloïde pouvant passer à l'état de *picro-aconitine*, dont l'activité est nulle. L'aconitine cristallisée est quatre fois plus active que l'aconitine amorphe.

Préparations. — Les trois premières atténuations se font suivant le type *Digitaline.*

Posologie. — Vingt-cinq à soixante-quinze milligrammes de la première trituration centésimale (*la première que le médecin puisse prescrire*) dans les vingt-quatre heures, en ayant soin d'augmenter graduellement, doses correspondant à $\frac{1}{4}$ et à $\frac{3}{4}$ de milligramme de substance.

ADONIDINE

Glucoside découvert par Cervello, étudié par Mortagne et retiré de l'*Adonis vernalis.*

Caractères et Propriétés. — L'adonidine est amorphe, de couleur jaune serin, hygrométrique, inodore et de saveur très amère. Elle est soluble dans l'eau et l'alcool, insoluble dans l'éther anhydre, le chloroforme, l'essence de térébenthine et la benzine.

En présence des acides dilués et à chaud, elle se dédouble en glucose et en une matière résineuse.

Préparations. — Les atténuations se font suivant le type *Strychn. sulf.*

Posologie. — Cinq à quinze milligr. par jour. En dépassant cette dose, on voit survenir des vomissements et des troubles gastriques et nerveux.

Indications principales. — Affections du cœur (asystolie).

ÆTHIOPS MINERALIS

Syn. — *Hydrargyrum sulphuretum nigrum.* — Ethiops minéral, Sulfure noir de mercure.

Poudre noire, obtenue par la trituration du mercure avec le double de son poids de soufre lavé; on triture jusqu'à ce que le mercure soit bien éteint. Ce n'est d'abord qu'un mélange de mercure très divisé et de soufre, mais qui, avec le temps et par suite d'une réaction des composants, devient un mélange de sulfure de mercure et de soufre.

Préparation. — Les atténuations se font suivant le type *Ferr. métal.*

ALUMINA

Syn. — *Aluminium oxydatum, Argilla pura.* — Alumine, Argile. — Angl. : *Oxide of Aluminium, Alumina.* — All. : *Thonerde, Alaunerde.* — Ital. : *Allumina.* — Esp. : *Alumina.*

Caractères et Propriétés. — L'alumine anhydre se rencontre dans la nature en rhomboèdres; c'est, après le diamant, le plus dur des minéraux. A l'état de pureté, elle est incolore, et porte le nom de *corindon*. Le rubis, le saphyr, l'améthyste, la topaze orientale sont du corindon coloré par des traces d'oxydes étrangers. La densité de ces pierres est de 4.

La terre glaise, les argiles sont des terres plus ou moins alumineuses. L'émeri est de l'alumine impure.

L'alumine anhydre s'obtient en calcinant au rouge l'alun d'ammoniaque. C'est une poudre blanche, légère, tout à fait insoluble dans l'eau, qui happe à la langue. Elle ne fond que dans le chalumeau oxhydrique.

L'alumine hydratée se prépare en versant de l'ammoniaque ou un carbonate alcalin dans la solution d'un sel d'alumine. Elle se précipite sous forme d'une gelée, qu'on lave tant que l'eau bleuit le tournesol.

Pour l'usage homœopathique, on emploie *l'alumine*

anhydre, en ayant soin de l'obtenir aussi pure que possible.

Préparations. — Les atténuations se font suivant le type *Ferr. métal.*

AMMONIUM BROMICUM

Syn. — *Ammonii Bromidum.* — Bromure d'ammonium, Hydrobromate ou Bromhydrate d'ammoniaque. — Angl. : *Ammonic Bromide.*

Caractères et Propriétés. — Sel blanc, cristallisable en prismes quadrilatères, volatils, très solubles dans l'eau, peu solubles dans l'alcool et l'éther.

Préparations. — Les trois premières atténuations devront être faites par la trituration, comme celles des substances insolubles, dont le type est *Ferr. métal.*

AMMONIUM CARBONICUM

Syn. — *Carbonas ammonicus, Ammoniæ Carbonas.* — Ammoniaque carbonate, Carbonate d'ammoniaque, Alcali volatil concret, Sel volatil d'Angleterre, Sesqui-carbonate d'ammoniaque, Sous-carbonate d'Ammoniaque. — Angl. : *Sesquicarbonate of Ammonia, Ammonic Sesquicarbonate.* — All. : *Fluchtiges Laugensalz, Kohlensäures Ammoniak.*

Caractères et Propriétés. — Sel translucide, incolore, s'effleurissant à l'air ; odeur d'ammoniaque prononcée. Au contact de l'air, il perd de sa transparence et de l'ammoniaque en se transformant en bicarbonate, aussi faut-il tenir le flacon bien bouché. Il est soluble dans 3 p. 6 d'eau froide : l'eau bouillante le décompose.

Préparations. — Les atténuations se font jusqu'à la

troisième par la trituration, comme celles des substances insolubles, dont le type est *Ferr. metal.*

Indications principales. — Asthme, dyspnée.

AMMONIUM CAUSTICUM

Syn. — *Liquor Ammoniæ fortior.* — **Ammoniaque liquide, Alcali volatil, Esprit de sel ammoniac.** — Angl. : *Ammonic Hydrate.*

L'alchimiste Basile Valentin a, le premier, indiqué la préparation de l'ammoniaque liquide ; mais ce ne fut qu'en 1785 qu'elle fut reconnue à l'état gazeux, par Priestley. Elle existe dans l'air, dans le règne minéral, au voisinage des volcans. Les eaux et presque tous les végétaux en contiennent, mais combinée avec les acides. Rien n'est plus fréquent que sa production dans la décomposition des substances animales.

Caractères et Propriétés. — L'ammoniaque liquide est une dissolution concentrée d'ammoniaque gazeuse dans l'eau. C'est un liquide incolore, plus léger que l'eau, d'une saveur âcre et lixivielle, d'une odeur caractéristique, et tellement forte et pénétrante, qu'elle peut asphyxier. L'ammoniaque corrode les tissus animaux en les saponifiant.

Exposée à l'air, l'ammoniaque liquide perd de sa force en perdant de son gaz et en absorbant de l'acide carbonique ; il faut donc la tenir dans des flacons bien bouchés. Elle doit marquer 22° Baumé.

Préparations. — Les atténuations de l'ammoniaque se font sous forme de dilutions alcooliques et par atténuations directes, suivant le type *Cafeina.*

AMMONIUM MURIATICUM

Syn. — *Chloruretum ammonicum, Ammonii Chloridum.*

—Sel ammoniac, Muriate, Hydrochlorate ou Chlorhydrate d'ammoniaque. — Angl. : *Ammonic Chloride.*

Geber, le premier, a mentionné le sel ammoniac et a donné la manière de le purifier.

Tous les volcans exhalent du sel ammoniac, mais en petite quantité. Il n'en serait pas de même, selon M. Rossignol, des volcans de l'Amérique Centrale, d'où il s'exhalerait en abondance et se condenserait sur le sol environnant.

Autrefois, il nous venait d'Égypte, où on l'obtenait par sublimation de la suie de la fiente de chameaux. Aujourd'hui, on se le procure, en France, par la décomposition au feu des matières animales (corne, vieux cuirs), ou par le traitement des eaux du gaz d'éclairage, des eaux vannes et eaux putréfiées d'usine.

Le sel du commerce est gris ; on le purifie par solution ou par une nouvelle sublimation, alors on a le *sel ammoniac blanc.* Pour le purifier du fer qu'il contient quelquefois, il suffit d'y ajouter avant la sublimation 5 p. 100 de phosphate acide de chaux desséché ou 3 p. 100 de phosphate d'ammoniaque (Calvert).

Caractères et Propriétés. — Le chlorhydrate d'ammoniaque du commerce se trouve sous forme de pains hémisphériques, percés au milieu, inaltérables à l'air, inodores, blancs, demi-transparents, d'une texture fibreuse, d'une saveur piquante. Ses cristaux se dissolvent dans 2 p. 7 d'eau froide, dans leur poids d'eau bouillante et dans 8 p. 3 d'alcool à 90°.

Préparations. — On en fait les trois premières atténuations, soit sous forme de triturations, soit sous forme de dilutions alcooliques, suivant le type *Cafeina.*

ANTIMONIUM ARSENICUM

Syn. — **Arséniate d'antimoine.**

Caractères et Propriétés. — Poudre blanche, insipide, insoluble dans l'eau et les acides faibles. On l'obtient par l'addition d'un arséniate alcalin à du trichlorure d'antimoine.

Préparations. — Les trois premières atténuations se font par la trituration, suivant le type *Ferr. metal.*

Posologie. — o gr. 40 à 1 gr. de la 1/100 triturat. dans les 24 heures, doses correspondant à 4 et à 10 milligr. de substance.

Indications principales. — Bronchite chronique, asthme, affections du cœur (orifice aortique).

ANTIMONIUM CRUDUM

Syn. — *Stibium sulfuretum nigrum, Antimonium nigrum, Sulfuretum antimonii.* — Antimoine cru ou sulfuré. **Sulfure ou protosulfure d'antimoine.** — Angl. : *Native sesquisulphide of Antimony.* — All. : *Schwefel-spiessglanz* — Ital. : *Antimonio crudo.* — Esp.: *Protosulfuro de Antimonio.*

Le sulfure d'antimoine forme des mines abondantes; celui des pharmacies a subi une purification.

Caractères et Propriétés. — Il cristallise en longues aiguilles prismatiques, appliquées parallèlement les unes contre les autres; il en résulte des masses fragiles, d'un clivage facile, d'un gris de plomb et d'un aspect métallique assez vif. Sa poudre est noire. Il est insoluble ; sa densité est 4, 6.

Pour l'obtenir pur et propre à l'usage homœopathique, on mêle 1250 d'antimoine métallique purifié et pulvérisé avec 500 de fleur de soufre, on chauffe le mélange dans

un creuset, et lorsque la matière est en fusion, on donne
un coup de feu vif pour chasser l'excès de soufre.

Préparations. — Les trois premières atténuations se
font par la trituration, suivant le type *Ferr. metal.*

Indications principales. — Acné, anorexie, dyspepsie.

ANTIMONIUM METALLICUM

Syn. — *Stibium.* — Antimoine, Antimoine métallique.

Corps simple métallique, signalé par Pline et décrit
pour la première fois par Basile Valentin, vers le milieu
du xve siècle.

Caractères et Propriétés. — Ce métal est fourni par
le commerce en gros pains offrant à leur surface une cristallisation en *étoiles.* Cet antimoine est très impur et contient,
entre autres métaux étrangers, de l'*arsenic*, du *fer*, du *plomb*,
du *cuivre.* Il est lamelleux ou grenu, blanc bleuâtre, éclatant,
opaque, cassant; il acquiert une odeur sensible par le frottement. Densité 6,702 à 6,86.

On obtiendra un antimoine à peu près pur, et plus convenable pour l'usage homœopathique, de la manière suivante (indiquée par Basile Valentin) :

Sulfure d'antim : de France, 8.

Tartre, 6

Nitre, 3.

Ces substances pulvérisées sont mêlées et projetées par
portions dans un creuset incandescent; on amène la matière à fusion, on laisse refroidir, et on retire un culot
métallique d'antimoine que l'on sépare des scories de la
surface.

Préparations. — Les trois premières atténuations doi-

. vent être faites par la trituration, suivant le type *Ferr. met.*

ANTIMONIUM SULPHURATUM AUREUM

Syn. — Soufre doré d'antimoine. —*Antimonii Oxysulphuretum.*

En traitant les eaux-mères du kermès par un excès d'acide acétique à 3° ou par de l'acide chlorhydrique étendu, il se dépose une poudre d'un jaune rougeâtre qui, lavée et séchée, constitue le soufre doré d'antimoine. C'est un mélange de sulfure Sb S³ et de sulfure Sb S⁵.

Préparations. — Les trois premières atténuations se préparent par la trituration, suivant le type *Fer. metal.*

ANTIMONIUM SULPHURATUM RUBRUM

Syn. — *Oxydum Stibii sulphuratum rubrum, Sulphur stibiatum rubrum.*—Kermès minéral ou officinal, Oxydosulfure d'antimoine hydraté, Sulfure rouge d'antimoine.

Découvert par Glauber, c'est un mélange de sulfure d'antimoine contenant de petites quantités de sulfure de sodium, et d'oxyde d'antimoine renfermant de petites quantités de soude.

On le prépare par voie sèche ou par voie humide. Le Kermès par voie humide est de beaucoup préférable, c'est celui que nous employons pour l'usage homœopathique.

Caractères et Propriétés. — Il se présente sous la forme d'une poudre insipide, inodore, insoluble, d'un rouge brun comme velouté.

Préparations. — Les trois premières atténuations se font par la trituration, suivant le type *Ferr. met.*

Indications principales. — Bronchite chronique.

ANTIPYRINE

Découverte par Knorr, introduite dans la thérapeutique par Filehne.

Caractères et Propriétés. — Elle se présente sous la forme d'une poudre cristalline blanche, inodore, de saveur amère mais moins désagréable et moins prononcée que celle de la quinine, très soluble dans l'eau, soluble dans l'alcool, l'éther, le chloroforme.

Le véritable nom de l'antipyrine est l'*oxyméthylquinizine méthylée*, c'est-à-dire qu'elle représente l'oxyméthylquinizine dans laquelle le radical méthyle est substitué à un atôme d'hydrogène. On la prépare en traitant l'aniline, de manière à obtenir l'oxyméthylquinizine; ce produit, repris par le chlorure de méthyle, se transforme en antipyrine.

Préparations. — Les atténuations se font suivant le type *Cafeina*.

Indications principales. — Urticaire.

APOMORPHINE

S'obtient, d'après Matthiessen, en chauffant entre 140 et 150°, en tubes scellés, la morphine et un excès d'acide chlorhydrique.

Caractères et Propriétés. — Bien purifiée et récemment précipitée, l'apomorphine se présente sous la forme d'une poudre blanche, mais au contact de l'air elle verdit promptement en s'oxydant. Elle est cristallisable et se dissout dans l'eau et mieux encore dans l'alcool, l'éther et le chloroforme. Les solutions aqueuses et alcooliques sont d'un beau vert émeraude. La solution éthérée est d'un rouge pourpre et la solution chloroformée est violette.

Elle se distingue de la morphine par sa solubilité dans l'éther et le chloroforme.

En présence du perchlorure de fer très dilué, elle se colore en rose, couleur qui, au contact de l'air, passe au violet, puis au noir. L'acide nitrique la colore en rouge foncé.

Préparations. — Les trois premières atténuations se font suivant le type *Digitaline.*

Posologie. — Dix à cinquante centigrammes de la 1/100 tritur., dans les 24 heures, doses correspondant à un et à cinq milligrammes de la substance.

L'apomorphine doit toujours être employée avec la plus grande circonspection, car elle peut donner lieu à des accidents graves, surtout à des troubles du côté du cœur.

A une dose plus élevée, c'est un émétique puissant. Il faut remarquer que la dose vomitive varie suivant la susceptibilité du sujet et que souvent cinq milligrammes suffisent, tandis que parfois on peut aller jusqu'à deux centigrammes.

Indications principales. — Vomissements.

ARGENTUM

Syn. — *Argentum foliatum, Argentum metallicum.* — Argent. — Angl. : *Silver.* — All. : *Silber.* — Ital. : *Argento.* — Esp. : *Plata.*

Métal précieux, connu de toute antiquité, d'une densité de 10,47, fusible vers 1,000°. On rencontre dans la nature l'argent natif, le chlorure, le bromure, l'iodure de ce métal, et surtout son sulfure libre ou associé aux sulfures d'arsenic, d'antimoine, etc. Les principales exploitations sont en Saxe, et dans diverses parties de l'Amérique.

Caractères et Propriétés. — La couleur propre de l'argent est jaunâtre ; mais, par suite de son grand pouvoir réfléchissant, ce métal paraît parfaitement blanc. A l'état divisé, et tel que nous l'obtenons par la réduction à froid de son chlorure, il constitue une poudre d'un gris clair.

Il est inaltérable dans l'oxygène ordinaire, l'eau et l'air purs ; l'ozone le noircit en l'oxydant. Le gaz sulfhydrique le noircit en présence de l'humidité : c'est donc un métal attaquable dans l'air atmosphérique.

L'argent qu'on trouve dans le commerce étant toujours allié à d'autres métaux et principalement à du cuivre, il est très important, pour l'usage homœopathique, d'avoir ce métal complètement pur. Aussi, avons-nous adopté le procédé suivant, qui paraît le mieux conduire au but.

On introduit du chlorure d'argent fondu dans une capsule de platine contenant déjà de l'eau aiguisée d'acide sulfurique et une lame de zinc exempt de métaux étrangers. En moins de douze heures, l'argent est amené à l'état d'alliage volumineux, gris foncé : la lame de zinc est alors retirée, la liqueur décantée et l'argent traité à froid par de l'acide sulfurique étendu, qui dissout le zinc et laisse l'argent sous forme d'une poudre, qu'il suffit de laver soigneusement et de sécher.

Préparations. — Les trois premières atténuations se font par la trituration. Type *Ferr. métal.*

ARGENTUM BROMICUM

Syn. —Bromure d'argent.—Angl. : *Argentic Bromide.*

ARGENTUM IODATUM

Syn. — *Argenti Iodidum.* — Iodure d'argent. — Angl. *Argentic Iodide.*

ARGENTUM MURIATICUM

Syn. — *Argenti Chloridum.* — **Chlorure** d'argent. —
Angl. *Argentic Chloride.*

Caractères et Propriétés. — Le *bromure*, le *chlorure* et
l'*iodure d'argent* mélangés séparément au sucre de lait subissent, à la longue, une action réductrice.

D'un autre côté, ces trois sels étant insolubles dans l'eau,
l'alcool, etc., il est impossible d'en préparer les premières atténuations par la voie liquide.

Préparations. — Le meilleur moyen est encore de les
préparer par la trituration, en ayant soin de faire les
trois triturations aussi rapidement que possible et de
faire immédiatement, par la voie liquide, les atténuations suivantes.

On procède, pour ces dilutions, de la même manière
que pour toutes les substances insolubles, dont le type est
le *Ferr. metal.*

La lumière solaire décomposant plus ou moins ces trois
sels, les trois premières atténuations de chacun d'eux
doivent être conservées dans des vases jaunes ou noirs
et dans un endroit obscur.

En raison des réactions chimiques que nous avons
signalées plus haut, il sera prudent de renouveler ces triturations, au moins deux fois l'année.

ARGENTUM NITRICUM

Syn. — *Argenti Nitras, Azotas* ou *Nitras argenticus.* —
Azotate ou Nitrate d'argent. — Angl. : *Nitrate of Silver,*
Lunar Caustic. — All.: *Salpetersäures Silber.*

Caractères et Propriétés. — Cristallise en tables transparentes, incolores, anhydres, parfaitement neutres, d'une saveur
styptique et métallique désagréable. Il est très caustique, so-

luble dans une partie d'eau distillée froide, 1/2 partie d'eau distillée bouillante, 4 parties d'alcool chaud et 10 parties d'alcool froid. Densité 4,355.

Le sucre de lait exerçant une action réductrice sur les sels d'argent, on ne doit point faire, par la trituration, les atténuations de ce médicament.

D'autre part, lorsqu'on fait agir l'alcool en excès sur l'azotate d'argent, il se produit une matière blanche, cristalline, le fulminate d'argent, composé extrêmement dangereux à manier, détonant par le moindre choc, par le plus léger frottement ou ébranlement.

Préparations. — Nous préparons donc les *trois premières atténuations* de l'*argentum nitricum* sous forme de *dilutions* :

La *première* se fait complètement à l'eau distillée.

La *seconde*, avec 1/2 eau distillée, 1/2 alcool.

La *troisième*, à l'alcool.

Ce sel, étant décomposé par l'effet de la lumière solaire, doit être conservé, ainsi que ses trois premières dilutions, dans des vases jaunes ou noirs et dans un endroit obscur.

Indications principales. — Gastralgie, ulcère de l'estomac, ataxie locomotrice.

ARGENTUM OXYDATUM

Syn. — *Argenti Oxidum*. — Oxyde d'argent, Protoxyde d'argent. — Angl. : *Argentic Oxide*.

Caractères et Propriétés. — L'oxyde argentique est une poudre brune, noire ou d'un noir bleuâtre, soluble dans environ 3,000 parties d'eau, douée d'une faible réaction alcaline sur le papier de tournesol et d'une densité de 7,14. C'est une base puissante qui neutralise complètement les acides, et qui, exposée encore humide au contact de l'air, en attire l'acide carbonique.

Chauffé à 60 ou 70°, l'oxyde d'argent est exempt d'eau ; à 100° ou à la lumière solaire, il perd une partie de son oxygène. Une calcination plus forte en ramène la décomposition complète.

Il cède facilement tout ou partie de son oxygène aux corps oxydables, et ce que nous avons dit à propos du bromure, du chlorure et de l'iodure d'argent, s'applique également à l'oxyde d'argent.

Préparations. — Les atténuations de cet oxyde sont donc les mêmes que celles que nous avons indiquées pour ses sels.

On devra également prendre les mêmes précautions, aussi bien pour l'exécution de ces différentes préparations que pour leur conservation.

Indications principales. — Chlorose ménorrhagique, métrorrhagies.

ARSENICUM ALBUM

Syn. — *Acidum arseniosum, Metallum album.* — Arsenic, Arsenic blanc, Oxyde blanc d'arsenic, Anhydride arsénieux. — Angl.: *Arsenious Acid, White Arsenic.* — All. : *Weisser Arsenik.* — Ital. : *Acido arsenioso.* — Esp. : *Arsenico blanco.*

L'acide arsénieux s'obtient en grand, dans les arts, par le grillage du mispickel ou arséniosulfure de fer, et accessoirement, par le grillage des minerais arsénifères de cobalt et de nickel.

Caractères et Propriétés. — Il est solide, en masses convexes d'un côté et concaves de l'autre, vitreuses ou opaques. La poudre est blanche et a toute l'apparence du *sucre pulvérisé*. Densité de l'acide vitreux, 3,70 ; densité de l'acide opaque ou porcelanique, 3,95. Projeté sur des charbons ardents, l'acide arsénieux se décompose en répandant une *odeur d'ail* caractéristique. Le goût de l'acide arsénieux n'est pas âcre, comme on le croit communément, mais au contraire légèrement doux. Il est sans odeur.

L'acide vitreux est plus soluble dans l'eau que l'acide opaque. Ainsi l'eau qui dissout jusqu'à 4 o/o d'acide vitreux ne dissout que 1,20 à 1,30 o/o d'acide opaque. D'ailleurs, ni l'un ni l'autre n'ont une solubilité constante. L'acide opaque se transforme en acide vitreux par une ébullition prolongée dans l'eau. Sous l'influence de l'eau, à une basse température, l'acide vitreux acquiert les propriétés de l'acide opaque et comme celui-ci est moins soluble dans l'eau, il se dépose peu à peu de la solution froide d'acide vitreux abandonnée à elle-même.

La pulvérisation diminue la solubilité de l'acide vitreux.

A + 15°, l'acide vitreux est moins soluble dans l'alcool faible que l'acide opaque, ainsi :

	Alcool 56°	Alcool 79°	Alcool 86°	Alcool absolu
100 parties d'alcool dissolvent à				
Acide arsénieux opaque	1,680	1,430	0,715	0,025
— — vitreux	0,504	0,540	—	1,060

On voit que, tandis que la solubilité de l'acide vitreux augmente avec la richesse de l'alcool, celle de l'acide opaque va en diminuant.

Préparations. — Pour *l'usage homœopathique*, nous croyons devoir employer de préférence *l'acide opaque* ou *porcelanique*, en raison de sa plus grande solubilité dans l'alcool non absolu.

Les *trois premières atténuations* se font donc soit sous forme de triturations, soit sous forme de dilutions, et avec la substance même comme point de départ.

Pour les dilutions, nous nous servons *d'alcool à 56°*.

Indications principales. — Choléra, diarrhée chronique, fièvre typhoïde, fièvres éruptives graves, fièvre intermittente, maladies de la peau, asthme, phthisie, pneumonie, pleurésie, chlorose ménorrhagique, gangrène, névralgies.

ARSENICUM CITRINUM

Syn. — *Arsenicum sulphuratum flavum, Sulfuratum arsenici-flavum, Auripigmentum.* — Arsenic jaune, Per ou Trisulfure d'arsenic, Sulfure jaune d'arsenic, Orpiment, Orpin. — Angl.: *Orpiment, Arsenious Sesquisulphide.*

Caractères et Propriétés. — Le sulfure jaune d'arsenic nous vient de la Perse et du Japon ; il est d'un jaune d'or (*Orpin doré*), en masses composées de lames demi-transparentes ; il est inodore, insipide, insoluble et volatil par la chaleur.

Il est très répandu dans le commerce, et comme il contient une forte proportion d'acide arsénieux non combiné, il est beaucoup plus vénéneux que le sulfure rouge.

Pour l'usage homœopathique, nous n'employons que le sulfure jaune d'arsenic pur, obtenu en faisant passer jusqu'à refus un courant d'hydrogène sulfuré bien lavé dans une solution chaude d'acide arsénieux dans un mélange d'acide chlorhydrique officinal et d'eau distillée.

Préparations. — Les *trois premières atténuations* se font par la trituration.

ARSENICUM IODATUM

yn. — *Arsenici Iodidum.* — Arsenic iodé, Iodure d'arsenic. — Angl.: *Arsenious Iodide.*

Ce composé se forme directement (Plisson). On l'obtient le plus facilement en faisant agir de l'arsenic en poudre sur une solution d'iode dans le sulfure de carbone, qui dissout l'iodure d'arsenic formé et l'abandonne cristallisé par l'évaporation.

Caractères et Propriétés. — Il forme des lamelles brillantes, d'un rouge brique, fusibles et volatiles sans décomposition. L'eau en grand excès dissout l'iodure d'arsenic sans résidu ; mis en digestion avec un peu d'eau, il se décompose en donnant de l'acide iodhydrique et une combinaison d'anhydride arsénieux, d'iodure d'arsenic et d'eau.

Préparations. — Les *trois premières atténuations* se font par la trituration.

ARSENICUM RUBRUM

Syn. — *Arsenicum sulphuratum rubrum.* — Sulfure rouge d'arsenic, Réalgar, Bisulfure d'arsenic, Arsenic rouge, Orpin rouge. — Angl.: *Arsenious Sulphide, Realgar.*

Origine. — On le trouve en Bohême, en Chine et au Japon, où il forme des stalactites considérables ; les habitants en font des pagodes, des vases pour différents usages.

On l'obtient en distillant un mélange de pyrite et de mispickel, ou en fondant 75 parties d'arsenic avec 32 parties de soufre.

Caractères et Propriétés. — Il est rouge orangé, insipide, inodore, insoluble dans l'eau, l'alcool et l'éther.

Préparations. — Les *trois premières atténuations* se font par la trituration.

ATROPINUM

Syn. — Atropine. — Angl.: *Atropine, Atropia.* — All.: *Alkaloid der Tollkirsche.*

Un des alcaloïdes que l'on retire de la racine de Belladone, *Atropa belladona*, plante herbacée de la famille des Solanées.

Caractères et Propriétés. — L'atropine cristallise en fines aiguilles soyeuses, anhydres, incolores, inodores, d'une saveur âcre et amère, fusibles à 113°, 5.

Elle est soluble dans 200 parties d'eau froide, 54 parties d'eau bouillante, 2 1/2 parties d'alcool à 90° et 60 parties d'éther. Elle est très soluble dans le chloroforme et plus soluble encore dans l'alcool amylique. Sa solution aqueuse s'altère rapidement au contact de l'air, devient jaune et prend une odeur repoussante. Malgré ces modifications physiques, ses propriétés toxiques sont encore aussi développées.

L'atropine se combine avec les acides, mais ces sels cristallisent difficilement et se colorent à l'air.

Préparations. — Les trois premières atténuations homœopathiques se font suivant le type *Digitaline.*

Posologie. — Cinq à vingt centigrammes de la première trituration centésimale (*la première que le médecin puisse prescrire*) dans les vingt-quatre heures, en ayant soin d'augmenter graduellement, doses correspondant à 1/2 et à 2 milligrammes de substance.

ATROPINA SULFURICA

Syn. — *Atropiæ Sulphas*. — Sulfate d'atropine. — Angl. : *Atropic Sulphate.*

La plus importante des préparations d'atropine.

Caractères et Propriétés. — Cristallise en aiguilles déliées, incolores et réunies en aigrettes. Inodore, très soluble dans l'eau, soluble dans l'alcool, peu soluble dans l'éther.

100 parties contiennent 85,50 d'atropine.

Préparations. — Les atténuations se font de la même manière que celles de l'atropine.

Posologie. — Mêmes doses que l'atropine.

Indications principales. — Douleurs fulgurantes.

AURUM FOLIATUM

Syn. — *Aurum metallicum.* — **Or en feuilles, Or métallique, Or pur.** — Angl. : *Gold.* — All. : *Gold, Blattgold.*
— Ital. : *Oro.* — Esp. : *Oro.*

L'or existe constamment à l'état natif, soit dans le sein
de la terre, en filons toujours peu abondants, et ordinairement allié d'un peu d'argent ou de cuivre, soit en
petites masses nommées *pépites,* soit accompagné de
sulfures métalliques, soit enfin sous forme de paillettes
dans le sable de certaines rivières.

Caractères et Propriétés. — L'or est un métal de couleur
jaune, très brillant, inodore, fusible à 32° pyrométriques ou
1,097 du thermomètre à air, tenace, très ductile, très malléable,
très pesant (19,258), insoluble dans l'acide nitrique, soluble
dans l'eau régale.

Pour l'usage homœopathique, nous employons l'or
précipité, obtenu en ajoutant, à une solution de chlorure
d'or, un excès de solution de sulfate ferreux ; le précipité
d'or en poudre très ténue est lavé par décantation, avec
de l'eau aiguisée d'acide chlorhydrique, puis avec de l'eau
pure.

Préparations. — Les *trois premières atténuations* se
font par la trituration suivant le type *Ferrum met.*

Indications principales. — Maladies des os, scrofule,
syphilis, coryza chronique, ozène, hypochondrie.

AURUM IODATUM

Syn. — **Iodure aureux, Protoiodure d'or.**

C'est le plus stable des iodures d'or. Il se forme par

l'action de l'acide iodhydrique sur le sesquioxyde d'or, avec mise en liberté d'iode.

De même, lorsqu'on traite le chlorure d'or par une solution d'iodure de potassium, les 2/3 de l'iode de ce dernier sont mis en liberté, et il se produit de l'iodure aureux.

Caractères et Propriétés. — Il est jaune, insoluble dans l'eau et dans l'alcool.

Préparations. — On est donc obligé, malgré la légère décomposition de ce sel par le sucre de lait, d'en préparer les trois premières atténuations par la trituration. On devra *toujours conserver* ces trois premières triturations dans des flacons jaunes ou noirs et à l'abri de la lumière.

AURUM MURIATICUM

Syn. — *Aurum chloruretum.* — Chlorure aurique, Perchlorure ou Trichlorure d'or, Muriate d'or. — Angl.: *Auric Chloride, Trichloride of Gold.* — All.: *Gold Chloride.*

On le prépare généralement par la dissolution de l'or dans l'eau régale et faisant ensuite évaporer la liqueur à une température un peu supérieure à 100°.

Caractères et Propriétés. — Il se présente alors sous forme d'une masse rouge-brun, déliquescente, plus foncée à chaud qu'à froid, n'ayant qu'une apparence confusément cristalline.

Le trichlorure d'or perd facilement du chlore sous l'influence de la chaleur; la lumière l'altère pareillement. Il est très soluble dans l'eau et dans l'alcool et se dissout également bien dans l'éther, qui, par l'agitation, l'enlève à sa solution aqueuse.

Préparations. — La *lactose* ou *sucre de lait* décomposant le chlorure d'or, il est préférable de préparer les *premières atténuations homœopathiques* de ce sel, sous forme de dilutions alcooliques. Ces trois premières atténuations, et à plus forte raison le chlorure d'or lui-même, devront toujours être conservées dans des flacons jaunes ou noirs et à l'abri de la lumière.

AURUM SULFURICUM

Syn. — Sulfure aureux, Sulfure d'or.

Poudre d'un brun foncé, qui se précipite lorsqu'on fait passer un courant d'hydrogène sulfuré dans une solution bouillante de chlorure aurique (Berzélius). Il serait possible pourtant que ce précipité ne fût que de l'or métallique.

Préparations. — Les *trois premières atténuations homœopathiques* se font par la trituration, comme celles de l'iodure d'or, et doivent également être conservées à *l'abri de la lumière.*

BARYTA ACETICA

Syn. — Acétate de baryte. — Angl.: *Baric Acetate, Acetate of Barium.* — All. *Essigsäurer Baryt.*

On l'obtient en dissolvant dans l'acide acétique le carbonate ou le sulfure de baryum.

Caractères et Propriétés. — Les cristaux obtenus s'effleurissent à l'air: ils ont une réaction alcaline. Ils sont solubles dans 1, 2 p. d'eau froide et 1,1 d'eau bouillante, dans 100 p. d'alcool froid et 67 p. d'alcool bouillant. Insolubles dans l'alcool absolu.

Préparations. — Les *premières atténuations* se font par la voie liquide, la première avec 1/2 eau, 1/2 alcool, les suivantes à l'alcool.

BARYTA CARBONICA

Syn. — Barytæ Carbonas. — Baryte carbonatée, Carbonate neutre de baryte. — Angl.: *Baric Carbonate, Carbonate of Barium.* — All.: *Kohlensäurer Baryt.*

On le rencontre dans la nature en masses fibro-compactes blanc-jaunâtre ou en cristaux incolores; c'est la *withérite* des minéralogistes; les plus beaux échantillons viennent d'Alston-Moor. Densité, 4, 29 . On peut préparer ce sel par double décomposition, en précipitant le nitrate ou le chlorure de baryum par un soluté d'un carbonate alcalin. C'est le moyen employé pour l'obtenir pur.

Caractères et Propriétés. — Il se dissout dans 4,000 parties d'eau; la présence de l'acide carbonique augmente cette solubilité. Il est vénéneux.

Préparations. — Les *trois premières atténuations* se font par la trituration, de même que pour les substances insolubles dont le type est le *Ferr. metal.*

Indications principales. — Amygdalite, angines.

BARYTA MURIATICA

Syn. — Chloruretum baryticum, Barii Chloridum. — Chlorure de baryum, Baryte muriatée, Muriate ou Hydrochlorate de baryte. — Angl. : *Baric Chloride, Chloride of Barium.* — All. : *Salzsäurer Baryt, Chlor Baryum.*

Caractères et Propriétés. — Sel incolore, cristallisé en prismes rhomboïdaux, efflorescent, d'un goût salé, amer et nauséeux, soluble dans deux parties et demie d'eau, un peu soluble dans l'alcool.

On l'obtient pur et propre à l'usage homœopathique en

faisant digérer à chaud la dissolution du sel du commerce avec du carbonate de baryte, ajoutant ensuite du sulfure de baryum à l'ébullition, filtrant et faisant cristalliser deux ou trois fois dont la première en présence d'une petite quantité d'acide chlorhydrique pur.

A forte dose c'est un poison.

Préparations. — Les *trois premières atténuations* se font par la trituration. Type *Ferr. metal.*

BISMUTHUM METALLICUM

Syn. — **Bismuth métallique, Plomb cendré, Marcassite blanche.**

Corps simple, métallique, qui existe dans la nature à l'état natif, à l'état d'oxyde et de sulfure, en France, en Suède, en Allemagne. Il a été longtemps confondu avec le plomb.

Caractères et Propriétés. — Solide, blanc rosé, *ce qui le distingue de l'antimoine, qui est blanc bleuâtre*, brillant, lamelleux, friable, très fusible (264°); d'une densité de 9,82. Le métal fondu cristallise facilement en trémies rhomboëdriques, par le refroidissement.

Le Bismuth du commerce est très impur, plombique et arsenical. On le purifie en le réduisant en poudre, le mêlant avec 1/20 de nitre, chauffant lentement jusqu'au rouge dans un creuset, laissant refroidir et recommençant l'opération une seconde fois avec la même proportion de nitre.

Préparations. — On devra en préparer les trois premières atténuations par la *trituration*, suivant le type *Ferrum metal.*

BISMUTHUM NITRICUM

Syn. — *Bismuthi Magisterium, Bismuthi Subnitras.* —
Bismuth, Magistère de bismuth, Sous-nitrate de bismuth,
Blanc de fard, Blanc d'Espagne.— Angl. : *Bismuth Subni-
trate, White Bismuth, Magistery of Bismuth.* — All.: *Salpetersäures Wissmuth.*

Voici la meilleure préparation du sous-nitrate de bismuth que nous ayons, c'est celle donnée par le *Codex
Français.*

Bismuth purifié par le procédé précédemment indiqué.... 200
Acide azotique officinal............................... 460
Eau distillée... 440

Mettez l'acide et l'eau dans un matras, introduisez-y
peu à peu le métal en poudre grossière; l'effervescence
ayant cessé, portez à l'ébullition jusqu'à dissolution complète, ajoutez de l'eau jusqu'à commencement de précipité persistant, filtrez, évaporez aux 2/3, et laissez cristalliser. Lavez les cristaux ainsi obtenus avec de l'eau
acidulée (1 *partie d'acide pour 4 parties d'eau*), faites-
les égoutter et triturez-les avec 4 fois leur poids d'eau.
Versez la bouillie ainsi obtenue dans 20 parties d'eau
bouillante, en agitant vivement. Lavez le précipité recueilli sur une toile avec 5 parties d'eau distillée, expri-
mez-le et séchez-le à une douce chaleur.

Le liquide, surnageant le précipité, retient une certaine
quantité de nitrate de bismuth extrêmement acide; sur-
saturé par l'ammoniaque, il fournit un précipité d'oxyde
hydraté.

Caractères et Propriétés. — Le sous-nitrate de bismuth est
d'un beau blanc nacré. Quand il est pur, il résiste assez bien
à l'action de la lumière, mais il se colore promptement au con-

tact de certaines matières organiques. On doit le conserver à l'abri des émanations sulfureuses qui le colorent en brun.

Préparations. — Les *trois premières atténuations* se font par la *trituration,* suivant le type *Ferrum metal.*

BISMUTHUM SALICYLICUM

Syn. — **Salicylate de Bismuth.**

Pour l'obtenir, on précipite l'azotate acide de bismuth bien cristallisé, dans 500 fois son poids d'eau rendue faiblement alcaline par de la lessive de soude et contenant en dissolution un poids de salicylate de soude double de celui de l'azotate de bismuth employé.

Après le dépôt du précipité, on décante le liquide surnageant, on lave trois fois le précipité, pour enlever toute trace de salicylate de soude, puis on le fait sécher rapidement à une température de 40°.

On a ainsi le *salicylate acide de bismuth.*

Si on continue à laver davantage le précipité ci-dessus, on obtient le *salicylate basique de bismuth,* qui est légèrement jaunâtre, tandis que le premier est blanc.

Celui que nous employons en homœopathie est le *salicylate basique,* il contient plus de 76 o/o d'oxyde de bismuth et seulement 23 parties d'acide salicylique.

Le *salicylate acide* renferme environ 40 o/o d'acide et 50 o/o d'oxyde.

Préparations. — Les *trois premières atténuations* se font par la *trituration,* suivant le type *Ferrum métal.*

BORAX VENETA

Syn. — *Boras, Sub-boras sodæ, Sodæ Boras, Natrum*

biboracicum. — **Borax**, Sous-borate de soude, Soude bora-
tée. — Angl.: *Sodic Pyroborate, Acid Borate of Sodium.*
— All.: *Borax.* — Ital. : *Borace.* — Esp. : *Borax.*

Existe en dissolution dans les eaux de différents lacs,
qui le laissent cristalliser par leur desséchement. Aujour-
d'hui, on le fabrique artificiellement en France avec le
carbonate de soude et l'acide borique des lagoni de la
Toscane. Payen, qui a établi cette industrie, a fait voir
qu'en changeant les circonstances de cristallisation, on
faisait varier la forme, la composition et les propriétés du
sel ; de sorte qu'il existe aujourd'hui deux *borax :* le
prismatique et l'*octaédrique.* Dans la préparation ci-dessus, l'acide carbonique se dégage et le borax cristallise
par le refroidissement. Les cristaux qui se déposent à une
température supérieure à 56° sont *octaédriques,* ceux qui
se forment au-dessous de 56° sont *prismatiques.* Ils ne
diffèrent que par un certain nombre d'équivalents.

Caractères et Propriétés. — Le *borax prismatique,* celui
employé en homœopathie, est en prismes hexagonaux terminés
par un pointement à trois faces, un peu opaques ; il est d'une
saveur légèrement alcaline, et s'effleurit à l'air. Il se dissout dans 22 parties d'eau froide et dans 2 parties d'eau
bouillante ; il est insoluble dans l'alcool à 90°.

Préparations. — Les *trois premières atténuations* se
font par la *trituration,* suivant le type *Ferrum métal.*

Indications principales. — Stomatite aphtheuse.

BROMUM

Syn. — *Bromum, Brominium.* — **Brome.** — Angl. : *Bro-
mine.* — All. : *Brom.* — Ital. : *Bromo.*

Corps simple métalloïdique, découvert en 1826 par
Balard dans les eaux-mères des salines, qui le contiennent

à l'état de bromure de magnésium ; il existe aussi dans quelques plantes marines :*fucus vesiculosus,serratus*,etc., dans la plupart des mollusques, dans les polypiers, dans les éponges, dans quelques minéraux, dans quelques eaux minérales.

Caractères et Propriétés. — Liquide rougeâtre, répandant des vapeurs rouges dans l'air, d'une odeur très désagréable, se concrétant à — 25°, et ayant alors l'aspect de l'iode. Densité 2,99 à + 15°. Il bout à 63° et se volatilise sans résidu. Très soluble dans l'alcool et surtout dans l'éther, soluble dans 32 parties d'eau environ.

Préparations. — Le brome, en se dissolvant dans l'al-cool, réagit assez vivement sur lui en donnant naissance à du bromure d'éthyle (*composé souvent détonant*), du bromal, du bromure de carbone, de l'acide formique, etc.

La première et la seconde dilution de brome doivent donc être faites à l'eau et directement avec la substance, et souvent renouvelées.

La troisième dilution sera faite avec 1/2 eau, 1/2 alcool.

Ces trois dilutions devront toujours être conservées dans des flacons jaunes à l'émeri, et à l'abri de la lumière.

Pour le brome, encore plus que pour l'iode, on devra avoir soin de ne jamais préparer les premières atténuations, soit sous forme de triturations, soit sous forme de globules.

Indications principales. — Croup, diphtérie, laryngites.

BRUCINE

Syn. — *Brucium.* — Brucine, Angusturine.

On retire la brucine de la fausse angusture, qui la contient presque exempte de strychnine ou encore des eaux-mères alcooliques de la strychnine. On sature ces eaux-mères par l'acide oxalique, on évapore; les cristaux d'oxalate de brucine, lavés à l'alcool absolu froid, sont dissous dans l'eau. La solution additionnée d'un excès de chaux caustique laisse précipiter la brucine qui est recueillie, séchée et reprise par l'alcool bouillant. On filtre, la brucine cristallise au sein de la solution alcoolique; on la purifie par de nouvelles cristallisations (*Codex*).

Caractères et Propriétés. — Substance cristallisable en prismes rhomboïdaux obliques, inodore, très amère, fusible à 105°, soluble dans 500 parties d'eau bouillante et dans 850 parties d'eau froide, très soluble dans l'alcool, insoluble dans l'éther. L'acide chlorique la colore en rouge; l'acide azotique la colore en rouge-incarnat, et en violet, si l'on fait intervenir le protochlorure d'étain, ou le sulfhydrate d'ammoniaque, ou le sulfhydrate de sulfure de sodium.

Préparations. — Les *trois premières atténuations* se font suivant le type *Strychn. sulf.*

Posologie. — Dix centigrammes à un gramme de la 1/10 trituration, doses correspondant à un et à dix centigrammes de la substance.

CADMIUM CARBONICUM

Syn. — Carbonate de cadmium.

S'obtient en décomposant un sel de cadmium par un carbonate soluble.

Caractères et Propriétés. — Le précipité lavé et séché est insoluble dans l'eau et dans le carbonate d'ammoniaque. Cette propriété est utilisée pour séparer le cadmium du zinc et du cuivre.

Préparations. — Ses atténuations se font suivant le type *Ferrum metal*.

CADMIUM IODATUM

Syn. — Iodure de cadmium.

Peut s'obtenir en faisant passer des vapeurs d'iode sur du cadmium fondu, ou bien en faisant digérer de l'iode et du cadmium humectés d'un peu d'eau.

Caractères et Propriétés. — Le sel est blanc, nacré, très brillant, inaltérable à l'air et très soluble dans l'eau et dans l'alcool.

Préparations. — Ses atténuations se font suivant le type *Cafeina*.

CADMIUM SULFURICUM

Syn. — *Cadmium sulphuratum, Cadmii sulphas.* —Sulfate neutre de cadmium. — Angl. : *Cadmic Sulphate*.

Le cadmium forme avec l'acide sulfurique plusieurs sulfates, dont la composition dépend des circonstances où le produit s'est formé. Pour obtenir le sulfate neutre, on dissout dans l'acide sulfurique étendu l'oxyde ou le carbonate de cadmium ; on évapore et on fait cristalliser.

Caractères et Propriétés. — Le sulfate de cadmium forme de gros cristaux prismatiques incolores, ayant l'aspect du sucre candi blanc, d'une saveur styptique, efflorescents, solubles dans leur poids d'eau environ.

Préparations. — Les trois premières atténuations se font par la trituration, suivant le type *Ferrum métal*.

CAFEINA

Syn. — **Caféine.**

Considérée comme un alcaloïde faible, la caféine est plutôt un corps d'apparence glucoside, que l'on obtient des feuilles sèches du *thé*, des graines desséchées du *café* , du *guarana*, et qu'on rencontre aussi dans un certain nombre d'autres plantes.

Caractères et Propriétés. — La caféine cristallise en belles aiguilles incolores, soyeuses, légères, inodores, d'une saveur amère, et neutres. Elle est inaltérable à l'air, se dissout dans 93 parties d'eau à 12°, dans 25 parties d'alcool à 90° froid, dans 300 parties d'éther et 9 parties de chloroforme.

Elle se dissout dans les acides, mais ne semble pas pouvoir former des sels.

Le *citrate de caféine* est un sel mal défini, dans lequel la présence de l'acide citrique facilite la dissolution de la caféine.

La *chlorhydrate de caféine* s'effleurit à l'air en perdant de l'acide chlorhydrique. L'eau et l'alcool le détruisent en régénérant la caféine.

Le *valérianate de caféine* est aussi instable que les précédents.

Préparations. — Elles se font, soit sous forme de dilutions alcooliques, et *directement avec la substance*, soit sous forme de triturations, en opérant comme il est indiqué aux notions générales.

La caféine nous servira de type pour les préparations des substances minérales et des produits chimiques solubles dans l'alcool et qu'on peut employer à dose plus élevée que le centigramme.

Quant à ses sels, les trois premières atténuations doivent toujours être faites sous forme de triturations.

Indications principales. — Migraines, névralgies, insomnie.

CALCAREA ACETICA

Syn. — Acetas Calcicus. — Acétate de chaux, Chaux acétatée, Acétate calcique. — Angl. : *Impure Calcic Acetate, Impure Acetate of Lime.*

On prépare ce sel, industriellement, pour les besoins de la fabrication de l'acide acétique. L'acide pyroligneux brut est saturé par de la chaux ; le pyrolignite de calcium, ainsi obtenu, est soumis à une calcination modérée, qui détruit la majeure partie des impuretés renfermées dans l'acide : on dissout dans l'eau, et la solution clarifiée au moyen du sang, ou mieux de l'albumine, est soumise à l'évaporation.

Pour l'obtenir cristallisé, il faut ajouter à 1 volume d'une solution d'acétate de calcium, renfermant 27 o/o de sel sec, 5 à 10 volumes d'alcool à 88° ; le mélange dépose des cristaux après 24 heures.

Caractères et Propriétés. — Aiguilles prismatiques brillantes, peu solubles dans l'alcool, très solubles dans l'eau : elles s'effleurissent dans l'air sec.

Préparations. — Les trois premières atténuations se font sous forme de dilutions, *la première et la deuxième à l'eau, la troisième à l'alcool, et, de préférence*, sous forme de triturations.

Indications principales. — Diarrhée des enfants.

CALCAREA CARBONICA

Syn. — Carbonas calcicus, Testæ Ostreæ. — Carbonate

ou sous-carbonate de chaux, Chaux carbonatée. — Angl. :
— *Impure calcic Carbonate, Impure Oarbonate of Lime.*

Un des corps les plus répandus dans la nature, il s'y présente sous les formes les plus variées, et toutes ces variétés portent des noms particuliers ; on peut les réunir sous le nom générique de *calcaire.*

On trouve ce *calcaire* tout formé, aussi bien dans le règne animal et dans le règne végétal, que dans le règne minéral.

Pour l'usage homœopathique, nous nous servons du carbonate de chaux provenant de l'écaille d'huître. A cet effet, nous brisons une écaille d'huître épaisse, et nous enlevons la substance blanche calcaire qui se trouve à l'intérieur entre les deux surfaces. Le carbonate ainsi obtenu n'est pas chimiquement pur, il ne peut cependant être remplacé par aucune autre préparation, car c'est celui qui a servi aux expériences de Hahnemann.

Préparations. — Les trois premières atténuations de ce sel, *insoluble dans l'eau et dans l'alcool,* se font par la trituration suivant le type *Ferrum metal.*

Indications principales. — Phtisie pulmonaire, meningite tuberculeuse, diarrhée, dyspepsie, coliques hépatiques, scrofule, affections des os, conjonctivite, orgeolet, kystes.

CALCAREA CAUSTICA

Syn. — *Calx viva* ou *pura, Calcis hydras.* — **Chaux vive** ou **caustique.** — Angl. : *Calcic Hydrate, Slaked Lime.* — All. : *Kalk.* — Ital. : *Kalce.*

Caractères et Propriétés. — Substance blanche, soluble sans effervescence dans les acides, d'une densité de 2, 3, d'une saveur brûlante et caustique, très avide d'acide carbonique et d'eau. Lorsqu'on verse de l'eau sur la chaux, il se produit un degré de chaleur considérable (300°), accompagné d'un bruit particulier; c'est le meilleur moyen pour l'obtenir en poudre.

La chaux peut solidifier 31 o/o de son poids d'eau. Elle constitue, en cet état, la *chaux éteinte* ou *hydratée*. L'hydrate de chaux est soluble dans environ 778 parties d'eau à 15° et seulement dans 1,270 parties d'eau bouillante.

La présence des alcalis, potasse ou soude, diminue considérablement la solubilité de la chaux dans l'eau. D'autres substances, au contraire, telles que le sucre et la mannite, favorisent cette solubilité en formant avec la chaux de véritables combinaisons, mais qui conservent tous les caractères d'alcalinité de la chaux..

Nous empruntons à Jahr et Catellan leur préparation homœopathique du *Calcarea caustica*. On introduit 30 grammes de chaux vive dans un flacon chauffé, on verse dessus 150 grammes d'eau, on bouche le flacon et on le laisse de côté jusqu'à ce qu'il se soit refroidi. Ensuite, on agite le flacon, et on ajoute au mélange 150 grammes d'alcool concentré. Au bout de quelques jours pendant lesquels on a agité fréquemment le flacon, on décante le liquide dans de petites fioles, que l'on bouche hermétiquement, et on le conserve sous le nom de *Spiritus calcareus* ou *Teinture de chaux caustique*.

Préparations. — Les trois premières atténuations se feront sous forme de dilutions alcooliques en prenant comme point de départ la préparation ci-dessus.

CALCAREA IODATA

Syn. — *Calcii Iodidum.* — **Iodure de calcium.** — Angl.: *Calcic Iodide.*

Caractères et Propriétés. — Sel blanc, déliquescent, cristallisant en aiguilles prismatiques ; une calcination à l'air le décompose en partie; il est très soluble dans l'eau et assez soluble dans l'alcool.

On peut le préparer en traitant une dissolution d'iodure de fer par un lait de chaux; la liqueur filtrée et évaporée donne des cristaux d'iodure de calcium.

Préparations. — Ses atténuations se font suivant le type *Cafeina*, mais ce sel étant très déliquescent les dilutions seront toujours de beaucoup préférables aux triturations, surtout la 1.10 et la 1.100.

CALCAREA MURIATICA

Syn. — *Calcium muriaticum, Calcii Chloridum, Chloruretum calcicum.* — Chlorure de calcium, Muriate ou Hydrochlorate de chaux. — Angl. : *Calcic* ou *Calcium Chloride.*

S'obtient en dissolvant du marbre ou de la craie dans de l'acide chlorhydrique et évaporant la solution neutre.

Caractères et Propriétés. — C'est un sel incolore, d'une saveur amère, très déliquescent. Il est très soluble dans l'eau et soluble dans l'alcool; il fond à 29°. On doit le conserver dans des flacons bien bouchés.

Préparations. — Les trois premières atténuations doivent se faire de préférence sous forme de dilutions alcooliques, suivant le type *Cafeina*.

CALCAREA PHOSPHORICA

Syn. — *Calcis Phosphas.* — Phosphate de chaux. — Angl. : *Tricalcic Phosphate, Phosphate of Lime.* — All. *Phosphorsäure Kalkerde.* — Ital. : *Fosfato di calce.*

On trouve dans la nature divers phosphates, et notamment des gisements considérables de phosphate de chaux. Le phosphate de chaux est nécessaire aux végétaux et aux animaux, car on en trouve dans la cendre des uns et des autres.

Caractères et Propriétés. — C'est un sel blanc, pulvérulent, insipide, insoluble dans l'eau et soluble dans les acides, même faibles.

La préparation qui a servi pour les expérimentations homœopathiques a été obtenue par l'*eau de chaux* dans laquelle on a versé quelques gouttes *d'acide phosphorique*, jusqu'à formation d'un dépôt, qui ensuite a été lavé, desséché et trituré (Jahr et Catellan).

Préparations. — Les trois premières atténuations se font par la trituration.

CALCAREA SULFURICA

Syn. — *Calcis Sulfas.* — Sulfate de chaux. Chaux sulfatée. — Angl. : *Calcic* ou *Calcium Sulfate, Gypsum, Sulfate of Lime.*

Sel qu'on trouve abondamment dans la nature et particulièrement dans le bassin de Paris. Il y existe dans toutes les eaux qui coulent à la surface ou à l'intérieur du sol, mais surtout dans les eaux de puits.

Caractères et Propriétés. — Il est à peu près insoluble dans les véhicules ordinaires. L'eau n'en dissout que 1/460 de son poids.

Selon l'état sous lequel il se présente, le sulfate de chaux prend les noms de *Gypse, Plâtre, Sélénite, Pierre spéculaire*, Karsténite, Anhydrite, etc.

Pour l'usage homœopathique, nous le préparons par

double décomposition d'une solution de chlorure de calcium par une autre de sulfate de potasse.

Préparations. — Les trois premières atténuations se font sous forme de triturations.

CAMPHORA

Syn. — *Laurus Camphora, Camphora officinarum.* — Camphre, Laurier-Camphrier. — Angl. : *Camphor.*—All. *Kamfer.*— Ital. : *Canfora.* — Esp. : *Alcanfor.*

Huile volatile concrète de couleur blanche, translucide, d'aspect cristallin, à cassure brillante, que l'on retire du *Laurus Camphora*, arbre du Japon dont le port ressemble assez à celui de notre tilleul.

Pour obtenir le camphre du *Laurus Camphora*, on réduit en copeaux, tronc, branches et racines ; on les fait bouillir avec de l'eau dans des pots de fer recouverts de chapiteaux, garnis intérieurement de paille de riz, sur laquelle le camphre vient de condenser ; on le recueille, et on l'envoie le plus souvent en Europe à cet état sous le nom de *Camphre brut ;* il est alors sous la forme de grains grisâtres, d'aspect plus ou moins sale et mêlés d'impuretés.

Le camphre brut a besoin d'être purifié. A cet effet, on le mêle avec un peu de chaux, et l'on sublime dans des matras à fond plat, à la chaleur du bain de sable, ou bien encore on distille dans un alambic particulier.

Caractères et Propriétés. — Le camphre raffiné est en pains de 1 à 2 kilogr., ayant la forme d'un plateau de balance. Il est blanc, très onctueux au toucher, fragile ; sa cassure est brillante, sa texture cristalline, sa saveur chaude et piquante, son odeur vive et pénétrante ; sa densité est de 0,989 ; point de fusion 175°; point d'ébullition 204. Le camphre se volatilise même à la température ordinaire. Il ne se pulvérise bien qu'à l'aide de l'alcool, et mieux encore de l'éther.

Il est peu soluble dans l'eau (1/870); cependant celle-ci acquiert fortement l'odeur et la saveur camphrées. Il est très soluble dans l'alcool, l'éther, le chloroforme, les huiles fixes et volatiles, etc.

Préparations. — La *préparation première* du camphre se fait sous forme de teinture au 1/20, en employant de l'alcool à 90°. C'est une exception à la règle générale concernant les produits chimiques.

Les dilutions se font en prenant cette teinture comme point de départ et non avec la substance même.

Indications principales. — Choléra, lipothymie, vomissements.

CAMPHORA MONOBROMATA

Syn. — **Camphre monobromé, Bromure de Camphre.** — Angl. : *Monobromocamphor.*

S'obtient en faisant tomber sur du camphre pulvérisé un filet d'eau bromée jusqu'à ce que le camphre soit liquéfié. Le ballon qui renferme le mélange est ensuite chauffé au bain-marie et les vapeurs d'acide bromhydrique, de brome et de camphre non décomposé, sont conduites dans une lessive alcaline; la réaction se fait entre 80° et 90°. Il reste dans le ballon un liquide ambré qui se solidifie. On le reprend plusieurs fois par l'alcool et on le fait cristalliser.

Caractères et Propriétés. — Le camphre monobromé est sous forme de houppes de cristaux aiguillés, en prismes incolores à base rectangulaire, inaltérables à l'air. Ils sont durs et craquent sous la dent. Leur odeur, à la fois camphrée et térébenthinée, est moins pénétrante que celle du camphre, mais moins fugace. Leur saveur un peu amère rappelle celle du camphre et de la térébenthine de Venise. Il fond à 77° et bout vers 274°.

Ce composé est insoluble dans l'eau, un peu soluble dans la glycérine, très soluble dans l'alcool, les huiles fixes et volatiles, l'éther, le sulfure de carbone, le chloroforme.

Préparations. — Ses *atténuations* se font suivant le type *Cafeina*.

CANTHARIDINE

Découverte par Robiquet, c'est une substance cristalline retirée de la Cantharide. Elle en possède les propriétés actives et vésicantes.

D'autres espèces de *coléoptères* contiennent aussi de la *cantharidine* et tout particulièrement un certain nombre d'insectes du genre *mylabris*.

Caractères et Propriétés. — La cantharidine se présente sous forme de petites tables rhomboïdales blanches et inodores; elle est insoluble dans l'eau et le sulfure de carbone; elle est soluble dans le chloroforme et dans l'éther; l'alcool la dissout aussi, mais mieux à chaud qu'à froid. Elle fond à 210° et se sublime en aiguilles.

Elle est très volatile et peut se dissiper complètement à l'air, même à la température ordinaire.

Préparations. — Les trois premières atténuations se font suivant le type *Digitaline*, en ayant soin pour la première trituration décimale et pour la première trituration centésimale, en raison de la grande volatilité de la Cantharidine, d'opérer avec de grandes précautions et le plus rapidement possible.

Posologie. — Vingt à cinquante centigrammes de la

première trituration centésimale, doses correspondant à 2 et à 5 milligr. de la substance.

CARBO ANIMALIS

Syn.— Charbon animal, Noir animal ou d'os.—Angl.: *Animal Charcoal.* — All.: *Thierische Kohle.*— Ital.: *Carbone animal.* — Esp. : *Carbon animal.*

On l'obtient en chauffant, dans des marmites couvertes ou des cylindres de fonte, les os d'animaux divers, jusqu'à ce qu'il ne se dégage plus de produits volatils. On étouffe et on pulvérise sous des meules.

Ce charbon contient une grande quantité de phosphate et de carbonate calcaires, dont il peut contenir naturellement jusqu'à 88 o/o; ainsi le charbon d'os de bœuf renferme : phosphate et carbonate de chaux 88, charbon 10, carbure et siliciure de fer 2, sulfure de calcium ou de fer, des traces.

Pour l'usage homœopathique, nous avons conservé la préparation adoptée par Hahnemann, celle qui lui a servi pour l'expérimentation de ce médicament. Voici cette préparation. On met sur des charbons ardents un morceau de cuir de bœuf assez épais, frais et non tanné, on le laisse brûler jusqu'à ce qu'il ne flambe plus du tout; on l'enlève et on le serre rapidement entre deux plaques de pierre pour l'éteindre et le mettre à l'abri de l'air, qui le détruirait en partie et le réduirait en cendres. Après le complet refroidissement, on le pulvérise et on le met dans un flacon hermétiquement bouché.

Caractères et Propriétés. — La poudre est d'un noir assez

foncé, d'un brillant métallique plus marqué que celle du charbon végétal. Elle n'a ni saveur, ni odeur.

Préparations. — Ses trois premières *atténuations* se font par la trituration, suivant le type *Ferrum metal.*

Indications ·principales. — Acné, couperose du nez.

CARBO VEGETABILIS

Syn. — *Carbo ligni.* — **Charbon végétal, Charbon de bois.** — Angl. *Vegetable Charcoal.* — All. : *Holzkohle.* — Ital. : *Carbone di Legno.* — Esp. : *Carbon de lena.*

Tous les bois calcinés dans des vases couverts jusqu'à ce qu'ils ne dégagent plus de fumée donnent du charbon.

On l'obtient en grand dans l'industrie par la décomposition des bois dans des cylindres de fonte, opération qui donne en même temps l'acide et l'esprit pyroligneux; ou bien par l'ancien procédé des forêts, qui consiste à élever le bois en pyramide autour d'un poteau, à recouvrir de gazon, à jeter du feu au centre de la pyramide, à la place du poteau, et à laisser la combustion s'opérer.

On obtient ainsi du charbon de chêne ou ordinaire, principalement employé dans l'économie domestique. Pour les usages médicaux on donne la préférence aux charbons provenant des bois blancs, saule, bouleau, peuplier, sapin, qui sont plus légers et plus poreux.

Le charbon contient un peu d'eau que la calcination lui enlève, et un peu d'hydrogène qu'il retient obstinément, des gaz qu'il a pu absorber par son exposition à l'air; enfin des sels propres au végétal dont il provient. On le purifie en le faisant bouillir dans de l'eau chargée de 1/32 d'acide chlorhydrique, lavant, séchant, calcinant fortement et porphyrisant le résidu que l'on conserve ensuite dans des flacons bien bouchés.

Préparations. — Ses trois premières *atténuations* se font par la trituration suivant le type *Ferrum metal.*

Indications principales. — Dyspepsie flatulente, états excessivement graves dans les maladies aiguës, choléra, pneumonie, fièvre typhoïde, etc.

CAUSTICUM

Syn. — *Tinctura acris sine kali.* — Teinture âcre sans. potasse. — All. : *Aetzstoff.*

Pour cette ancienne préparation de Hahnemann, nous ne croyons pouvoir mieux faire que d'emprunter la description de Jahr et Catellan. Pour obtenir pur ce prétendu principe de la causticité des alcalis, Hahnemann a indiqué plusieurs procédés qui tous, quelque différents qu'ils soient entre eux, font obtenir des préparations assez analogues dans leurs effets et qui ne se distinguent que par le degré de leur puissance. — La préparation la plus énergique, *la seule qui soit usitée aujourd'hui,* c'est celle qui porte de préférence le nom de *causticum* et qui s'obtient de la manière suivante : On prend environ un kilogramme de chaux récemment brûlée, et, après l'avoir trempée pendant une minute dans de l'eau distillée, on la place dans une jatte bien sèche, où, après avoir développé beaucoup de chaleur et de vapeur, elle tombe bientôt en poudre. Soixante grammes de cette poudre, mêlés dans un mortier de porcelaine avec une égale quantité de bisulfate de potasse préalablement fondu à un grand feu, puis refroidi, forment, avec

soixante grammes d'eau bouillante, une masse épaisse
que l'on place dans une cornue. On procède ensuite à la
distillation que l'on continue jusqu'au desséchement complet.

Le produit de la distillation, du poids d'environ 45
grammes, et qui a la transparence de l'eau, contient le
causticum à l'état de concentration.

Caractères et Propriétés. — La saveur en est légèrement
astringente. Le chlorure de baryum n'y décèle pas la présence
de l'acide sulfurique, non plus que l'oxalate d'ammoniaque
celle d'aucune trace de chaux.

Préparations. — Une goutte de ce liquide mêlée à 100
gouttes d'alcool donne la première atténuation ; le reste
des atténuations se fait comme celles des teintures.

Indications principales. — Paralysie faciale, incontinence d'urine, petits kystes, aménorrhée, aphonie.

CHININUM

Syn. — **Quinine.** — Angl. : *Quinine, Quinia, Pure Quinine.*

Caractères et Propriétés. — Blanche, amorphe, inodore,
très amère. Sa réaction est alcaline. Elle est à peu près insoluble dans l'eau. Elle se dissout mieux dans l'alcool, certaines
essences, quelques huiles grasses, certains hydrocarbures, entre autres la benzine.

Préparations. — Type *Cafeina*. (Nous croyons cependant que l'on devra toujours donner la préférence
aux triturations.)

CHININUM ARSENICUM

Syn. — *Quiniæ Arsenias.* — **Arséniate de quinine.** —
Angl. : *Triquinia Arseniate.*

Caractères et Propriétés.— Sel blanc, cristallisable, léger, soluble dans l'eau et dans l'alcool faible, insoluble dans l'alcool pur et dans l'éther.

Préparations. — Les premières atténuations se feront soit sous forme de dilutions, en ayant soin d'employer de l'alcool suffisamment faible, comme véhicule de la 1.100, soit et mieux sous forme de triturations.

Posologie. — *Cinq à quinze centigrammes* de la première atténuation décimale, dans les vingt-quatre heures, avec augmentation progressive, doses correspondant à cinq et à quinze milligrammes de la substance.

CHININUM MURIATICUM

Syn.— *Chlorhydras quinicus, Quiniœ Hydrochloras.* — **Chlorhydrate de quinine basique. Muriate de Quinine.** — Angl. : *Quinine* ou *Quinia Hydrochloride, Hydrochlorate of Quinine.* — All. : *Salzsäures Chinin.* — Ital. : *Muriato di Chinina.*

Caractères et Propriétés. — Aiguilles fines, longues, soyeuses, non efflorescentes à la température ordinaire; solubles dans 25 parties d'eau à 15°, dans 5 parties d'eau bouillante, dans 3 parties d'alcool à 90° et dans 10 parties de chloroforme.

Préparations. —Les *atténuations* du *chlorhydrate de quinine* se font suivant le type *Cafeina.*

CHININUM SULFURICUM

Syn. — *Quiniœ sulphas.* —**Sulfate de quinine basique,** ou **Sulfate de quinine officinal,** improprement aussi appelé **Sulfate de quinine neutre.** — Angl. : *Quinine* ou *Quinia Sulfate, Sulphate of Quinine.*— All. : *Schwefelsäures Chinin.* — Ital. : *Solfato di chinina.*

Caractères et Propriétés. — Cristallise en aiguilles longues, minces, flexibles, dérivées d'un prisme rhomboïdal oblique.

Il possède une saveur amère très prononcée ; sa réaction est très légèrement alcaline au tournesol.

100 parties de ce sel cristallisé contiennent :

Quinine, 74, 31 ;

Acide sulfurique monohydraté, 11, 24 ;

Eau de cristallisation, 11, 45.

Il s'effleurit à l'air et peut perdre ainsi jusqu'à 5 équivalents d'eau, soit 10, 32 p. 100 de son poids : cette modification s'effectue rapidement à 50°; il perd à 100° le reste de son eau de cristallisation.

Au contact prolongé de l'air humide, il peut absorber jusqu'à 39 p. 100 d'eau, sans changer d'aspect ; aussi, doit-il être conservé dans des flacons bien bouchés et à l'abri de la lumière.

Séché entre 100 et 105° centigr., le sulfate officinal ne doit perdre que 12 p. 100 environ de son poids.

Le sulfate de quinine officinal se dissout dans 755 parties d'eau à 15°, et dans 30 parties d'eau bouillante; dans 80 parties d'alcool à 80 centièmes froid, dans 60 parties d'alcool absolu, et dans 36 parties de glycérine pure; il est insoluble dans l'éther et dans le chloroforme. Il est phosphorescent par la chaleur. L'acide sulfurique, en le transformant en sulfate neutre, augmente considérablement sa solubilité dans l'eau. Ses solutions sont *lévogyres ;* les solutions acides présentent une fluorescence bleue très manifeste, surtout dans les liqueurs diluées : l'acide chlorhydrique et les chlorures solubles diminuent ou annulent cette propriété.

Le sulfate de quinine du commerce est parfois additionné de matières étrangères ; aussi doit-on toujours l'examiner avec soin.

Préparations. — Les mêmes que celles de la quinine.

Indications principales. — Fièvres intermittentes, fièvres rémittentes, accès pernicieux, névralgies intermittentes, rhumatisme, maladie de Ménière, vertiges.

CHININUM VALERIANICUM

Syn. — Valérianate de quinine.

Le premier valérianate employé. Il a été découvert par L.-L. Bonaparte.

Caractères et Propriétés. — Il est blanc, cristallisé en prismes, souvent volumineux et anhydres, en aiguilles prismatiques un peu nacrées, soluble dans 110 parties d'eau froide et dans 40 parties d'eau bouillante, dans 6 parties d'alcool à 80°, dans les huiles et le chloroforme.

L'eau bouillante, les acides le décomposent. Il a une odeur forte et persistante d'acide valérianique. Il devient phosphorescent pendant qu'on le triture.

100 parties de ce sel contiennent 76,06 de quinine.

Préparations. — Elles sont les mêmes que celles de la quinine. (En raison de l'odeur très accentuée de ce sel, on devra toujours avoir le soin de préparer la 1/10 et la 1/100 triturations en dehors de l'officine et de conserver ces préparations dans l'endroit spécial réservé aux substances odorantes.)

CHLORAL HYDRATÉ

Syn. — *Chloralum hydratum.* — Chloral, **Hydrate de chloral.** — Angl. : *Chloral Hydrate, Chloral Hydras.*

Le chloral additionné peu à peu d'eau s'échauffe, et si la proportion d'eau est de 2 équivalents pour 1 équivalent de chloral, il se prend bientôt en une masse cristalline opaque, blanche, saccharoïde : c'est le *chloral hydraté* qui est acide comme le chloral d'où il provient ; on le purifie en le faisant fondre au bain-marie et le distillant sur du carbonate de chaux sec.

On l'obtient également en cristaux prismatiques, rhomboïdaux, blancs.

Caractères et Propriétés. — Il est déliquescent, très soluble dans l'eau, l'alcool et l'éther, d'une odeur chloroformée, d'une saveur caustique, piquante et amère ; il est volatil et ne fume pas à l'air.

Sa solution aqueuse rougit légèrement le papier de tournesol humide, et louchit à peine l'azotate d'argent.

Préparations. — Les atténuations homœopathiques se font suivant le type *Cafeina.*

Indications principales. — Affections prurigineuses, urticaire, eczéma.

CICUTINE

Syn. — *Coniinum.* — Conicine, Conine, Conéïne. — Angl. : *Conicine, Coniine, Conylia, Conine, Conia.*

Alcaloïde découvert par Giesecke, en 1827, dans les feuilles et surtout les fruits de la ciguë, *conium maculatum,* de la famille des ombellifères. Les fruits avant leur maturité en renferment environ 1/5 pour 100. Les feuilles n'en contiennent guère qu'un dix-millième.

Caractères et Propriétés. — C'est un liquide volatil, incolore ou légèrement jaunâtre, oléagineux, d'une odeur désagréable, pénétrante, d'une saveur âcre. Sa densité est de 0,886. Au contact de l'air, il se colore en brun et finit par se résinifier. Il bout à 169° et distille à 212°. La cicutine est peu soluble dans l'eau, mais soluble en toutes proportions dans l'alcool, l'éther, la benzine et le chloroforme.

Préparations. — Les trois premières atténuations se feront suivant le type *Strychn. Sulf.*

Posologie — Dix centigrammes de la première trituration décimale dans les 24 heures, en plusieurs fois, dose correspondant à un centigramme de la substance.

CICUTINE (BROMHYDRATE DE)

Caractères et Propriétés. — Cristallise sous forme de prismes rhomboïdaux droits, souvent volumineux, inodores, de saveur amère, solubles dans deux parties d'eau et dans deux parties d'alcool, peu solubles dans l'éther, le chloroforme. 100 parties renferment 61,06 de cicutine.

Préparations. — Les trois premières atténuations se feront suivant le type *Strychn. sulf.*

Posologie. — Vingt à trente centigrammes de la première trituration décimale dans les vingt-quatre heures, doses correspondant à deux et à trois centigrammes de la substance.

CINNABARIS

Syn. — *Mercurius sulfuratus ruber, Hydrargyrum sulfuretum rubrum.* — Cinabre, Vermillon, Sulfure rouge de mercure. — Angl. : *Mercuric Sulphide, Vermillon, Cinnabar.* — All. : *Zinnaber, Schwefel Quecksilber.*

Le sulfure rouge de mercure forme des mines considérables, dont les plus célèbres sont celles d'Idria en Carniole, et d'Almaden en Espagne.

Le cinabre est en masses d'un rouge de sang, que l'on trouve formées intérieurement d'aiguilles brillantes.

Sa poudre, qui est d'un rouge vif, quelquefois très beau, porte, dans les arts, le nom de *vermillon.*

On obtient artificiellement un sulfure rouge de mercure qui porte le nom de *cinabre artificiel,* de *vermillon français,* suivant qu'il est obtenu par voie sèche ou par voie humide.

Pour l'usage homœopathique, nous n'employons que le *cinabre artificiel*, obtenu en introduisant 21 parties de mercure dans 3 de soufre en fusion, pulvérisant et sublimant le produit.

Caractères et Propriétés. — Il est inodore, insipide, volatil, insoluble dans les dissolvants ordinaires.

Préparations. — Les atténuations homœopathiques se font suivant le type *Ferr. metall.*

COCAINE

Alcaloïde retiré des feuilles de l'*Erythroxylon coca*, de la famille des Linacées, série des Érythroxylées.

Caractères et Propriétés. — La cocaïne est incolore, inodore, peu soluble dans l'eau, soluble dans l'alcool et l'éther. Elle cristallise en gros prismes, sa saveur est légèrement amère et sa réaction fortement alcaline.

Elle fond à 98° et n'est pas volatile.

Préparations. — Les trois premières atténuations se feront suivant le type *Strychn. sulf.*

Posologie. — Dix à cinquante centigrammes de la première trituration décimale, doses correspondant à un et à cinq centigrammes de la substance.

COCAINE (CHLORHYDRATE DE)

Caractères et Propriétés. — Poudre blanche, cristalline, à saveur un peu amère, laissant au palais une sensation caractéristique produisant l'insensibilité.

Il est très soluble dans l'eau et dans l'alcool.

Préparations. — Les atténuations et les doses sont les mêmes que celles de la cocaïne.

CODÉINE

Syn. — *Codeinum.* — Angl. : *Codeine, Codeia.*

Produit secondaire de la préparation de la morphine qui reste en dissolution lorsqu'on précipite la morphine du mélange de chlorhydrate de morphine et de codéine. Elle se présente en cristaux volumineux, plus ou moins translucides contenant 5,68 o/o d'eau.

Caractères et Propriétés. — Elle est incolore, inodore, d'une saveur amère, de réaction alcaline, soluble dans 60 parties d'eau à 15° et 17 parties d'eau bouillante, très soluble dans l'alcool, l'éther et le chloroforme, insoluble dans la benzine.

Préparations. — Les trois premières atténuations se feront suivant le type *Strychnin. sulf.*

Posologie. — Vingt à cinquante centigrammes de la première trituration décimale dans les vingt-quatre heures, doses correspondant à 2 et à 5 centigrammes de la substance.

COLCHICINE

Principe actif du colchique d'automne, *Colchicum Autumnale*, de la famille des Colchicacées. Elle a été étudiée par Laborde et Houdé.

Caractères et Propriétés. — La Colchicine cristallise en prismes orthorombiques renfermant 17 o/o d'eau, incolores, d'une odeur agréable, de saveur très amère, persistante, très solubles dans l'alcool à 90°, le chloroforme, presque insolubles dans l'éther, l'eau, la glycérine, etc.

Ce n'est pas un alcaloïde. En présence des acides dilués et bouillants, elle se dédouble en donnant la *Colchicéine* et réduit la liqueur cupro-potassique.

Préparations. — Les trois premières atténuations se feront suivant le type *Digitaline.*

Posologie. — Vingt à trente centigrammes de la première trituration centésimale dans les vingt-quatre heures, doses correspondant à deux et à trois milligrammes de substance.

COTOÏNE

Principe actif de l'écorce du *China-coto (Laurinées),* arbre du Brésil.

Caractères et Propriétés. — La Cotoïne se présente sous forme de prismes d'un jaune pâle, d'une saveur amère et sternutatoire. Peu soluble dans l'eau froide, elle se dissout mieux dans l'eau chaude, et est très soluble dans l'alcool, l'éther, le cloroforme, la benzine, etc.

Elle fond à 130° et ne se volatilise pas sans décomposition. Ses solutions aqueuses sont neutres.

Préparations. — Les trois premières atténuations se feront suivant le type *Cafeina.*

Posologie.—Quinze à vingt centigrammes de substance par jour.

Indications principales. — Diarrhée chronique.

CUPRUM ACETICUM

Syn.— *Acetas Cupri.* — Acétate neutre de cuivre, Verdet cristallisé, Cristaux de Vénus. — Angl. : *Normal cupric Acetate, Acetate of Copper.* — All. : *Essigsaures Kupper.*—Ital. : *Acetato di rame.*

On le prépare directement en dissolvant l'oxyde de cuivre ou le vert-de-gris dans de l'acide acétique pur, ou bien par double décomposition en mêlant des solutions chaudes de sulfate de cuivre et d'acétate de sodium ou de plomb. — L'acétate cuivrique se dépose par refroidissement en cristaux qu'on purifie par une nouvelle cristallisation.

Caractères et Propriétés. — Ces cristaux appartiennent au type clinorhombique. Ce sont de beaux cristaux d'un vert bleuâtre foncé, d'une saveur métallique très désagréable.

L'acétate neutre de cuivre est soluble dans 5 fois son poids d'eau bouillante, et en petite quantité dans l'alcool.

Préparations. — La lactose décomposant les acétates de cuivre, les premières atténuations de ce sel devront être faites par la voie liquide, la première dilution à l'eau distillée, la seconde avec 1/2 eau, 1/2 alcool, la troisième à l'alcool.

CUPRUM ARSENICUM

Syn. — *Cuprum arsenicosum.* — Arsénite de cuivre, Vert de Scheele, Vert de Suède. — Angl. : *Hydric cupric Arsenite, Arsenite of Copper.*

On l'obtient en précipitant le sulfate de cuivre par l'arsénite de potasse ou en traitant le cuivre ammoniacal par une solution d'acide arsénieux.

Caractères et Propriétés. — Poudre jaune clair qui, lorsqu'on la chauffe, dégage de l'acide arsénieux, de l'eau, et laisse de l'oxyde de cuivre, de l'arséniure et de l'arséniate.

Préparations. — Les trois premières atténuations du *cuprum arsenicum* se font par la trituration suivant le type *Ferrum metal.*

CUPRUM CARBONICUM

Syn. — *Carbonas cupricus, Cupri Carbonas.* — Carbonate de cuivre, Carbonate cuivrique, Azurite, Malachite. — Angl. : *Hydrated dibasic cupric Carbonate.*

On l'obtient artificiellement en décomposant un soluté de sulfate de cuivre par un autre de carbonate de potasse ou de soude. On lave et on sèche le précipité, qui de bleuâtre devient vert.

Il se forme spontanément à la surface du cuivre, et c'est lui que, dans le public, on désigne sous le nom de Vert-de-gris.

Il existe dans la nature en grande quantité. Les minéralogistes le désignent, selon sa forme ou sa couleur, sous les noms de *Bleu de montagne, Cendre bleue, Azurite, Hydrocarbonate de cuivre, Pierre d'Arménie, Vert de Montagne, Cendre verte, Malachite,* etc.

Préparations. — Les trois premières atténuations se font par la trituration suivant le type *Ferrum métal.*

CUPRUM METALLICUM

Syn. — **Cuivre, Cuivre métallique.** — Angl. : *Copper.* — All. : *Kupfer.* — Ital. : *Rame.* — Esp. : *Cobre.*

Le cuivre se rencontre dans la nature, surtout à l'état de *pyrite de cuivre,* minéral jaune métallique formé de sulfure de cuivre et de sulfure de fer et souvent aussi associé à des sulfures d'antimoine, d'arsenic, d'argent et de plomb.

On trouve encore le cuivre natif, à l'état d'oxyde et d'hydrocarbonates (*malachite, azurite*).

Le traitement de ces derniers composés est une simple fusion avec du charbon.

Le traitement des sulfures est très compliqué. On les soumet à un grillage pour les débarrasser de la majeure partie du soufre, de l'antimoine et de l'arsenic. Les autres

métaux s'oxydent partiellement. La masse est alors fondue avec du charbon et de la silice. Le fer forme une
scorie de silicate de fer, le cuivre réduit s'unit au soufre
abandonné par le fer et constitue un sous-sulfure fondu
qu'on appelle une *matte*.

Cette matte est encore ferrugineuse ; on la grille et on
la fond de nouveau avec de la silice et du charbon jusqu'à
ce que tout le fer ait disparu. On la grille alors pour
brûler tout le soufre, et on finit par obtenir du cuivre
légèrement oxydé qu'on réduit par le charbon.

Caractères et Propriétés. — Le cuivre est d'un beau rouge,
très malléable, ductile et tenace. Sa densité varie entre 8,80 et
8,95. Il fond vers 1150°.

Le cuivre se patine à l'air, en se recouvrant d'un hydrocarbonate.

Les acides les plus faibles favorisent l'oxydation du cuivre.

L'acide nitrique l'attaque à froid avec violence. L'acide sulfurique ne réagit que s'il est concentré, et alors il se forme de
l'acide sulfureux. L'acide chlorhydrique est presque sans
action sur lui.

On obtient le cuivre parfaitement pur et propre à l'usage
homœopathique en faisant cristalliser plusieurs fois du
sulfate de cuivre, et en plaçant des barreaux de fer dans
la solution. Le cuivre se précipite : on met ce cuivre précipité en digestion avec de l'acide chlorhydrique pour
dissoudre le fer, puis on le lave et on le fond avec un peu
de borax et d'oxyde de cuivre. Ce dernier précipite le
peu d'oxyde étranger qui pourrait rester, et le borax dissout cet oxyde.

Préparations. — Les trois premières atténuations du
cuivre se font par la trituration, comme pour les substances insolubles dont le type est le *Ferrum metal*.

Indications principales. — Choléra, crampes, coqueluche, asthme.

CUPRUM SULFURICUM

Syn.—*Sulfas cupricus, Cupricum vitriolatum.* — Cuivre sulfaté, Sulfate de cuivre, Vitriol bleu ou de cuivre, Couperose bleue. — Angl. : *Cupric Sulphate, Sulphate of Copper, Blue Vitriol.* — All. : *Schwefelsäures Kupfer.* — Ital. : *Solfato di rame.* — Esp. : *Sulfato de cobre.*

Caractères et Propriétés. — En gros cristaux d'un bleu foncé, d'une saveur styptique désagréable, se dissolvant dans 4 parties d'eau froide et dans 2 parties d'eau bouillante. Exposés à l'air, ces cristaux s'effleurissent à la surface ; chauffés à 100°, ils perdent 4 équivalents d'eau, le 5e ne se dégage qu'à 243°; le sel anhydre est blanc.

Ce sel, le plus important des sels de cuivre par ses nombreux usages, est l'objet d'une fabrication en grand, et provient : 1° du chauffage du cuivre avec l'acide sulfurique concentré ; 2° du grillage des pyrites cuivreuses; 3° de la calcination des lames de cuivre saupoudrées de soufre, et que l'on humecte lorsqu'elles sont encore rouges de feu ; 4° du traitement des carbonates de cuivre naturels par l'acide sulfurique; 5° enfin de l'affinage de l'argent.

Le sulfate de cuivre contenant généralement du sulfate de fer, on l'obtient pur et propre à l'usage homœopathique par le procédé suivant. On le dissout dans de l'eau bouillante légèrement additionnée d'acide azotique ; on fait bouillir avec un excès d'hydrate de bioxyde de cuivre, on filtre et l'on fait cristalliser.

Préparations. — Les trois premières atténuations se font par la trituration suivant le type *Ferrum metal.*

CURARE

Syn. — *Woorali, Woorara, Urari, Ourari.*

Caractères et Propriétés. — Extrait sirupeux ou solide, noir, à cassure nette, résinoïde et brillante. Quand il est solide, il présente assez bien l'aspect de l'extrait de réglisse des pharmacies. Son odeur est empyreumatique, sa saveur très amère. Il se conserve bien à l'air. Il est complètement soluble dans l'eau à laquelle il communique une couleur rouge, incomplètement soluble dans l'alcool et le chloroforme, insoluble dans l'éther.

D'après G. Planchon, il existe différentes sortes de curare caractérisées par un strychnos spécial servant à la préparation :

1° *Curare du Haut-Amazone* caractérisé par le *strychnos castelnœana ;*

2° *Curare de la Guyane anglaise*, provenant du strychnos *toxifera, S. cogens, S. Schumbergii ;*

3° *Curare de la Haute-Guyane*, provenant du *Strychnos Crevauxii.*

Pour l'usage homœopathique, nous employons la première de ces trois sortes, le *curare du Haut-Amazone.* Il nous arrive du Brésil dans de très petits pots en grès commun, dont l'ouverture est recouverte par une sorte de parchemin.

Le principe actif du curare est la *curarine,* substance cristalline incolore, de saveur très amère, soluble en toutes proportions dans l'eau et dans l'alcool. La *curarine* est vingt fois plus active que le curare.

M. André, chargé d'une mission dans l'Amérique du Sud, vient de faire connaître un poison (*curare animal*) dont les Indiens de la Colombie se servent pour empoisonner leurs flèches, et qui a une origine toute différente du curare de l'Orénoque et du Brésil. Ce poison est sécrété par la peau d'un batracien. C'est un des poisons les plus subtils et les plus terribles que l'on connaisse. Les effets de ce venin sont nuls si cette substance est ingérée dans l'estomac, mais dès que le poison a pénétré dans le sang, son action est foudroyante. En tout cas l'action de ce venin n'a aucune ressemblance avec celle du curare (Vulpian).

Préparations. — Les *trois premières atténuations* du *curare* se font par la trituration.

Posologie. — Cinq à vingt-cinq centigrammes de la première trituration décimale, dans les vingt-quatre heures, doses correspondant à cinq et à vingt-cinq milligrammes de substance.

DIGITALINE

Les feuilles de la digitale pourprée, *Digitalis purpurea*, renferment un principe actif, la *digitaline*, qui a été étudiée par Homolle et Quévenne, Schmiedeberg, Nativelle, Kosman, Tanret, etc. Elle existe dans le commerce sous deux états : *amorphe* et *cristallisée*.

Pour l'usage homœopathique, nous n'employons que la *digitaline cristallisée* regardée comme dix fois plus active que la digitaline amorphe et mille fois plus active que la poudre de digitale.

Caractères et Propriétés. — La *digitaline cristallisée* se présente sous forme de cristaux légers, très blancs, formés d'aiguilles courtes et déliées groupées autour d'un axe. Elle est inodore, d'une saveur amère très persistante. Elle est à peine soluble dans l'eau, soluble dans l'alcool à 90°, moins soluble dans l'alcool anhydre et presque insoluble dans l'éther. Son meilleur dissolvant est le chloroforme pur.

Préparations. — La préparation homœopathique la plus énergique qui puisse être prescrite par le médecin est la $\frac{1}{1000}$ ou 3e décimale.

La trituration est de beaucoup supérieure à la dilution, à condition que le préparateur s'entoure bien de toutes les précautions nécessaires pour avoir une préparation absolument intime.

Le pharmacien ne devra jamais faire cette préparation directement. Il fera d'abord la première trituration décimale, avec cette première décimale, il fera la 2e décimale ou 1re centésimale, et enfin avec la 1re centésimale, la $\frac{1}{1000}$. Il conservera à part la 1re et la 2e décimale.

Nous obtiendrons ainsi une préparation bien plus intimement mélangée et absolument la même dans toutes ses parties.

Je viens de dire que la préparation par trituration était de beaucoup supérieure à la préparation par dilution. En voici les raisons : presque toujours le médecin prescrit les dilutions et les teintures, en indiquant non le poids, mais le nombre de gouttes qu'il veut ordonner. Eh bien, les gouttes ne peuvent donner qu'un dosage approximatif, différentes qu'elles sont, selon le degré de l'alcool, véhicule le plus généralement employé, et selon le compte-gouttes dont on se sert. D'après nos expériences personnelles, cette différence peut varier dans la proportion de 20 à 60.

Dans nos préparations sous forme de triturations, nous évitons aussi l'inconvénient qui résulte de l'évaporation du véhicule, évaporation qui a souvent pour résultat d'augmenter considérablement l'activité de la solution médicamenteuse, et cela pourrait ne pas être toujours sans danger, lorsqu'il s'agit de médicaments aussi actifs que l'aconitine, l'atropine ou la digitaline.

Aussi avons-nous fait tout le possible pour que, dans nos préparations liquides de digitaline cristallisée et autres substances ayant le même mode de préparation, ces inconvénients soient réduits à leur minimum.

Nous avons employé comme véhicule de cette solution au $\frac{1}{1000}$, un mélange d'alcool et de glycérine.

En voici la formule :

Digitaline cristallisée..... ......   1 gramme
Alcool à 90°.................   650   —
Glycérine à 30°..............   350   —

Faites d'abord dissoudre la digitaline dans l'alcool et ajoutez ensuite la glycérine.

(Au point de vue de la richesse en digitaline, cette solution correspond poids pour poids à la poudre de feuilles de digitale.)

Posologie. — Dix à cinquante centigrammes de la $\frac{1}{1000}$ (*la première que le médecin puisse prescrire*), dans les vingt-quatre heures, en ayant soin d'augmenter progressivement, doses correspondant à $\frac{1}{10}$ et à $\frac{1}{2}$ milligramme de substance, ou à dix et à cinquante centigrammes de poudre de feuilles de digitale.

La *digitaline* nous servira de type pour la préparation de tous les produits chimiques qu'on emploie, soit au milligramme, soit par fraction de milligramme.

Indications principales. — Affections du cœur (période asystolique), anurie, hydropysie.

DUBOISINE

Alcaloïde retiré des feuilles du *Duboisia myoporoïdes* (Solanacées), petit arbuste glabre, de un à cinq mètres de hauteur, qui croît en Australie et à la Nouvelle-Calédonie.

La *duboisine* présente de telles analogies avec l'*hyosciamine* et l'*atropine* que Ladenburg admet leur identité. Elle présenterait toutefois, d'après Gérard, quelques différences, mais assez légères.

Caractères et Propriétés. — La duboisine cristallise en fines aiguilles incolores, groupées autour d'un point central, peu solubles dans l'eau, plus solubles dans l'alcool, le chloroforme, l'éther, etc. Il existe aussi une variété amorphe de consistance plus ou moins sirupeuse et colorée en brun rougeâtre.

Pour l'usage homœopathique, nous n'employons que la duboisine cristallisée.

Préparations. — Les trois premières atténuations sont faites, soit sous forme de dilutions, soit, et de préférence, sous forme de triturations, suivant le type *Digitaline,* en ayant soin de prendre toutes les précautions que nous avons indiquées pour les préparations de ce médicament.

Posologie. — La duboisine agit encore plus énergiquement que l'atropine et donne lieu à des phénomènes d'accumulation. Il ne faut pas commencer par une dose plus élevée qu'un quart de milligramme, et ne pas dépasser un milligramme. Ces doses correspondent à o gr. 25 et à un gramme de notre troisième trituration décimale ou $\frac{1}{1000}$. Il est même prudent, par suite des phénomènes d'accumulation, de cesser le traitement au bout de huit à dix jours pour le reprendre ensuite, si besoin est.

ERGOTININE

Caractères et Propriétés. — Alcaloïde retiré du mycelium du *Claviceps purpurea ;* il se présente sous forme de poudre cristalline et amorphe, blanche, inodore. Sa solution sucrée prend une coloration rose, puis brune, par l'acide sulfurique.

Elle est insoluble dans l'eau, très soluble dans l'alcool, l'éther et le chloroforme.

Préparations. — Les trois premières atténuations se feront suivant le type *Digitaline.*

Posologie. — Vingt-cinq à cinquante centigrammes de la troisième trituration décimale, dans les vingt-quatre heures, doses correspondant à 1/4 et à 1/2 milligramme de substance.

ESCULINE OU ÆSCULINE

Primitivement retirée de l'écorce du fruit du marronnier d'Inde (*Æsculus hippocastanum*), par Canzonieri.

Caractères et Propriétés. — Substance légèrement amère, presque insoluble dans l'eau froide, plus soluble dans l'eau bouillante et dans l'alcool. Mouchon fit le premier connaître ses propriétés fébrifuges.

Préparations. — Les trois premières atténuations se feront suivant le type *Cafeina.*

Posologie. — Un à deux grammes par jour.

ESÉRINE

Syn. — Calabarine, Physostigmine.

Alcaloïde découvert par Vée dans les graines de la *Fève de Calabar* (*Physostigma venenosum*, p. 152).

Caractères et Propriétés. — L'ésérine forme des lamelles minces, rhomboïdales, incolores, mais prenant une teinte rose et même jaune, sous diverses influences, et particulièrement au contact de l'air. Elle est peu soluble dans l'eau, mais soluble dans l'alcool, l'éther, le chloroforme et la benzine.

Les solutions alcalines diluées la colorent en rouge.

Préparations. — Les trois premières atténuations se feront suivant le type *Digitaline.*

Posologie. — Cinq à vingt centigrammes de la première trituration centésimale, dans les vingt-quatre heures, doses correspondant à 1/2 et à 2 milligrammes de substance.

ESÉRINE (SULFATE D')

Caractères et Propriétés. — Sel amorphe, jaunâtre, extrêmement déliquescent. Il est très soluble dans l'eau, soluble dans l'alcool, insoluble dans l'éther. Ses solutions s'altèrent rapidement au contact de l'air et rougissent à la lumière, aussi ne doivent-elles être préparées qu'au moment des besoins.

Préparations. — Les trois premières atténuations se feront suivant le type *Digitaline.*

Posologie. — Cinquante centigrammes à un gramme de la première trituration centésimale, dans les vingt-quatre heures, doses correspondant à cinq et à dix milligrammes de substance.

EVONYMINE

Caractères et Propriétés. — Sous le nom impropre d'évonymine, qui devrait être réservé au principe actif de l'*Evonymus atropurpureus,* de la famille des Célastracées, on comprend divers produits commerciaux Américains qui ont été étudiés par P. Thibault.

1° *Evonymine brune,* en poudre gris-brunâtre, d'une saveur

particulière, hygrométrique, soluble dans l'eau, qu'elle colore
en brun foncé, peu soluble dans l'alcool et l'éther;

3° *Evonymines vertes* (deux variétés), l'une est une poudre
verte, presque complètement soluble dans l'eau; l'autre verdâtre, pulvérulente, inodore, de saveur très amère, soluble
dans l'alcool et le pétrole.

3o *Evonymine liquide*. C'est une solution aqueuse d'évonymine brune alcoolisée.

Pour l'usage homœopathique, nous n'employons que l'évonymine brune en poudre.

Préparations. — Les trois premières atténuations se
feront suivant le type *Cafeina*, en ayant soin d'employer
de l'eau alcoolisée, comme véhicule des premières dilutions décimale et centésimale.

Posologie. — Cinq à quinze centigrammes de substance par jour.

FERRUM ACETICUM

Syn. — *Acetas Ferri*. — Acétate Ferrique, Acétate de
fer. — Angl.: *Ferric Acetate, Acetate of Iron*. — All. :
Essigsaures Eisen. — Ital. : *Acetato di ferro*. — Esp. :
Acetato de hierro.

Bien plus stable que l'acétate ferreux, il est de beaucoup
préférable à ce dernier au point de vue médical, aussi
est-ce toujours l'acétate ferrique qui devra être employé
pour les préparations homœopathiques.

Caractères et Propriétés. — Il se présente sous forme
d'une liqueur brun-foncé, de saveur astringente et styptique,
très soluble dans l'eau, soluble dans l'alcool et l'éther.

Préparations. — Les atténuations homœopathiques
du Ferrum aceticum peuvent être faites, suivant le type
Cafeina, soit, et de préférence, sous forme de triturations,

soit sous forme de dilutions. La première dilution sera faite à l'eau, la deuxième et les suivantes à l'alcool.

FERRUM ARSENICUM

Syn. — *Arsenias Ferri.* — Arséniate ferreux, Fer arséniaté. — Angl. : *Triferric Diarsenate*, *Arsenate of Iron partially oxidised.*

Caractères et Propriétés. — Poudre blanche qui se colore rapidement à l'air et devient vert sale en se transformant en arséniate ferroso-ferrique. Chauffé, il perd de l'anhydride arsénieux et laisse un résidu d'oxyde et d'arséniate ferriques.

Il est insoluble dans l'eau, un peu soluble dans l'ammoniaque, et cette solution verdit à l'air.

Préparations. —. Type *Ferrum metal.*

Posologie. — o gr. 40 à 1 gram. de la 1/100 trituration, dans les vingt-quatre heures, doses correspondant à 4 et à 10 milligr. de substance.

Indications principales. — Chlorose.

FERRUM CARBONICUM

Syn. — *Carbonas Ferri.* — Sous-carbonate ou Carbonate de fer, Sesquioxyde de fer hydraté, Safran de Mars apéritif. — Angl.: *Ferrous Carbonate, Saccharated Carbonate of Iron.* — All. : *Kohlensaures Eisen.* — Ital. : *Carbonato di ferro.* — Esp. : *Carbonato de hierro.*

Pour obtenir le carbonate ferreux hydraté, on fait dissoudre séparément du sulfate de fer pur et du carbonate de soude dans l'eau, la solution de sulfate étant très étendue. On verse peu à peu, en agitant, la solution de carbonate dans la solution du sulfate et jusqu'à cessation de précipité ; on laisse déposer, on décante et on lave à plusieurs reprises à l'eau froide le dépôt, qui de blanc, puis vert, brun verdâtre, devient bientôt jaune rougeâtre pendant la dessiccation. C'est que de carbonate de protoxyde qu'il était, il est devenu peu à peu sesquioxyde de fer, en conservant toutefois une petite quantité d'acide carbonique.

Caractères et Propriétés. — Obtenu ainsi, il est jaune-rougeâtre ou safrané, insoluble dans l'eau, soluble dans l'eau chargée d'acide carbonique.

Préparations. — Type *Ferrum metal*.

FERRUM IODATUM

Syn. — *Ferri Iodidum, Ioduretum ferri*. — **Iodure de fer, Iodure ferreux**. — Angl. : *Ferrous Iodide, Saccharated Iodide of Iron*. — All. : *Jod Eisen*. — Ital. : *Ioduro di ferro*.

Caractères et Propriétés. — A l'état de pureté et anhydre, l'iodure ferreux est pulvérulent et blanc, mais pour peu qu'il contienne des traces d'eau, il devient verdâtre et cristallin.

Exposé à l'air humide, il se colore davantage, devient brun et est très déliquescent.

Il est très soluble dans l'eau lorsqu'il est récent, mais avec le temps il devient presque insoluble en devenant basique.

Préparations. — Les atténuations homœopathiques de l'iodure ferreux peuvent être faites suivant le type *Cafeina*, soit sous forme de triturations, soit sous forme de dilutions.

La 1re dilution sera faite à l'eau, la 2me et les suivantes à l'alcool.

(Nous devons faire remarquer que, eu égard à l'extrême altérabilité de cette substance, toutes les préparations d'iodure de fer sont absolument défectueuses.)

FERRUM METALLICUM

Syn. — *Fer.* — Angl. : *Iron.* — All. : *Eisen.* — Ital. : *Ferro.* — Esp. : *Hierro.*

Corps simple, métallique, dont la découverte remonte aux temps les plus reculés.

Le fer est le métal le plus répandu dans la nature minérale. Il existe dans les plantes et aussi dans les animaux.

Caractères et Propriétés. — C'est un métal blanc-grisâtre, dur, grenu ou lamelleux, très ductile, susceptible d'acquérir un beau brillant par le poli, attirable à l'aimant. Sa densité est de 7, 8. Il cristallise en octaèdres.

Le fer de commerce n'est jamais pur.

C'est à l'état de poudre fine qu'on l'emploie. Pour obtenir cette poudre, on prend du fer doux de bonne qualité, on le réduit en limaille, on pile celle-ci dans un mortier, on passe au tamis de crin, puis on porphyrise à sec et à l'abri de l'humidité.

Le fer en poudre porte le nom de *Limaille de fer préparée et porphyrisée* ; on doit le conserver dans des flacons bien bouchés.

Préparations. — Les atténuations homœopathiques se font suivant le *modus operandi* dont le *Ferrum metall.* est lui-même le type (voir Notions générales), c'est-à-dire les trois premières sous forme de triturations, la 4me et les suivantes sous forme de dilutions :

La 4me avec 1/2 eau, 1/2 alcool.

Le 5me et les suivantes à l'alcool pur. Ce que nous devons faire remarquer, c'est que la 5me dilution centésimale étant la première dilution faite à l'alcool pur, c'est

la première dilution avec laquelle on puisse faire les globules. Nous devons dire aussi que les 4me, 5me et 6me
dilutions des substances insolubles sont quelquefois
appelées 1re, 2me et 3me liquides.

Indications principales. — Chlorose, vomissements
incoercibles, diarrhée.

FERRUM MURIATICUM

Syn. — *Chloruretum ferrosum, Ferri Perchloridum,
Ferrum sesquichloratum.*— **Muriate** ou **Hydrochlorate de
fer, Sesquichlorure de fer, Chlorure ferreux.** — Angl. :
Ferric Chloride, Perchloride of Iron, Muriate of Iron. —
All. : *Salzsaures Eisen.* — Ital. : *Sesquichloruro di ferro.*

S'obtient en traitant 100 grammes de tournure de fer
par 300 grammes d'acide chlorhydrique officinal étendu
de 2 fois son volume d'eau distillée, évaporant la solution
en présence d'un excès de fer jusqu'à ce que qu'elle pèse,
bouillante, 1,38 au densimètre. Filtrez et laissez cristalliser.

Caractères et Propriétés. — Le sel ainsi obtenu est d'un
beau vert bleu, moins vert que le sulfate de fer, d'une saveur
styptique bien prononcée, et assez facilement soluble dans l'eau
et dans l'alcool.

Préparations.— Les trois premières atténuations se
font suivant le type *Cafeina*, soit sous forme de triturations, soit et de préférence sous forme de dilutions alcooliques.

FERRUM OXALICUM

Syn. — **Oxalate ferreux, Protoxalate de fer.**

Caractères et Propriétés. — Sel d'une belle couleur jaune

pâle, cristallin, pulvérulent, très peu soluble dans l'eau froide, plus soluble dans l'eau chaude.

On peut l'obtenir en traitant par une solution saturée d'acide oxalique, le carbonate de protoxyde de fer précipité au sein de l'eau sucrée.

Préparations. — Type *Ferrum metall.*

FERRUM PHOSPHORICUM

Syn. — *Phosphas ferroso-ferricus, Ferri Phosphas.* — Phosphate de fer, Phosphate ferroso-ferrique. — Angl. : *Ferrous hydric Phosphate.*

Décomposez un soluté de 100 de protosulfate de fer par un autre de 300 de phosphate de soude cristallisé ; laissez déposer, décantez, lavez le précipité à l'eau chaude et desséchez.

Caractères et Propriétés. — Poudre bleu-ardoise foncé, insoluble.

Préparations. — Type *Ferrum metallicum.*

FERRUM PURISSIMUM, HYDROGENIO REDUCTUM

Syn. — Fer réduit par l'hydrogène. — Angl. : *Reduced Iron.*

Caractères et Propriétés. — Bien préparé, il est en poudre impalpable, léger, d'un beau gris ardoisé, fortement attirable à l'aimant. Une petite portion mise sur une feuille de papier et frottée avec un corps dur et poli, comme une clef, doit revêtir aussitôt l'éclat métallique. Au contact des acides, et de préférence de l'acide oxalique (Crolas), il ne doit point développer d'hydrogène sulfuré, ou du moins n'en donner qu'une trace fugitive ; il se dissout dans l'acide chlorhydrique avec dégagement d'hydrogène, lequel doit être complètement inodore.

Aussitôt après sa préparation, on doit le renfermer dans un vase bien clos.

Le fer réduit, en raison de son insolubilité tant qu'il se trouve en contact avec la muqueuse de la bouche, presque partout alcaline, et de la facilité avec laquelle il est attaqué par les acides du suc gastrique, est en même temps un médicament actif et dépourvu de cette saveur d'encre, particulière aux préparations de fer solubles.

Préparations. — Type *Ferrum metall.*

(*Quand le médecin voudra prescrire le fer réduit, il devra bien spécifier, car, sans indication, le pharmacien devra toujours donner le* Ferrum metallicum.)

FERRUM SULFURICUM

Syn. — *Ferrum vitriolatum, Ferri Sulphas, Sulfas ferrosus.* — Sulfate de fer, Couperose verte, Vitriol vert, Sulfate de protoxyde de fer, Sulfate ferreux. — Angl. : *Ferrous Sulphate.*

Caractères et Propriétés. — Solide, cristallisé, sans odeur, d'une saveur styptique prononcée, soluble dans les trois quarts de son poids d'eau bouillante, et dans son poids d'eau froide. Ses cristaux, lorsqu'il est pur, sont des prismes rhomboédriques, d'un beau vert émeraude légèrement bleuâtre, transparents.

On l'obtient pur en attaquant la tournure de fer par l'acide sulfurique étendu d'eau. On commence l'opération à froid, on la termine à chaud, on filtre promptement la liqueur à l'abri du contact de l'air, on la concentre jusqu'à 34° Baumé et on la laisse cristalliser par refroidissement.

Les cristaux obtenus bien séchés au papier buvard doivent être enfermés dans un flacon à l'abri de l'air, car, à l'air humide, ils se recouvrent d'une couche de sulfate basique de peroxyde de fer, de couleur ocracée.

Préparations. — Les trois premières atténuations se préparent sous forme de triturations, suivant le type *Ferrum metallicum.*

FUCHSINE

Syn. — **Chlorhydrate de Rosaniline.**

Matière colorante dérivée de l'aniline. Le procédé le plus généralement suivi aujourd'hui, pour obtenir la fuchsine, est le procédé à l'acide arsénique. Il serait bien désirable qu'on parvînt à trouver un moyen différent de transformer économiquement l'aniline en matière colorante rouge, car l'emploi d'une substance aussi toxique que l'acide arsénique a déjà donné lieu à des accidents terribles.

Caractères et Propriétés. — La fuchsine se présente sous forme de cristaux d'un vert mordoré, inodores, solubles dans l'eau en donnant une coloration rouge intense, peu solubles dans l'alcool, insolubles dans l'éther.

Préparations. — Les trois premières atténuations se font par la trituration.

Indications principales. — Albuminurie.

GRAPHITES

Syn. — *Plumbago, Percarburetum Ferri.* — Graphite, Plombagine, Percarbure de fer. — Angl. : *Blacklead, Graphite, Plumbago.* — All. : *Reisblei.* — Ital. : *Piombaggine.* — Esp. : *Plombagina.*

Le graphite parfaitement pur est un charbon minéral qui, sur dix parties de carbone, n'en contient qu'environ une de fer. C'est donc un mélange sans proportions absolument définies. Il se trouve parfois dans des mines de métal ; ceux d'Angleterre et de Passau passent pour les meilleurs. Une espèce de graphite artificiel se forme dans les hauts-fourneaux pendant la fonte des fers.

Caractères et Propriétés. — C'est une substance gris noirâtre, luisante, grasse au toucher, insipide, inodore, et dont on se sert pour former les crayons noirs, dits *mine de plomb.*

Pour préparer le graphite à l'usage médicinal, on fait bouillir le graphite mine pendant une heure dans une assez grande quantité d'eau de pluie, après quoi on décante le liquide, et on fait digérer le graphite dans une solution faite de parties égales d'acide sulfurique et d'acide chlorhydrique, étendues avec le double de leur volume d'eau. Après avoir remué ce mélange à plusieurs reprises, pendant vingt-quatre heures, on décante le liquide, on le lave à l'eau de pluie et on le sèche.

Le graphite pur ne doit pas contenir de parties terreuses ; les acides sulfurique et chlorhydrique ne doivent en dissoudre que peu de fer.

Préparations. — Les trois premières atténuations homœopathiques se font par la trituration.

HEPAR SULFURIS CALCAREUM

Syn. — *Calcarea sulfurata, Hepar sulphuris, Sulfuratum Calcis.* — **Foie de soufre calcaire, Sulfure de chaux.** — Angl. : *Impure Calcic Sulphide, Sulphuret of Lime, Liver of Sulphur.* — All. : *Schwefelleber.*

Cette substance est une combinaison du soufre avec le calcium, connue depuis la fin du siècle dernier, et produite, en 1768, par Courton.

On peut l'obtenir économiquement en décomposant, à une haute température, du sulfate de chaux par le charbon. Pour l'usage homœopathique, on l'obtient en combinant le carbonate de chaux, obtenu des écailles d'huîtres (comme pour la préparation du *calcarea carbonica*), desséché et réduit en poudre fine, et mélangé avec parties égales de fleurs de soufre purifiées ; on chauffe le mélange dans un creuset neuf pendant 10 à 15 minutes, à la chaleur rouge, on coule la masse liquide sur une plaque de marbre, qu'on recouvre d'une capsule pour arrêter la combustion en privant la matière du contact de l'air. Après refroidissement, on renferme le produit obtenu dans un flacon hermétiquement bouché, pour servir à préparer les triturations.

Caractères et Propriétés. — Le sulfure de chaux est une masse jaune ou rougeâtre, poreuse, friable et très peu soluble dans l'eau, avec laquelle il donne un hydrosulfate, ce qui doit empêcher les médecins de le prescrire à dose massive en solution dans l'eau.

Préparations. — Les trois premières atténuations se font pas la trituration.

Indications principales. — Furoncles, laryngites, croup, bronchites, phtisie, coryza, suppurations, otorrhée.

IODIUM

Syn. — *Iodum, Iodinium.* — **Iode.** — Angl. : *Iodine.* — All. : *Jod.* — Ital. et Esp. : *Iodina.*

Corps simple métalloïdique, dont la découverte, due à Courtois, remonte seulement à 1811.

Dans la nature, on ne le trouve qu'à l'état de combinaison. A cet état, il existe dans les eaux de la mer, dans quelques eaux minérales, dans certains minerais, dans quelques productions animales (*les éponges, le test de quelques crustacés*). Un grand nombre de végétaux en contiennent également, mais c'est surtout dans les plantes marines, et notamment dans les Fucacées qu'on le trouve en plus grande abondance. Aussi, est-ce de ces végétaux que l'on retire une grande partie de l'iode du commerce. On l'extrait aussi en quantités énormes des azotates naturels de soude du Chili qui le contiennent à l'état d'iodure et d'iodate.

Quel que soit le procédé d'extraction suivi, l'iode a besoin d'être bien purifié.

Caractères et Propriétés. — L'iode est solide, grenu, en octaèdres aigus à base rhombe, mais le plus souvent en paillettes micacées, miroitantes, fragiles, d'un noir bleuâtre et métallique, fusibles à 107°, se vaporisant à l'air, d'une odeur forte, caractéristique; d'une densité de 4,95 et d'une saveur âcre. Il est extrêmement peu soluble dans l'eau (1/7000, suivant certains auteurs ; 1/66.000, suivant d'autres), mais s'y dissout facilement à l'aide de l'iodure de potassium ; soluble dans 10 parties d'alcool, dans 20 parties d'éther ou de chloroforme, le sulfure de carbone, les graisses, les huiles volatiles.

Préparations. — La *préparation première* de l'iode se fait sous forme de teinture au $\frac{1}{20}$. C'est une exception à la règle générale concernant les produits chimiques.

Les dilutions se font en prenant cette teinture comme point de départ et non avec la substance même.

(*Par suite de la grande volatilité de l'iode et de son action sur le sucre de lait, il est de toute impossibilité de préparer, d'une manière à peu près convenable, les premières atténuations de ce médicament, aussi bien sous*

*forme de trituration que sous forme de globules. On devra
donc s'en tenir exclusivement aux dilutions, si l'on veut
avoir des préparations sérieuses.)*

Indications principales. — Phthisie pulmonaire ,
adénites, pharyngites, enrouement, laryngites, coryza,
vomissements incoercibles.

KALI ARSENICUM

Syn. — *Arsenicum Potassicum.* — Arséniate de potasse.

On mêle et on chauffe au rouge dans un creuset de
Hesse q. s. d'acide arsénieux et de nitrate de potasse;
puis on fait dissoudre le sel dans l'eau, on filtre, on évapore et on fait cristalliser.

Préparations. — Les atténuations homœopathiques
se font suivant le type *Strychn. Sulf.*, soit sous forme
de dilutions(la 1re à l'eau; la 2e avec 1/2 eau, 1/2 alcool;
la 3me à l'alcool), soit, et de préférence, sous forme de
triturations.

KALI BICHROMATICUM

Syn. — *Kali bichromicum, Potassæ Bichromas.* — Bichromate de potasse. — Angl. : *Potassic Bichromate, Bichromate of Potash.* — All. : *Zweifach Chromsaures Kali.*
— Ital. : *Bicromato di Potassa.*

On l'obtient en traitant une dissolution de chromate
neutre par l'acide azotique; il en résulte de l'azotate de
potasse et du bichromate qui se dépose par refroidissement.

Caractères et Propriétés. — Cristaux d'un rouge foncé,
inaltérables à l'air, solubles dans dix parties d'eau froide et
dans leur poids d'eau bouillante.

Préparations. — Les atténuations homœopathiques
se font suivant le type *Cafeina*, soit sous forme de

dilutions (la 1ʳᵉ à l'eau ; la 2ᵐᵉ avec 1/2 eau, 1/2 alcool ; la 3ᵐᵉ à l'alcool), soit, et de préférence, sous forme de triturations.

Posologie. — Deux à vingt centigrammes de substance dans les vingt-quatre heures.

Indications principales. — Toux spasmodique, pharyngite, coryza.

KALI BROMICUM

Syn. — *Potassii Bromidum, Bromuretum potassicum.* — Bromure de potassium, Hydrobromate de potasse. — Angl. : *Potassic Bromide, Bromide of Potassium.* — All. : *Brom Kalium.* — Ital. : *Bromuro di Potassa.*

On l'obtient en faisant arriver peu à peu dans une solution de potasse caustique du brome, jusqu'à ce que la liqueur reste nettement colorée en jaune, évaporant à siccité, faisant fondre le résidu dans une bassine en fonte, maintenant en fusion au rouge obscur pendant quelques minutes, dissolvant la masse saline dans l'eau distillée et faisant cristalliser.

Caractères et Propriétés. — Se présente sous forme de petits cubes ou parallélipipèdes rectangulaires, blancs, d'une saveur piquante et sans eau de cristallisation. Il est très soluble dans l'eau, mais peu dans l'alcool.

Préparations. — Les atténuations homœopathiques se font de la même manière que celles du *Kali bichromaticum*.

Indications principales. — Acné, pharyngite.

KALI CARBONICUM

Syn. — *Carbonas potassicus, Potassæ Carbonas.* — Carbonate ou Sous-Carbonate de potasse, Potasse carbonatée, Sel de Tartre. — Angl. : *Potassic Carbonate, Carbonate of Potash.* — All. : *Kohlensaures Kali.* — Ital. : *Carbonáto di Potassa.*

On l'obtient chimiquement pur en faisant déflagrer par portions, dans un vase de fonte chauffé au rouge naissant, un mélange de 1 partie de nitrate de potasse et de 3 de crème de tartre, tous deux pulvérisés. On obtient une masse charbonneuse qui, traitée par l'eau, filtrée et évaporée à siccité, donne du carbonate de potasse pur.

Caractères et Propriétés. — Le carbonate de potasse est un sel blanc, pulvérulent, caustique, déliquescent, soluble dans son poids d'eau, insoluble dans l'alcool.

Préparations. — On en prépare les trois premières atténuations par la trituration.

KALI CAUSTICUM

Syn. — *Liquor Potassæ.* — Potasse caustique, Potasse. — Angl.: *Potassium Hydroxide* ou *Hydrate.*

Sous le nom très impropre de potasse du commerce, on désigne le carbonate de potasse impur que fournit l'incinération des végétaux terrestres. Les plantes qui croissent loin de la mer renferment de grandes quantités de potasse combinée avec des acides organiques, comme l'acide acétique, l'acide oxalique, l'acide tartrique, etc. Aussi, quand on les brûle, elles laissent un résidu grisâtre appelé cendres, dans lequel le potassium se trouve généralement à l'état de carbonate mêlé avec des chlorures, sulfates, phosphates ou silicates de différentes bases, qu'un lessivage méthodique permet de séparer facilement.

Pour obtenir la potasse, on décompose ce carbonate en solution étendue par de la chaux éteinte. Cette potasse, dite à la *chaux*, est en plaques blanches ; elle renferme, outre une certaine quantité de carbonate, la plus grande partie des chlorures, sulfates, silicates, contenus dans le carbonate. On la purifie en l'agitant dans un flacon avec son poids d'alcool à 90° : il se forme dans le fond un dépôt des sels que nous venons d'énumérer ; au-dessus se réunit une couche liquide contenant le carbonate dissous dans l'eau de l'alcool ; enfin, le liquide supérieur, qui occupe la presque totalité du vase, constitue la solution de potasse dans l'alcool. On la décante, on la distille aux trois quarts, et on évapore aussi rapidement que possible le dernier quart dans une bassine d'argent. A la fin, on chauffe fortement, puis on coule le liquide dans un vase d'argent en retenant avec une spatule une pellicule noire qui résulte de la carbonisation d'un peu de matière organique.

Caractères et Propriétés. — La potasse se présente sous forme de plaques blanches, opaques, à cassure fibreuse. Sa densité est de 2, 1 environ.

Au contact de l'air, la potasse attire l'humidité et l'acide carbonique. Elle est déliquescente. Elle se dissout dans environ la moitié de son poids d'eau, avec dégagement de chaleur. Elle est presque aussi soluble dans l'alcool que dans l'eau.

En dissolution concentrée, la potasse attaque le verre et la porcelaine en dissolvant la silice et l'alumine.

Préparations. — Les atténuations homœopathiques se font sous forme de dilutions alcooliques.

KALI CHLORICUM

Syn. — *Chloras potassicus, Potassæ Chloras.* — **Chlorate de potasse,** Potasse muriatée. — Angl. : *Potassic Chlorate, Chlorate of Potash.* — All. : *Chlorsaures Kali.* — Ital. : *Clorato di Potassa.*

Pour préparer ce sel, découvert, en 1786, par Berthollet, on fait passer un courant de chlore à travers un soluté de potasse caustique, marquant 30° Baumé, jusqu'à saturation, c'est-à-dire jusqu'à ce que la liqueur prenne une couleur jaune prononcée. On peut encore obtenir ce sel, et plus économiquement, en préparant d'abord du chlorate calcique qu'on décompose ensuite à chaud par le chlorure de potassium.

Caractères et Propriétés. — Sel cristallisé en lamelles brillantes anhydres, inaltérables à l'air, incolores, d'une saveur fraîche, détonant par le choc ou par la chaleur lorsqu'il est mêlé au soufre, au phosphore, au sulfure d'antimoine, etc., fusibles à 370°, solubles dans 17 parties d'eau froide et dans 1 p. 7 d'eau bouillante, solubles dans 30 parties de glycérine, sensiblement insolubles dans l'alcool.

Préparations. — Les trois premières atténuations homœopathiques se font sous forme de triturations.

Indications principales. — Stomatites, aphtes.

KALI CYANURETUM

Syn. — *Cyanuretum potassicum, Kali cyanatum, Potassii Cyanidum.* — Cyanure de potassium, Prussiate de potasse. — Angl. : *Potassic Cyanide, Fused Cyanide of Potassium.*

Introduisez q. v. de ferrocyanure de potassium pulvérisé dans un creuset étroit de fonte que vous couvrirez de son couvercle, chauffez graduellement dans un fourneau à reverbère jusqu'à fusion et qu'il ne se dégage plus de bulles, filtrez la matière fluide sur un tissu de fer en recevant le produit dans un autre creuset chauffé, et laissez refroidir ; enlevez la couche blanche supérieure de cyanure de potassium pur, sorte d'émail blanc à structure cristalline. Renfermez-la dans des flacons bien bouchés et en fragments un peu gros.

La réussite de l'opération est difficile. La haute température nécessaire fait souvent fluer la matière à travers le creuset.

Caractères et Propriétés. C'est un sel blanc, déliquescent, très soluble dans l'eau, soluble dans l'alcool, qui se présente sous forme de masses blanches à structure cristalline, d'une odeur particulière, s'altérant facilement au contact de l'air, en se transformant en carbonate et en formiate de potasse.

Préparations. — Les trois premières atténuations homœopathiques se font sous forme de triturations.

Posologie. — 10 à 30 centigrammes de la première trituration décimale, dans les 24 heures, doses correspondant à un et à trois centigr. de substance.

KALI HYDRIODICUM

Syn. — *Kali Ioduretum, Kali iodatum, Potassii Iodidum, Ioduretum potassicum.* — **Iodure de potassium, Iodure potassique, Hydriodate de potasse.** — Angl. : *Potassic Iodide, Iodide of Potassium.* — All. : *Iod Kalium.* — Ital.: *Ioduro di Potassa.*

On l'obtient généralement aujourd'hui par le procédé suivant, qui est de Turner. On ajoute de l'iode à une solution de potasse caustique marquant 1,16 au densimètre jusqu'à ce qu'un petit excès du premier colore la liqueur en brun. Il est bon que la liqueur soit alcaline. On évapore à siccité, on met le résidu dans un creuset et on chauffe jusqu'à fusion tranquille. On laisse refroidir ; on dissout dans quatre ou cinq parties d'eau, on filtre et on fait évaporer pour faire cristalliser.

Caractères et Propriétés. — Il est en petits cristaux cubiques, blancs, anhydres, inaltérables dans l'air sec, transparents lorsqu'ils sont purs, opaques lorsqu'ils renferment du carbonate alcalin, d'une saveur salée, piquante et désagréable. Densité : 2,85. Solubles dans 0,8 d'eau froide, dans 0,05 d'eau bouillante, dans 18 parties d'alcool froid à 90°, dans 2, 5 de glycérine.

Préparations. — Les atténuations homœopathiques se font suivant le type *Cafeina,* la 1/10 et la 1/100 liquides se faisant avec 1/2 eau, 1/2 alcool.

Indications principales. —Syphilis, maladies du cœur (artériosclérose), albuminurie.

KALI NITRICUM

Syn. — *Nitrum, Nitras Potassœ, Azotas* ou *Nitras Potassicus.* —Nitre, Sel de nitre, Nitrate de potasse, Salpêtre. — Angl. : *Potassic Nitrate, Nitre, Salpeter, Nitrate of Potash.* — All. : *Salpeter.* — Ital. et Esp. : *Nitro.*

On le retire en grand des vieux plâtras et des nitrières artificielles ou naturelles. Ces dernières sont nombreuses dans l'Inde, en Perse, en Égypte, d'où ce sel arrive en Europe en grande quantité; c'est le salpêtre cru du commerce. Il a besoin d'être purifié par lavage et cristallisation. On l'obtient aussi, soit en décomposant le carbonate de potasse ou le chlorure de potassium par l'azotate de soude, soit en décomposant le chlorure de potassium par l'acide azotique ordinaire.

C'est à ce sel que les plantes dites nitreuses, comme la bourrache, le buglosse, la pariétaire, doivent leurs propriétés diurétiques.

Caractères et Propriétés. — Entier, le sel de nitre se présente sous forme de masses aiguillées, blanches, inodores. Ses cristaux sont des prismes à six pans à sommet dièdre. Sa saveur est d'abord fraîche et urineuse, puis amère. Il est soluble dans 4 fois son poids d'eau froide, et moins de moitié son poids d'eau bouillante. Il est peu soluble dans l'alcool à 80° et insoluble dans l'alcool pur.

Préparations. — Les trois premières atténuations de ce sel se font par la trituration.

KALI PERMANGANICUM

Syn.— *Kali Permanganas.* — **Permanganate ou Hyper‑manganate de potasse, Caméléon violet.**— Angl. : *Potassic Permanganate, Permanganate of Potash.*

Pour obtenir le permanganate de potasse, on dessèche rapidement dans une bassine en fer un mélange de peroxyde de manganèse, lavé à l'acide azotique, et de potasse caustique, mis en pâte avec un peu d'eau distillée, la masse alcaline verdâtre est chauffée au rouge sombre dans une cornue de grès, où l'on fait arriver un courant d'oxygène ou d'air, privé d'acide carbonique ; on traite par l'eau chaude, et dans la liqueur on fait passer un courant d'acide carbonique jusqu'à ce qu'elle ait pris la teinte rouge caractéristique du permanganate, on laisse reposer, on décante, on évapore rapidement à une température inférieure à l'ébullition ; par refroidissement, le permanganate cristallise.

Caractères et Propriétés. — Il se présente sous forme de belles aiguilles prismatiques, ayant quelquefois 3 centimètres de longueur, presque noires et à reflets métalliques. Il se dissout dans 15 parties d'eau froide qu'il colore en pourpre magnifique ; les alcalis verdissent cette solution.

Préparations.— Les trois premières atténuations homœopathiques se font par la trituration.

KALI SULFURICUM

Syn. — *Sulfas potassicus, Kali Sulphas.* — **Sulfate** de potasse, **Sel duobus.** — Angl.: *Normal Potassic Sulphate, Commercial Sulphate of Potash recrystallized.*

Le sulfate de potasse est fourni par le commerce, qui le retire presque constamment des fabriques d'acide azotique. On le retire aussi des eaux de la mer et on pourrait l'obtenir dans les officines en saturant de l'acide sulfurique par du carbonate de potasse.

Caractères et Propriétés. — Il est blanc, cristallisé, d'une saveur saline amère, soluble dans 10 fois son poids d'eau froide seulement, et dans 3,8 d'eau bouillante.

Préparations. — Les trois premières atténuations de ce sel se font par la trituration.

KREOSOTUM

Syn. — *Creosotum, Kreasotum.* — **Kréosote.** — Angl. : *Kreasote, Creasote.*

La kréosote a été isolée du goudron de bois, en 1830, par Reichenbach. Il existe dans le commerce deux espèces de kréosote : l'une végétale, extraite du goudron de bois et surtout de celui de hêtre ; et l'autre minérale, parce qu'elle est extraite du goudron de houille. Pour l'usage homœopathique, nous n'employons que la kréosote de goudron de hêtre, laquelle est un mélange de kréosote et de gaïacol.

Le goudron de bois de hêtre contient jusqu'à 25 p. 100 de kréosote.

La kréosote n'est pas un principe unique et, sous ce nom, on trouve dans le commerce différents liquides de

nature et de composition variables. Le réactif de Rust
(*ammoniaque, perchlorure de fer en excès et eau*) permet
de distinguer la kréosote de bois de hêtre de la
kréosote de la houille. Avec celle-ci il donne une coloration bleue ou violette, avec celle-là une coloration verte,
puis brune. De plus, la kréosote de bois est insoluble dans
la glycérine, tandis que la kréosote de goudron s'y dissout très facilement.

Quoi qu'il en soit, pour extraire la kréosote, prenez du
goudron de bois et distillez-le, en ayant soin de changer
plusieurs fois de récipient, jusqu'à ce que le résidu ait acquis la consistance de la poix noire; agitez l'huile pesante
distillée avec une petite quantité d'acide sulfurique concentré, puis avec son volume d'eau, et rectifiez-la dans
de petites cornues; faites dissoudre le produit qui gagne
le fond de l'eau dans une dissolution chaude de potasse,
et laissez digérer quelque temps à une douce chaleur;
après le refroidissement, ajoutez un léger excès d'acide
sulfurique, séparez l'huile du liquide et distillez-la par
petites portions. Deux ou trois rectifications, mais sans
addition d'acide sulfurique, sont encore nécessaires.

Caractères et Propriétés. — C'est un liquide huileux, très
caustique quand il est bien rectifié, d'une odeur très forte, très
tenace et très désagréable. Il est à peu près insoluble dans l'eau
(1/80), à laquelle il communique cependant son odeur, mais
soluble dans l'alcool, l'éther, le sulfure de carbone. L'acide
sulfurique colore la kréosote en rose, puis en pourpre et enfin
en brun. Elle n'est pas très inflammable.

Préparations. — Les atténuations homœopathiques
se font: soit sous forme de triturations, soit, et de préférence, sous forme de dilutions (*véhicule : alcool à 96°*),
et directement avec la substance.

Indications principales. — Dyspepsie, vomissements, gastralgie, leucorrhée.

LITHIUM BENZOICUM

Syn.— Benzoate de lithine.

Le benzoate de lithine s'obtient en ajoutant à chaud et jusqu'à cessation d'effervescence de l'acide benzoïque à du carbonate de lithine additionné d'eau distillée. On concentre légèrement et on laisse cristalliser.

Caractères et Propriétés. — Sel soluble dans 3 p. 5 d'eau froide, dans 2 p. 5 d'eau bouillante et dans 10 p. d'alcool froid à 90°.

Préparations. — Les atténuations homœopathiques se font suivant le type *Cafeina*.

LITHIUM CARBONICUM

Syn. — *Carbonas lithicus, Lithiæ Carbonas*. — Carbonate de lithine. — Angl. : *Lithic Carbonate, Carbonate of Lithia*.

S'obtient soit en calcinant l'acétate, soit en mêlant ensemble des solutions de chlorure de lithium et de carbonate d'ammoniaque ou de sulfate de lithine et de carbonate de soude.

Caractères et Propriétés.—Poudre blanche, très légère, peu soluble dans l'eau, insoluble dans l'alcool.

Préparations. — Les trois premières atténuations de ce sel se font par la trituration.

LITHIUM SALICYLICUM

Syn. —Salicylate de lithine.

Le salicylate de lithine s'obtient en saturant au bain-marie de l'acide salicylique dans quantité suffisante d'alcool par du carbonate de lithine, filtrant et évaporant à sec. On peut aussi faire cristalliser.

Caractères et Propriétés. — Substance amorphe ou cristalisée en aiguilles réunies en masses soyeuses, blanches, inodores, solubles dans l'eau et l'alcool.

Préparations. —Les atténuations homœopathiques se font suivant le type *Cafeina.*

MACROTIN

Syn. — Cimicifugine.

Résine impure obtenue en précipitant par l'eau la *teinture-mère* de *Cimicifuga racemosa.*

Caractères et Propriétés. — Cette résine, lavée à l'eau et séchée avec soin, est de couleur noire, brunâtre. Sa saveur est amère et âcre.

Elle est insoluble dans l'eau, soluble dans l'alcool.

Préparations. — Les trois premières atténuations se feront suivant le type *Cafeina.*

Posologie. — Six à douze centigrammes de la substance par jour.

Indications principales. — Les mêmes qu'*Actœa racemosa.*

MAGNESIA CARBONICA

Syn. —*Carbonas magnesicus, Magnesiœ Carbonas levis.* —Carbonate de magnésie, Magnésie blanche ou carbonatée. — Angl. : *Magnesic Carbonate, Light Carbonate of Magnesia* — All. : *Kohlensaure Magnesia.* — Ital.: *Carbonato di Magnesia.* — Esp.: *Carbonato de Magnesia.*

Ce sel est assez commun dans la nature, mais on le trouve sous forme d'une masse blanche, terreuse, plus fréquemment que cristallisé.

On l'obtient artificiellement en décomposant une dissolution de sulfate de magnésie par une de carbonate de potasse ou de soude, lavant le précipité et le faisant sécher.

Caractères et Propriétés. — Ce sel, ordinairement en gros pains cubiques ou parallélipipèdes d'un blanc parfait, très légers, est insipide, inodore et presque insoluble dans l'eau.

Préparations. — Les trois premières atténuations de ce sel se préparent par la trituration.

Indications principales. — Dysménorrhée.

MAGNESIA MURIATICA

Syn. — *Magnesii Chloridum*. — Chlorure de magnésium, Magnésie muriatée, Muriate de magnésie. — Angl.: *Magnesic Chloride, Chloride of Magnesium, Muriate of Magnesia*. — All. : *Salzäure Magnesia*. — Ital. : *Muriato di magnesia*.

Ce sel existe dans l'eau de la mer et dans celle de beaucoup de sources. On l'obtient cristallisé en traitant le carbonate de magnésie en léger excès par l'acide chlorhydrique à 1,17 étendu de 3 à 4 parties d'eau; la liqueur filtrée est concentrée à 40° Baumé bouillant, puis coulée dans un flacon à large ouverture où elle cristallise.

Caractères et Propriétés. — Il est blanc, très amer, très déliquescent, cristallisable en aiguilles prismatiques, très soluble dans l'eau, soluble dans 5 parties d'alcool.

Préparations. — Les atténuations homœopathiques se font suivant le type *Cafeina*.

MAGNESIA PHOSPHORICA

Syn. — Phosphate de magnésie. — Angl. : *Hydric magnesic Phosphate, Phosphate of Magnesia*.

Le phosphate de magnésie s'obtient en saturant de l'acide phosphorique liquide étendu par de la magnésie, filtrant et évaporant à siccité.

Caractères et Propriétés. — Il est très peu soluble dans l'eau.

Préparations. — Les trois premières atténuations de ce sel se font par la trituration.

MAGNESIA-SULFURICA

Syn. — *Sulfas magnesicus, Magnesiae Sulphas.* — Sulfate de magnésie, Magnésie sulfatée, Sel d'Epsom, Sel de Sedlitz. — Angl.: *Magnesic Sulphate, Sulphate of Magnesia, Epsom Salts.* — All.: *Schwefelsäure Magnesia.* — Ital.: *Solfato di Magnesia.* — Esp. : *Sulfato de Magnesia.*

On le trouve en dissolution dans les eaux de la fontaine d'Epsom en Angleterre, et dans celles de Sedlitz et d'Egra en Bohême. On l'en retire par évaporation et par cristallisation. On peut aussi le préparer par l'exposition à l'air des schistes contenant du sulfure de fer et de la magnésie, après les avoir arrosés d'eau. On peut encore le retirer de la *Dolomie* ou carbonate double de chaux et de magnésie naturel.

Le sulfate de magnésie du commerce contient ordinairement des sulfates de fer, de cuivre, de manganèse, de chaux et du chlorure de magnésium. On l'en débarrasse en le dissolvant dans environ deux fois son poids d'eau bouillante, ajoutant quelque peu de magnésie en gelée ou en poudre, faisant bouillir quelques instants, filtrant et laissant cristalliser.

Caractères et Propriétés. — Il est en petits cristaux aciculaires, blancs et transparents, solubles dans leur poids d'eau froide, et dans 0,15 d'eau bouillante. Il s'effleurit à l'air et perd deux équivalents d'eau à 100°. Sa saveur est fraîche et plus amère que celle du sulfate de soude.

Préparations. — Les trois premières atténuations se préparent par la trituration.

MANGANUM ACETICUM

Syn. — **Acétate de manganèse.** — Angl. : *Manganous Acetate, Acetate of Manganese.* — All. : *Essigsaurer Braunstein.* — Ital. : *Acetato di manganese.*

On le prépare par dissolution du carbonate de manganèse dans l'acide acétique bouillant : par refroidissement il se dépose, tantôt sous forme de tables rhombes, tantôt sous forme de prismes réunis par groupes.

Caractères et Propriétés. — Sel rose pâle, soluble dans 3 parties d'eau, soluble dans l'alcool.

Préparations. — Les atténuations homœopathiques se font suivant le type *Cafeina.*

MANGANUM CARBONICUM

Syn. — **Carbonate de manganèse.** — Angl. : *Manganous Carbonate, Carbonate of Manganese.* — All. : *Kohlensaurer Braunstein.* — Ital. : *Carbonato di manganese.*

On l'obtient en faisant dissoudre séparément 20 parties de sulfate de manganèse pur cristallisé et 26 parties de carbonate de soude dans. q. s. d'eau chaude, mêlant les solutés, lavant et séchant le précipité produit.

Caractères et Propriétés. — Poudre blanche, très légèrement rosée, insipide, insoluble.

Préparations. — Les atténuations homœopathiques se font suivant le type *Ferrum met*.

MANGANUM METALLICUM

Syn. — **Manganèse**.

Ce métal se rencontre dans un grand nombre de minéraux à l'état d'oxyde; ces minéraux sont notamment la *hausmannite*, la *manganite*, la *pyrolusite* et la *braunite*. Ils se trouvent généralement en filons, dans les terrains primitifs ou de transition. On rencontre en outre le manganèse à l'état de sulfure, de carbonate, de silicate, de phosphate.

Il se rencontre quelquefois aussi dans les cendres des plantes; Fourcroy et Vauquelin l'ont trouvé dans les os, et l'on a également signalé sa présence dans le sang; mais, d'après Béchamp, cette présence n'est pas normale.

Caractères et Propriétés. — Le manganèse est un métal d'un gris-blanc, dur et cassant. Inaltérable à l'air à la température ordinaire, on le conserve généralement, néanmoins, sous une couche de pétrole. Chauffé à l'air, il se recouvre rapidement d'une couche d'oxyde. Il décompose l'eau lentement à froid, plus rapidement à l'ébullition; quand il est pulvérulent, cette décomposition est très rapide, même à la température ordinaire.

Les procédés de Deville et de Brunner, généralement employés dans l'industrie pour obtenir le manganèse métallique, donnant un métal difficilement pulvérisable, nous avons, pour l'usage homœopathique, adopté le procédé suivant indiqué par Giles.

On calcine dans un courant d'hydrogène l'amalgame de manganèse obtenu par l'action de l'amalgame de sodium sur une solution concentrée de chlorure de manga-

nèse. On obtient ainsi le manganèse métallique pulvérulent.

Préparations. — Les atténuations homœopathiques
se font suivant le type *Ferrum metal.*

MERCURIUS CHLORO-IODATUS

Syn. — Chloro-iodure ou mieux Bichloroiodure de
mercure, Iodo-calomel, Sel de Boutigny.

Voici, d'après Gobley, la manière la plus simple de
préparer ce sel : On broie dans un mortier un mélange de
5,95 de calomel et de 1,98 d'iode, on introduit le tout
dans un petit matras que l'on place sur du sable chaud.
Le mélange bientôt se liquéfie en devenant verdâtre; on
fait refroidir et la masse se solidifie.

Caractères et Propriétés. —Le produit exposé à l'air passe
promptement au rouge qui est sa couleur normale.

Ce sel a été reconnu n'être qu'un mélange de biiodure
et de bichlorure de mercure, à équivalents égaux, qu'on
obtient plus facilement en mélangeant, par trituration,
62, 6 de biiodure, et 37, 4 de bichlorure. C'est donc un
iodochlorure mercurique.

Préparations. — Les atténuations homœopathiques se
font suivant le type *Ferrum metal.*

MERCURIUS CORROSIVUS

Syn. —*Mercurius sublimatus, Hydrargyri Perchlori-
dum, Deuto-chloruretum Hydrargyri.*—Sublimé corrosif,
Bichlorure de mercure. — Angl.: *Mercuric Chloride,
Corrosive Sublimate, Perchloride of Mercury.* — All. :
Aetzsublimat.

Caractères et Propriétés. — Sel blanc, cristallisé, d'une saveur âcre. Densité 6.5.

100 parties d'eau à   10°   dissolvent 6,50 parties de ce sel.
— — — à 100° — 54,00 — —

Il est plus soluble dans l'alcool et dans l'éther et ce dernier liquide l'enlève à l'eau.

Les corps réducteurs, tels que l'alcool concentré, le sucre, le protochlorure d'étain, le ramènent à l'état de protochlorure, et même à l'état métallique.

Il se combine aux chlorures alcalins pour donner des chlorures doubles, très dangereux parce qu'ils sont très solubles.

Le sublimé corrosif coagule les matières albumineuses et les rend imputrescibles. Les bois injectés de sublimé se conservent en présence de l'humidité; comme ce sel est un poison énergique, ces bois sont préservés des atteintes des insectes.

Préparations. — *Nous avons dit plus haut quelle était l'action des corps réducteurs, tels que l'alcool et le sucre, sur le mercure corrosif; aussi, pour les dilutions de ce médicament, doit-on employer de l'alcool faible, à 60°.*

Pour la même raison, les triturations au sucre de lait doivent, le plus possible, être évitées. Ce véhicule, en ramenant le sublimé à l'état de calomel, en diminue beaucoup l'activité. Il est vrai que cette action est assez lente; néanmoins, le pharmacien fera bien de renouveler, de temps en temps, ces préparations.

Posologie. — Dix à 30 centigrammes de la première trituration décimale ou de la première dilution décimale, dans les vingt-quatre heures, doses correspondant à un et à trois centigrammes de la substance.

Indications principales. — Syphilis, diarrhée, dysenterie.

MERCURIUS CYANATUS

Syn. — Hydrargyrum cyanuretum, Hydrargyri Cyanu-
retum, H. Cyanidum, Mercurii Cyanidum, M. Cyanuretum,
— Cyanure de mercure, Prussiate de mercure. — Angl. :
Mercuric Cyanide, Bi-cyanide of Mercury.

Caractères et Propriétés. — Sel blanc mat, cristallisé en
longs prismes quadrangulaires, inaltérable à l'air, efflorescent,
soluble dans 8 parties d'eau froide, dans 2 parties d'eau bouillante, insoluble dans l'alcool. Sa saveur est métallique, désagréable, la chaleur le décompose en cyanogène et en mercure.

Préparations. — Les trois premières atténuations se
préparent par la trituration.

Posologie. — Mêmes doses que le sublimé corrosif.

Indications principales. — Diphthérie; angine scar-
latineuse.

MERCURIUS DULCIS

Syn. — Hydrargyrum dulce, Hydrargyri Subchloridum,
Calomelas. — Calomel, Calome, Mercure doux, Protochlorure de mercure. — Angl.: *Mercurous Chloride, Subchlo-*
ride of Mercury, Calomel. — All.: *Versüsstes Quecksilber.*
Ital.: *Calomelano.*

On le connaît en petite quantité, à l'état naturel, dans
les mines de sulfure de mercure, sous le nom de mercure
corné ou muriaté; mais on n'emploie que celui obtenu
artificiellement par sublimation, dans un matras au bain
de sable, d'un mélange de 300 de mercure et de 400 de
sublimé corrosif.

On a ainsi le *mercure doux sublimé* ou par sublimation.

Caractères et Propriétés. — Il est en masses hémisphériques, blanches, brillantes et cristallines. Ses cristaux sont des prismes à six pans, terminés par des pyramides. Il devient noirâtre par l'exposition à l'air. Il est insoluble dans l'eau, l'alcool, les corps gras.

En le pulvérisant et le lavant à l'eau pour le priver d'un peu de *sublimé corrosif* qu'il contient toujours, on a le *mercure doux lavé*, propre à l'usage homœopathique.

Préparations. — Les atténuations homœopathiques se font suivant le type *Ferrum metal.*

Indications principales. — Syphilis, maladies du foie, constipation, stomatites.

MERCURIUS IODATUS

Syn. — *Mercurius protoiodatus, Mercurii Iodidum, Mercurius iodatus flavus, Hydrargyri Iodidum viride, Hydrargyrum protoiodatum*. — Iodure mercureux, Protoiodure de mercure. — Angl.: *Mercurous Iodide, Green Iodide of Mercury*. — All.: *Quecksilberjodur*. — Ital. : *Ioduro giallo di mercurio*.

On le prépare ordinairement par l'union directe de l'iode avec le mercure. On broie 200 parties de mercure avec 127 parties d'iode et une petite quantité d'alcool jusqu'à ce que tout le mercure ait disparu et qu'on ait obtenu une pâte verte ; on continue encore à broyer pendant quelque temps pour rendre la pâte plus homogène, puis on la lave à l'alcool bouillant pour lui enlever un peu d'iodure mercurique, et on la sèche.

Caractères et Propriétés. — L'iodure mercureux constitue une poudre d'un vert jaunâtre foncé; à la lumière, il devient plus vert et puis noir. Sa densité est égale à 7,64. Conservé dans des flacons, même à l'abri de la lumière, il se dédouble après quelques semaines en mercure et biiodure ; sous l'eau il est beaucoup plus stable. Il est insoluble dans l'eau et dans l'alcool.

Préparations. — Les atténuations homœopathiques se font suivant le type *Ferrum met.*

Indications principales. — Syphilis.

MERCURIUS BIIODATUS

Syn. — *Hydrargyrum biiodatum, Mercurii Biniodidum, Mercurius iodatus ruber.* — Biïodure de mercure, Iodure mercurique, Iodure rouge de mercure. — Angl. : *Mercuric Iodide, Red Iodide of Mercury.* — All. : *Doppelt Iodquecksilber.* — Ital. : *Ioduro rosso di mercurio.*

On peut l'obtenir par combinaison directe de 1 atome de mercure avec 2 atomes d'iode, mais on le prépare généralement par double décomposition entre un sel mercurique et un iodure soluble. On fait dissoudre séparément les deux sels dans q. s. d'eau distillée et on mêle les deux liqueurs. Il se forme un précipité que l'on recueille, lave, fait sécher et conserve dans un lieu obscur.

Caractères et Propriétés. — Le biiodure de mercure est d'un rouge magnifique, insoluble dans l'eau, mais soluble dans l'alcool, surtout à chaud.

Préparations. — Les trois premières atténuations se font par la trituration.

Indications principales. — Coryza.

MERCURIUS NITRICUS

Syn. — *Hydrargyrum nitricum.* — Azotate mercureux cristallisé, Nitrate de mercure, Protonitrate de mercure, Azotate mercureux neutre.

Laissez réagir, dans un matras, un mélange de 100 de mercure, 100 d'acide azotique officinal, et 50 d'eau distillée; après vingt-quatre heures, séparez les gros cristaux incolores formés, lavez-les à l'acide nitrique étendu et faites les sécher.

Caractères et Propriétés. — Prismes courts et transparents, blancs, se déshydratant à l'air et fondant à 70°. Il se dissout dans une petite quantité d'eau chaude, mais une plus grande quantité le dédouble en sel acide qui se dissout et en sel basique insoluble.

Préparations. — Les trois premières atténuations se font par la trituration.

MERCURE (NITRATE ACIDE DE)

Syn. — Nitrate acide de mercure, Nitrate de mercure liquide, Azotate mercurique neutre.

Ce sel se forme lorsqu'on dissout le mercure ou l'oxyde de mercure dans l'acide azotique en excès et qu'on évapore à une douce chaleur.

Caractères et Propriétés. — On obtient ainsi une liqueur sirupeuse contenant 71 o/o de nitrate et un excès d'acide. Cette liqueur ne doit pas précipiter par les chlorures et ne laisser aucun résidu par la calcination. Sa densité est de 2, 246.

Préparations. — Les atténuations homœopathiques se font suivant le type *Sulfur. acid.*

MERCURIUS PRÆCIPITATUS ALBUS

Syn. — *Hydrargyrum præcipitatum album, H. ammioniatum.* — Précipité blanc, Chlorure mercureux précipité, Protochlorure de mercure par précipitation. — Angl.: *Mercurammonium Chloride, White Precipitate.*

On le prépare en broyant dans un mortier 100 grammes d'azotate mercureux cristallisé avec de l'acide azotique étendu d'eau jusqu'à dissolution complète et y versant 5o grammes d'acide chlorhydrique officinal, étendu de son poids d'eau. Le sel mercureux sera précipité à l'état de protochlorure.

Caractères et Propriétés. — Poudre blanche, très dense, fine, onctueuse au toucher, qu'il ne faut pas confondre avec l'oxychlorure ammoniacal, que l'on nomme aussi *précipité blanc*. Ce dernier était le précipité blanc des anciens et c'est encore le précipité blanc de quelques pharmacopées étrangères.

Préparations. — Les trois premières atténuations homœopathiques se préparent par la trituration.

MERCURIUS PRÆCIPITATUS RUBER

Syn. — *Hydrargyrum præcipitatum rubrum, Hydrargyrum oxydatum rubrum.* — **Précipité rouge, Oxyde rouge de mercure, Oxyde mercurique.** — Angl.: *Mercuric Oxide, Red Precipitate, Red Oxide of Mercury.*

On le prépare en faisant agir au bain de sable tiède, jusqu'à dissolution, 800 d'acide azotique officinal (1.39), additionné de 200 d'eau distillée, sur 1000 de mercure dans un matras à fond plat, puis en décomposant l'azotate produit, au bain de sable dans un matras, jusqu'à ce qu'il soit réduit en une poudre rouge. En poussant la chaleur trop loin on revivifierait le métal, et, en ne l'élevant pas assez, il resterait de l'azotate indécomposé.

Caractères et Propriétés. — Il est d'un rouge jaunâtre, cristallin. La lumière lui fait perdre de son éclat. Il est un peu soluble dans l'eau et un peu plus soluble dans l'alcool.

Préparations. — Les trois premières atténuations se font par la trituration.

MERCURIUS SOLUBILIS

Syn. — *Mercurius solubilis Hahnemanni, Hydrargyrum oxydulatum nigrum.* — Mercure soluble de Hahnemann, Azotate mercureux ammoniacal, Oxyde gris ou noir de mercure. — Angl. : *Dimercurosammonium Nitrate, Hahnemann's soluble Mercury.* — All. : *Hahnemann's anflösliches Quecksilber.* — Ital. : *Mercurio solubile.*

Triturez 100 de proto-azotate de mercure avec q. s. d'eau froide et faiblement acidulée par de l'acide azotique, de manière à obtenir 4 ou 5 litres de soluté. Versez goutte par goutte et sans interruption, en agitant le soluté mercuriel, de l'ammoniaque étendue de 20 à 30 fois son poids d'eau jusqu'à ce que le précipité prenne une teinte pâle; séparez par décantation le précipité de la liqueur surnageante, lavez-le, faites-le sécher à l'abri de la lumière et conservez-le dans des flacons foncés.

Cette préparation varie et devient plus ou moins active, d'après le plus ou moins d'ammoniaque servant à sa précipitation. Sa couleur varie du noir velouté au gris plus ou moins noirâtre, et contient dans ce dernier cas une proportion plus grande d'oxyde de mercure.

Le meilleur moyen d'obvier à cet inconvénient serait de faire cette préparation avec une quantité toujours fixe d'ammoniaque liquide. Il est donc très important, lorsqu'on verse la solution ammoniacale dans la liqueur mercurielle, de s'arrêter aussitôt que le précipité qui se forme n'a plus une teinte foncée.

Le mercure soluble est un mélange et non une combinaison définie.

Malgré le titre de soluble qui lui a été donné par Hahnemann, cette épithète se rapportant bien probablement à son action médicale, il est complètement insoluble.

Préparations. — Les atténuations homœopathiques se font suivant le type *Ferrum metal.*

Indications principales. — Coryza, angines, diarrhée, dysenterie.

MERCURIUS VIVUS

Syn. — *Hydrargyrum vivum.* — Mercure vif, Mercure métallique, Vif argent. — Angl. : *Metallic mercury, Quecksilver.* — All. : *Quecksilber.* — Ital. : *Mercurio.* — Esp. : *Azogue.*

Ce métal se trouve ordinairement à l'état de sulfuré (*cinabre*), et quelquefois à l'état natif.

Les principales exploitations sont à Idria en Illyrie, à Almaden en Espagne, dans le duché des Deux-Ponts, et en Californie. Le principe de la métallurgie est très simple : il consiste en un simple grillage au rouge dans un courant d'air. Il se forme de l'acide sulfureux et du mercure ; le mercure est condensé dans une série d'allonges ou de chambres disposées entre le four et la cheminée, et l'acide sulfureux s'échappe par celle-ci.

Le plus souvent le mercure du commerce contient des métaux étrangers (plomb, étain, bismuth, zinc) qui donnent à ses gouttelettes la propriété de s'allonger ou de *faire la queue.* Il est donc impur ; on le purifie par distillation à la cornue. Cependant, si l'on veut avoir du mercure très pur et propre à l'usage homœopathique, il est préférable de mêler deux parties de cinabre avec une partie de limaille de fer ou de chaux vive, et de distiller le mélange dans une cornue de grès et mieux de fer, en chauffant jusqu'au rouge.

Caractères et Propriétés. — Le mercure est le seul métal liquide à la température ordinaire, qui soit connu. Il se solidifie à —40° en octaèdres réguliers. Sa densité est de 13,59 à 0°. La densité de sa vapeur est 6,97. Il bout à 358°. Il émet des vapeurs à la température ordinaire; car une feuille d'or, suspendue dans un flacon renfermant du mercure, blanchit en s'amalgamant.

Préparations. — Les atténuations homœopathiques se font suivant le type *Ferrum metal.*

MORPHIUM

Syn. — *Morphia, Morphium purum, Morphinum.* — Morphine. — Angl. : *Morphine, Morphia.*

La morphine a été découverte par Sertuerner, en 1815. C'est le premier alcaloïde connu et celui qui a donné l'idée de rechercher les autres.

Plusieurs procédés ont été donnés pour l'obtention de la morphine; le meilleur est le suivant : On épuise 10 kilogr. d'opium par plusieurs macérations à l'eau, et on évapore les liqueurs à consistance extractive. On reprend la masse par l'eau, on filtre, on évapore à consistance sirupeuse, et on verse dans la liqueur tiède 1200 gr. de chlorure de calcium anhydre dissous dans deux fois son poids d'eau. Il se forme un précipité complexe, renfermant des résines, des matières colorantes, du sulfate et du méconate de chaux, que l'on jette sur un filtre.

La liqueur filtrée est évaporée au bain-marie. Pendant la concentration on sépare par le filtre une nouvelle dose de méconate de chaux, et on évapore à consistance de sirop. On acidule la liqueur par une petite quantité d'acide chlorhydrique, et on l'abandonne dans un endroit frais. Au bout de quelques jours, elle est remplie de cristaux bruns de chlorhydrate double de morphine et de codéine souillés par un liquide noirâtre; on les égoutte, on les exprime, et on les fait redissoudre dans une quantité d'eau bouillante aussi petite que possible. Le chlorhydrate se sépare par le refroidissement en cristaux qu'on redissout de nouveau dans l'eau chaude contenant du noir animal lavé. Après une digestion vers 80° à 85°, on filtre, et on concentre la liqueur, qui dépose le chlorhydrate double tout à fait blanc.

Ce sel est redissous dans l'eau bouillante et la liqueur chaude est traitée par l'ammoniaque; la codéine reste en dissolution, tandis que la morphine est précipitée. Ce dépôt est jeté sur un filtre, lavé à l'eau froide, desséché et dissous dans l'alcool bouillant: la morphine se sépare en cristaux par le refroidissement. Elle contient souvent un peu de narcotine dont on la débarrase par un ou deux lavages à l'éther ou au chloroforme, qui la dissolvent et ne touchent pas à la morphine.

Caractères et Propriétés. — La morphine pure forme des prismes droits à base rhombe, incolores, solubles dans 500 parties d'eau bouillante, à peine solubles dans l'eau froide. Il faut 40 à 45 parties d'alcool à 90° froid pour en dissoudre une partie; elle est insoluble dans l'éther. La morphine en dissolution est très amère.

Préparations. — Les atténuations homœopathiques se font suivant le type *Strych. sulf.*, soit sous forme de dilutions alcooliques, à partir de la 1re centésimale, soit, et de préférence, sous forme de triturations.

MORPHIUM ACETICUM

Syn. — Acetas Morphinæ. — Acétate de morphine. —
Angl.: *Morphine* ou *Morphia Acetate.*

On obtient l'acétate de morphine en traitant la morphine par q. s. d'acide acétique pour la dissoudre et
évaporant à siccité, à une douce chaleur.

Il devient basique avec le temps. Aussi est-on obligé
d'y ajouter quelque peu d'acide acétique pour opérer sa
dissolution complète dans l'eau.

Caractères et Propriétés. — Il est blanc, légèrement jaunâtre ou grisâtre, et le plus souvent pulvérulent. Il est très
soluble dans l'alcool.

Préparations. — Les atténuations homœopathiques
se font suivant le type *Strych. sulf.*

MORPHIUM MURIATICUM

Syn. — Murias ou *Hydrochloras Morphinæ, Morphiæ
Acetas.* — Chlorhydrate ou Muriate de morphine. —
Angl.: *Morphine* ou *Morphia Hydrochloride.*

On l'obtient en faisant dissoudre la morphine dans de
l'eau acidulée par de l'acide chlorhydrique à 1,17, étendu
de son volume d'eau, filtrant et faisant concentrer la solution jusqu'à pellicule.

Caractères et Propriétés. — Le sel cristallise en petites
aiguilles blanches, soyeuses, solubles dans 20 parties d'eau
froide, très solubles dans l'alcool.

Préparations. — Les atténuations homœopathiques se
font suivant le type *Strychn. sulf.*

MORPHIUM SULFURICUM

Syn. — Sulfas Morphinæ. — Sulfate de morphine. —
Angl.: *Morphine* ou *Morphia Sulphate.*

Délayez la morphine dans de l'eau chaude, ajoutez-y de l'acide sulfurique au $\frac{1}{10}$ en quantité telle que, toute la morphine étant dissoute, la liqueur conserve une légère réaction alcaline au tournesol, évaporez jusqu'à consistance sirupeuse et laissez cristalliser.

Caractères et Propriétés. — Aiguilles prismatiques, solubles dans 32 parties d'eau froide, peu solubles dans l'alcool.

Préparations. — Les trois premières atténuations se font par la trituration.

NATRUM ARSENICUM

Syn. — *Arsenias Sodœ, Natri Arsenias*. — **Arséniate de soude**. — Angl. : *Hydric disodic Arsenate, Arsenate of Soda*.

L'arséniate de soude s'obtient par le même procédé que l'arséniate de potasse. Il renferme 12 équivalents d'eau.

Caractères et Propriétés. — Il cristallise en prismes à six pans ; sa réaction est alcaline ; cristallisé, il est inaltérable à l'air, mais sa solution en attire l'acide carbonique, 100 parties d'eau à 15° en dissolvent 28 parties. Ses cristaux fondent à 85°. Leur densité est égale à 1.762.

Préparations.— Les atténuations homœopathiques de ce sel se font de la même manière que celles de l'*Arséniate de potasse*.

Posologie. — 0 gr. 40 à 1 gr. de la 1re tritur. centésimale, dans les vingt-quatre heures, doses correspondant à 4 et à 10 milligr. de substance.

NATRUM BENZOICUM

Syn. — Benzoas Sodæ. — **Benzoate de soude.**

Le benzoate de soude peut s'obtenir comme suit : on délaye de l'acide benzoïque cristallisé dans un peu d'eau, et,à l'aide d'une légère chaleur,on neutralise par la soude caustique liquide à 1,332 ; on concentre et on fait cristalliser la solution sous une cloche, au-dessus de l'acide sulfurique.

Caractères et Propriétés. — Ce sel cristallise en aiguilles efflorescentes à l'air, peu solubles dans l'alcool même bouillant, très solubles dans l'eau.

Préparations. — Les atténuations homœopathiques se font suivant le type *Cafeina,* soit sous forme de dilutions (la 1re à l'eau ; la 2e avec 1/2 eau, 1/2 alcool ; la 3e à l'alcool), soit et de préférence sous forme de triturations.

NATRUM BROMICUM

Le *Bromure de sodium* se prépare de la même manière que le bromure de potassium, en remplaçant la solution de potasse par une solution de soude.

Caractères et Propriétés. — Se présente sous forme de cristaux incolores du système régulier, souvent en trémies cubiques, presque entièrement solubles dans leur poids d'eau froide, solubles dans l'alcool.

Préparations. — Les atténuations homœopathiques se préparent comme celles du bromure de potassium.

NATRUM CARBONICUM

Syn. —Carbonas sodicus, Sodæ Carbonas. —**Soude carbonisée, Carbonate ou sous-carbonate de soude. —** Angl. :

Sodic Carbonate, Carbonate of Soda. — All.: *Laugensalz, Sodasalz.* — Ital.: *Carbonato di Soda.* — Esp.: *Carbonato de Soda.*

Caractères et Propriétés. — Cristallisé en prismes rhomboïdaux ou en pyramides tronquées par la base, incolores, inodores, d'une saveur alcaline et urineuse. Très soluble dans l'eau, soluble dans son poids environ de glycérine.

On l'obtient pur par cristallisation du carbonate de soude du commerce. Le carbonate de soude cristallisé contient 62,94 d'eau pour 100.

Préparations. — Les trois premières atténuations se font par la trituration.

NATRUM IODURETUM

Syn. — Iodure de sodium.

Ce sel est contenu dans les eaux mères des soudes de varechs. Sa préparation s'exécute comme celle de l'iodure de potassium.

Caractères et Propriétés. — Ses cristaux sont cubiques et anhydres. Il est déliquescent, très soluble dans l'eau, soluble dans l'alcool.

Préparations. — Les atténuations homœopathiques se font de la même manière que celles de l'iodure de potassium.

NATRUM MURIATICUM

Syn. — *Murias Sodœ, Sodii Chloridum.* — Chlorure de sodium, Sel marin, Soude muriatée, Sel de cuisine. — Angl.: *Sodic Chloride, Chloride of Sodium.* — All.: *Kochsalz.* — Ital.: *Chloruro di sodio.* — Esp.: *Sal.*

Le chlorure de sodium est connu de tous les peuples et probablement de toute antiquité. Il forme des mines abondantes dans presque tous les pays; il existe dans toutes les eaux minérales, constitue le principal élément de l'eau de la mer. Les fluides animaux et végétaux en contiennent aussi. On peut donc dire que c'est le sel le plus répandu qui existe.

Caractères et Propriétés. — Il cristallise en cubes et en aiguilles en présence des matières organiques. Sa saveur est le type de la saveur salée. Il est très soluble dans l'eau, froide ou bouillante, et dans la glycérine. Il est insoluble dans l'alcool anhydre, soluble dans l'alcool faible, il donne à la flamme de ce liquide une couleur jaune livide.

Préparations. — Les trois premières atténuations se font par la trituration.

Indications principales. — Chlorose, dyspepsie.

NATRUM SALICYLICUM

Syn. — *Salicylas sodicus.* — Salicylate de soude.

Le salicylate de soude s'obtient en saturant une solution d'acide salicylique par une solution de carbonate de soude.

Caractères et Propriétés. — Sel blanc cristallisé ou amorphe, à saveur peu marquée, inaltérable à la lumière s'il est pur ; brunissant à l'air, soluble dans 10 parties d'eau froide ; coloré en violet par les sels ferriques.

Préparations. — Les trois premières atténuations se font par la trituration.

NATRUM SULFURICUM

Syn. — *Sulfas sodicus, Sulfas Sodæ.* — Sulfate de soude, Sel de Glauber, Soude sulfatée. — Angl. : *Sodic Sulphate, Glauber's Salt, Sulphate of Soda.* — All. : *Glaubersalz.* — Ital. : *Sulfato di Soda.* — Esp. : *Sal de Glaubero*

Le sulfate de soude, découvert par Glauber en 1658, en examinant la décomposition du sel marin par l'acide sulfurique, nous vient de Lorraine, où des sources salées le produisent en quantité par évaporation. Cependant, aujourd'hui, il provient plus communément de la décomposition du chlorure de sodium par l'acide sulfurique dans la fabrication de l'acide chlorhydrique. On le connaît en gros cristaux prismatiques à 6 pans allongés, et, surtout aujourd'hui, en cristaux fins, imitant assez bien ceux du sulfate de magnésie, ce qui lui a fait donner le nom de *Sel d'Epsom de Lorraine*. On l'extrait aussi par le froid des eaux-mères des marais salants du midi, d'après les procédés de M. Balard. Pour le purifier il suffit de le faire cristalliser dans son poids d'eau.

Caractères et Propriétés. — Il est incolore, très efflorescent, d'une saveur fraîche, moins amère que celle du sulfate de magnésie, très soluble dans l'eau froide à $+ 15°$, insoluble dans l'eau au-dessous de $0°$.

Préparations. — Les trois premières atténuations se font par la trituration.

NITRITE D'AMYLE

Syn. — *Amyl Nitris, Amyl nitrosum.* — **Azotite** ou nitrite d'**Amyle**, **Ether amylnitreux.** — Angl. : *Nitrite of Amyl.*

Le nitrite d'amyle a été découvert par Balard. Il se produit par l'action de l'acide nitreux sur l'hydrate d'amyle et sur l'amylamine, de l'acide nitrique sur l'alcool amylique.

Caractères et Propriétés. — C'est un liquide légèrement coloré en jaune, d'une densité de 0,877, d'une odeur suave et pénétrante, bouillant à 96°, sa vapeur est un peu rutilante, elle détone à 260°.

Préparations. — Ses atténuations se font sous forme de dilutions alcooliques. On doit se servir d'alcool aussi anhydre que possible, l'eau exerçant, à la longue, une action destructive sur les éthers.

PETROLEUM

Syn. — *Oleum Petræ Album, Oleum Petrolei.* — **Pétrole, Huile de pétrole, Huile de pierre.** — Angl. : *Rectified Oil of Petroleum.* — All. : *Steinöl.* — Ital. : *Petrolio.* — Esp. : *Petroleo.*

Le pétrole est connu depuis une très haute antiquité. L'Italie, la Perse, l'Inde, les bords de la mer Caspienne, ainsi que Java et l'Amérique du Nord, offrent des sources de pétrole connues depuis des siècles. Cette huile minérale n'a, malgré son importance, été l'objet que d'une consommation très limitée, même dans les pays d'extraction, jusque vers 1859.

Le pétrole brut est d'ordinaire une huile de couleur brun foncé qui, à la lumière réfléchie, paraît verdâtre; sa consistance est souvent celle de la mélasse claire; sa densité varie suivant son origine, mais elle est généralement comprise entre 0,78 et 0,92. La distillation du pétrole brut se fait dans des cornues. On maintient d'abord la température assez peu élevée, de 45° à 70°, pour ne mettre en liberté que les produits les plus légers, très inflammables, formant facilement avec l'air des mélanges explosifs dangereux. Ces produits recueillis constituent *l'éther de pétrole* dont la densité est à peu près 0,65. On recueille ensuite entre 75° et 120° des produits inflammables à la température ordinaire et connus sous le nom de *naphte* ou *essence de pétrole*, ou *essence minérale*. Leur densité moyenne varie de 0,702 à 0,740. On élève ensuite peu à peu la température à 150o, puis progressivement jusqu'à 280° et l'on recueille pendant toute cette période l'huile d'éclairage, qui aura besoin de subir le raffinage pour être employée. Sa densité varie de 0,780 à 0,810. Après le départ de l'huile d'éclairage, on élève encore la température progressivement jusqu'à près de 400° et l'on recueille des huiles lourdes.

Le raffinage de l'huile d'éclairage consiste en un traitement par l'acide sulfurique, puis, après lavage à l'eau, en un second traitement par la soude caustique. Dans ces deux opérations le mélange est agité au moyen de palettes mues par la vapeur.

Caractères et Propriétés. — On obtient ainsi un très beau produit, très fluide, incolore, qui, vu par réflexion, prend une légère teinte opalescente. Ce produit ne doit pas contenir de matière très volatile, afin de n'être pas d'un maniement dangereux. Le pétrole est insoluble dans l'eau, mais soluble en toutes proportions dans l'alcool absolu, l'éther, les huiles fixes et volatiles.

Préparations. — Les atténuations homœopathiques se font soit sous forme de triturations; soit, et de préférence, sous forme de dilutions alcooliques, en employant de l'alcool à 96°, et directement avec la substance.

PHOSPHORUS

Syn. — Phosphore, Phosphore normal, Phosphore ordinaire. — Angl. : *Common tranparent Phosphorus*. — All : *Phosphor*. — Ital. et Esp. : *Fosforo*.

Corps simple métalloïdique que l'on retire aujourd'hui

des os, et découvert, en 1669, par Brandt, alchimiste de Hambourg.

Caractères et Propriétés. — Il est solide, flexible, transparent quand il est nouvellement préparé, opaque quand il est préparé depuis un temps plus long, d'un blanc jaunâtre et d'une odeur alliacée. Densité 1,83.

Insoluble dans l'eau, très peu soluble dans l'alcool, soluble en petite quantité dans la glycérine, l'éther, l'essence de térébenthine, la benzine, le choroforme et les corps gras. Son meilleur dissolvant est le sulfure de carbone. Il fond à 44°2 et s'enflamme spontanément vers 60°. Sa propriété caractéristique est de répandre de la lumière dans l'obscurité. Comme il s'enflamme facilement au contact de l'air, on ne doit le manier et le couper que sous l'eau.

On le conserve sous l'eau bouillie, dans des flacons de verre, recouverts de papier noir et à l'abri de la gelée ou dans des potiches de fer-blanc.

Préparations. — Les atténuations du phosphore se font sous forme de dilutions.

Jusqu'à ce jour, les homœopathes s'étaient exclusivement servis de l'alcool, comme véhicule liquide du phosphore. La faible solubilité de cette substance dans l'alcool nous a fait rechercher un autre dissolvant, parmi ceux qui n'ont par eux-mêmes aucune action médicamenteuse de nature à contrarier celle du phosphore.

Nous avons trouvé, dans la glycérine associée à l'alcool, un véhicule de beaucoup préférable à l'alcool seul, bien que ce mélange ne nous ait point donné complète satisfaction. Le sulfure de carbone et l'éther nous eussent donné des résultats bien préférables. Nous ne nous sommes point arrêtés à ces véhicules, en raison de leurs propriétés médicamenteuses spéciales.

La première dilution que l'on puisse obtenir avec la glycérine et l'alcool mélangés est la $\frac{1}{1,000}$.

Voici la manière d'opérer :

On met dans un flacon un gramme de phosphore bien pur et 100 grammes de glycérine à 30° chimiquement pure; on place le flacon à demi bouché dans un vase rempli d'eau chaude, et on laisse fondre le phosphore. Cela fait, on bouche entièrement le flacon, on l'agite jusqu'à ce que la dissolution se soit entièrement refroidie et on verse le tout dans un autre flacon contenant déjà 900 grammes d'alcool à 96°. On agite fortement ce flacon pendant quelques minutes, on le bouche hermétiquement et on le dépose dans un endroit frais et obscur.

On a ainsi une solution au 1/1000, ce que nous appelons en homœopathie la 1/1000 ou encore la 3me décimale.

Quant aux triturations du phosphore, nous les avons supprimées d'une manière radicale, ces préparations étant complètement défectueuses, en raison de la transformation immédiate du phosphore en acides phosphorique et phosphatique.

Posologie. — Un à dix milligrammes de substance dans les vingt-quatre heures.

Indications principales. — Laryngites, aphonie, bronchite, phtisie, hémorrhagies, ictère grave.

PLATINA

Syn. — *Platinum*. — **Platine.** — Angl. : *Platinum, Platina.* — All. : *Platina.* — Ital. : *Platino.*

Le platine se rencontre dans la nature à l'état métallique, mais il est mélangé à divers métaux. Cet ensemble constitue la mine de platine; les minéraux qui s'y rencontrent, outre le platine, sont l'osmium, l'iridium, le palladium, le rhodium et le ruthenium.

La séparation de ces métaux est longue et pénible. On finit par isoler un chlorure double de platine et d'ammoniaque. En calcinant ce sel on obtient une masse grise spongieuse, friable, appelée la *mousse* ou l'*éponge* de platine. On fabrique le platine à l'état métallique, en comprimant cette mousse et en la martelant au rouge; puis on donne à ces lames la forme d'un vase en les battant sur des mandrins en bois avec des marteaux en bois. On peut aussi fondre la mousse de platine dans un creuset en chaux au moyen du chalumeau oxydrique, et on coule le métal liquéfié.

On donne le nom de *noir de platine* à ce métal amené à un état de division extrême, par la précipitation du chlorure de platine au moyen de la potasse dissoute dans un corps réducteur, l'alcool.

Caractères et Propriétés. — Le platine est d'un blanc gris, sa densité est de 21,15. Il est mou comme le cuivre, très ductile et très tenace. Sa propriété la plus remarquable est la facilité avec laquelle il produit les réactions des corps sans subir d'altération; on exprime ce pouvoir, dont la cause est encore inconnue dans beaucoup de cas, en disant que ce corps agit par sa présence.

Le platine est un métal précieux, car il n'est attaqué par aucun des principes de l'air. Le chlore, et, par suite, l'eau régale le changent en chlorure. Le phosphore, l'arsenic, la silice mélangée au charbon, le perforent; les alcalis l'attaquent à chaud, aussi ne doit-on jamais fondre de la potasse ou de la soude dans un vase de platine.

Les vases en platine sont fort usités dans les laboratoires, parce que ce métal n'est attaqué par aucun acide.

Préparations. — Les atténuations homœopathiques se font, soit avec la mousse de platine, soit avec le noir de platine, suivant le type *Ferr. met.*

Indications principales. — Hypochondrie, hystérie, aliénation.

PLUMBUM ACETICUM

Syn. — *Acetas Plumbi, Saccharum Saturni.* — Acétate de plomb, Sucre de plomb, Plomb acétaté, Sel de Saturne. — Angl. : *Normal plumbic Acetate, Acetate of Lead.* — All. : *Bleizucker.* — Ital. : *Zucchero di Saturno.* — Esp. : *Azucar de plomo.*

La connaissance de ce sel est très ancienne. Isaac le Hollandais et Raymond Lulle en parlent.

Ce sel est obtenu en grand dans les arts, au moyen de l'acide pyroligneux et de la litharge.

Pour l'obtenir propre à l'usage homœopathique, on dissout une certaine quantité de ce sel dans de l'eau distillée additionnée de quelques grammes de vinaigre pur. Dans cette solution, on introduit quelques lames de plomb sur lesquelles le cuivre, s'il y en a, se précipite. On évapore ensuite et on laisse cristalliser en ne conservant que la première partie de la cristallisation.

Caractères et Propriétés. — L'acétate de plomb se présente sous forme de petits cristaux prismatiques agglomérés, incolores ou blancs, légèrement efflorescents à l'air, opaques, d'une saveur styptique et sucrée à la fois, fusibles dans leur eau de cristallisation à 56°25, solubles à + 15° dans 1 p. 69 d'eau distillée et dans 8 parties d'alcool. Il précipite l'eau non distillée, l'eau de chaux, les solutions alcalines.

Préparations. — Les trois premières atténuations homœopathiques se préparent par la trituration, suivant le type *Ferrum métal.*

PLUMBUM CARBONICUM

Syn. — *Carbonas Plumbi.* — Carbonate de plomb, Céruse, Plomb carbonaté, Blanc de plomb, d'argent ou de Céruse. — Angl. : *Plumbic Carbonate, Carbonate of Lead, Pure white Lead.* — All. : *Bleiweiss.* — Ital. : *Cerussa* — Esp. : *Albayalde.*

Le carbonate de plomb était connu des Grecs et des Romains. Il existe dans la nature cristallisé en prismes blancs et brillants ; mais on ne se sert en médecine et dans les arts que du carbonate artificiel.

Caractères et Propriétés. — En pains coniques de 1/2 à 1 kilog., pesant, blanc, dur ou tendre, selon le procédé par lequel il a été obtenu ; inodore, insipide, insoluble dans l'eau, complètement soluble dans l'acide acétique dilué.

En Hollande, on le prépare en exposant des lames de plomb au-dessus de pots contenant du vinaigre et enfouis dans du fumier de cheval.

A Clichy, on suit, en outre, le procédé de Thénard et Roard, qui consiste à faire précipiter le sous-acétate de plomb liquide par un courant d'acide carbonique.

Pour l'obtenir propre à l'usage homœopathique, on le prépare en décomposant un soluté d'acétate de plomb pur par un autre de carbonate de soude.

Préparations. — Les trois premières atténuations homœopathiques se font par la trituration suivant le type *Ferrum met.*

PLUMBUM METALLICUM

Syn. — *Plumbum.* — Plomb, Plomb métallique. —
Angl. : *Metallic Lead.* — All. : *Blei.* — Ital. : *Piombo.* —
Esp. : *Plomo.*

Caractères et Propriétés. — Le plomb est un métal solide,
d'un gris bleuâtre, assez mou pour se laisser couper au couteau, malléable, mais peu ductile, offrant au goût et à l'odo-
rat une odeur désagréable surtout après avoir été soumis au
frottement. Il est oxydable à l'air.

L'acide chlorhydrique et l'acide sulfurique n'attaquent le
plomb que s'ils sont concentrés et bouillants. L'acide nitrique
réagit au contraire sur ce métal avec facilité.

Les acides organiques attaquent sensiblement le plomb en
présence de l'air ; aussi doit-on proscrire ce métal de la fabrication des mesures à liquide, de la vaisselle, des pompes à
bière, etc.

Le plomb se trouve en grande quantité dans la nature
à l'état de sulfure (galène) et très souvent mélangé avec
de l'argent. Le plomb du commerce contient souvent du
cuivre et du fer. Pour se procurer ce métal à l'état de
pureté, on en fait une solution dans l'acide nitrique;
on étend d'eau la dissolution obtenue et on plonge dans le
liquide une baguette de zinc sur laquelle le plomb se précipite et cristallise sous forme d'*arborisation*. On sépare
le plomb ainsi obtenu, on le lave à plusieurs reprises à
l'eau distillée et on le sèche entre des doubles de papier
Joseph, on le réduit en poudre dans un mortier de porcelaine chaud.

Préparations. — Les trois premières atténuations
homœopathiques se font par la trituration, suivant le
type *Ferrum met.*

Indications principales. — Coliques, constipation, étranglement interne, épilepsie.

PODOPHYLLIN

Syn. — Podophylline, résine de Podophyllum Peltatum. — Angl. : *Resin of Podophyllum.*

Pour obtenir le podophyllin, on épuise la racine du Podophyllum peltatum par q. s. d'alcool à 90°, on retire par distillation les 2/3 du liquide employé, on traite le résidu par son poids d'eau distillée froide, le précipité recueilli est séché à l'étuve à une température qui ne doit pas dépasser 3o°.

Préparations. — Les atténuations homœopathiques se font suivant le type *Cafeina.*

QUASSINE

Découverte par Winckler et préparée à l'état pur par Adrian et Moreaux.

On la retire du bois des différents quassia, plantes ligneuses appartenant à la famille des Rutacées.

Caractères et Propriétés. — La quassine se présente sous deux états différents : à l'état *amorphe* et à l'état *cristallin.*

Pour l'usage homœopathique, nous n'employons que la quassine cristallisée. Elle est blanche, inodore, d'une saveur extrêmement amère, inaltérable au contact de l'air. Elle se dissout dans 3oo parties d'eau chaude, dans 70 parties d'alcool absolu froid, et dans 35 à 4o parties d'alcool à 8o°.

Préparations. — Les trois premières atténuations homœopathiques se font suivant le type *Strychn. sulf.*

Posologie. — Vingt centigrammes à un gramme de la première trituration centésimale, dans les 24 heures, doses correspondant à deux et à dix milligrammes de la substance.

SANGUINARINE

Cet alcaloïde a été découvert par Dana dans la racine de *Sanguinaria Canadensis* (Papavéracées); il est identique avec la *chélérythrine* retirée par Probst du suc laiteux de la grande chélidoine.

Pour l'obtenir, on épuise par l'éther la racine de *Sanguinaria Canadensis*, desséchée et réduite en poudre, et l'on fait passer dans la solution éthérée un courant de gaz chlorhydrique : il se précipite ainsi du chlorhydrate de sanguinarine impur, qu'on fait dissoudre dans l'eau et qu'on précipite par l'ammoniaque.

Le précipité ayant été desséché, on le dissout dans l'éther, on décolore complètement la solution par le charbon animal, et on la précipite de nouveau par le gaz chlorhydrique. Le précipité écarlate de chlorhydrate de sanguinarine, décomposé en solution aqueuse par l'ammoniaque, fournit l'alcaloïde sous forme de flocons blancs.

Caractères et Propriétés. — La sanguinarine se présente sous la forme d'une poudre blanche, amorphe, insipide, excitant l'éternuement; précipitée par les carbonates alcalins, elle est d'un jaune orange; elle cristallise dans l'alcool bouillant en mamelons blancs, formés d'aiguilles. Elle fond entre 160° et 165°, et se colore à une température plus élevée. Elle est insoluble dans l'eau et peu soluble dans l'alcool froid qui n'en dissout que 1/390 à 17°; l'alcool chaud et l'éther la dissolvent plus facilement. Elle est soluble dans l'alcool amylique, la benzine, le sulfure de carbone, le chloroforme, le pétrole, auxquels elle communique une fluorescence violette. Elle est sans action sur la lumière polarisée.

Préparations. — Les atténuations homœopathiques, se font suivant le type *Strychn. sulf.*, soit sous forme de triturations, soit sous forme de dilutions alcooliques, la première dilution qui puisse être faite étant la 1/1000 ou 3e décimale.

Posologie. —Cinquante centigrammes à un gramme de la première trituration centésimale, dans les vingt-quatre heures, doses correspondant à cinq et à dix milligrammes de la substance.

SANTONINE

Syn. — *Santonina.* — Santonin, Acide santonique. — Angl. : *Santonin.*

La santonine a été reconnue par Kahler, Alms et Merk. C'est un glucocide retiré du semen-contra.

Caractères et Propriétés. — Elle cristallise en prismes hexagonaux aplatis, allongés, brillants, anhydres, ou en houppes entrelacées, incolores qui jaunissent à l'air, à la lumière solaire ou diffuse. Elle est insipide, inodore, fusible à 170°, volatiles soluble dans 300 parties d'eau froide, dans 250 parties d'eau bouillante, dans 40 parties d'alcool à 90° froid, dans 3 partie; d'alcool bouillant, dans 70 parties d'éther et dans 5 parties de chloroforme. Son soluté est amer. Elle se combine aux bases avec lesquelles elle forme des *santonates.*

On doit conserver la santonine dans des vases noirs ou jaunes.

Préparations. — Les atténuations homœopathiques se font suivant le type *Cafeina.*

SÉLÉNIUM

Le sélénium est un métalloïde, très voisin du soufre et découvert par Berzelius, en 1817, dans les résidus d'une usine d'acide sulfurique. Quoique fort peu répandu, il entre dans la constitution d'un assez grand nombre de minéraux, où il joue un rôle analogue à celui du soufre.

On retire le sélénium des séléniures naturels de cuivre et de plomb, et surtout des dépôts qui se forment dans les chambres de condensation des fabriques d'acide sulfurique où l'on emploie des soufres ou des pyrites sélénifères.

Comme le soufre, le sélénium se présente sous plusieurs états physiques différents. On en connaît quatre avec certitude : un seul est nettement cristallisé.

Caractères et Propriétés. — Pour l'usage homœopathique, nous n'employons que le sélénium rouge, amorphe et insoluble dans le sulfure de carbone. — Il se sépare d'une dissolution d'acide sélénieux, soit par l'électrolyse, soit par l'action de l'acide sulfureux. Abandonné au contact du sulfure de carbone pendant quelques semaines, il devient soluble dans ce liquide et cristallin.

Le selenium s'enflamme assez difficilement et brûle avec une flamme bleue qui présente un spectre cannelé analogue au spectre primaire du soufre.

Préparations. —Les trois premières atténuations homœopathiques se font par la trituration, suivant le type *Ferr. met.*

Indications principales. — Impuissance.

SILICEA

Syn. — *Silicea Terra, Silica.* — Silice, Acide silicique. — Angl. : *Silicic Anhydride, Pure Flint, Silex.* — All. : *Kieselerde.* — Ital. : *Silice.* — Esp. : *Silice.*

La silice se trouve dans la nature en masses considérables, soit pure, comme dans le cristal de roche, soit unie à divers oxydes ; elle constitue presque à elle seule le quartz, les grès, le sable, la pyrite, et en grande partie aussi les agates, les opales, etc. Pour obtenir la silice pure, on prend 15 grammes de cristal de roche, qu'on réduit en morceaux, en le faisant plusieurs fois de suite rougir et le plongeant immédiatement dans l'eau froide; ou bien, si l'on ne peut se procurer du cristal, on prend une pareille quantité de sable blanc et pur, qu'on lave dans du vinaigre distillé ; on mêle l'un ou l'autre avec 8 grammes de sous-carbonate de soude effleuri, et on fait fondre le tout dans un creuset de fer, jusqu'à ce que le mélange ne fasse plus effervescence et qu'il soit bien clair ; après quoi on le coule sur une plaque de marbre. De là il résultera un verre cristallin qu'on mettra fondre à chaud dans quatre fois son poids d'eau distillée. On filtrera la liqueur ; on ajoutera alors peu à peu à cette liqueur filtrée un excès d'acide chlorhydrique étendu d'eau. Il en résultera un dégagement assez considérable d'acide carbonique, un sel de soude et un précipité gélatineux et très abondant de silice. Cela fait, on étend la liqueur d'une grande quantité d'eau, on lave la silice par décantation, on la recueille sur du papier Joseph, après quoi on peut la calciner jusqu'au rouge et la conserver.

Caractères et Propriétés. — La silice ainsi obtenue est une poudre fine, blanche, âpre au toucher, criant entre les dents, n'ayant ni odeur ni saveur.

Préparations. — Les atténuations homœopathiques se font suivant le type *Ferrum met.*

Indications principales. — Suppurations, nécrose et carie osseuse, phlegmons, panaris, furoncles, orgelets, phtisie pulmonaire.

SPARTÉINE (SULFATE DE)

La spartéine est peu employée en médecine, mais comme elle forme avec les acides et en particulier avec l'acide sulfurique des sels bien définis, ce sont ces derniers et surtout le sulfate de spartéine qui ont été employés en thérapeutique.

Caractères et Propriétés. — Le sulfate de spartéine est constitué par d'assez gros cristaux rhomboïdaux, blancs, inodores, à saveur amère, solubles dans l'eau et l'alcool, insolubles dans l'éther.

Il s'obtient facilement en ajoutant à une solution alcoolique de spartéine la quantité théorique d'acide sulfurique. A l'étuve, ces cristaux qui ont retenu 8 équivalents d'eau s'effleurissent facilement et deviennent pulvérulents. C'est ce sulfate qui constitue le sulfate de spartéine médicinal.

Préparations. — Les atténuations homœopathiques se font suivant le type *Cafeina.*

Posologie. — o gr. o5 à o gr. 10 de substance par jour.

Indications principales. — Affections du cœur.

STANNUM

Syn. — *Stannum metallicum.* — Etain, Etain métallique. — Angl. : *Métallic Tin.* — All. : *Zinn.* — Ital. : *Stagno.*

C'est un des métaux les plus anciennement connus. On le rencontre généralement à l'état d'oxyde stannique (*cassitérite*), souvent cristallisé, dans les terrains primitifs, il est ordinairement accompagné d'arsenic, de tungstène, d'antimoine, de cuivre et de zinc.

Caractères et Propriétés. — L'étain est un métal qui a une blancheur voisine de celle de l'argent, Il dégage par le frottement une odeur de marée. Sa densité est 7.30. Il est en général cristallisé, et, lorsqu'on ploie un barreau d'étain, le frottement des cristaux les uns contre les autres détermine un bruit, connu sous le nom de *Cri du pli.*

L'étain ne devient pas cassant sous le marteau et le laminoir, ce qu'on exprime en disant qu'il ne *s'écrouit pas.* Sa malléabilité est grande, sa ténacité et son élasticité faibles.

Il fond à 228°. Par l'agitation dans une boîte, il se solidifie en poudre ou en petits grains facilement pulvérisables.

L'étain, peu altérable à froid, se recouvre d'un oxyde grisâtre lorsqu'il est fondu.

L'étain du commerce n'est pas parfaitement pur ; c'est celui du Banca et de Malacca qui l'est le plus. Pour l'obtenir à l'état de pureté et propre à l'usage homœopathique, on dissout l'étain du commerce dans de l'acide chlorhydrique qui laisse insolubles le cuivre, l'antimoine, le plomb et une partie de l'arsenic, tandis que l'étain et le zinc se dissolvent à l'état de chlorures ; quant au reste de l'arsenic, il se dégage à l'état d'hydrogène arsénié. On précipite la solution bouillante par le carbonate de soude et l'on transforme l'hydrate stanneux ainsi précipité en hydrate stannique insoluble, par l'action de l'acide azotique, tandis que le zinc reste dissous. Il ne reste plus qu'à réduire l'oxyde stannique par du flux noir après l'avoir bien lavé.

Préparations. — Les trois premières atténuations homœopathiques se font par la trituration, suivant le type *Ferrum Met.*

Indications principales. — Phtisie pulmonaire, toux avec expectoration très abondante; épilepsie, hystéro-épilepsie.

STRONTIUM CARBONICUM

Syn. — *Strontianae Carbonas, Strontiana carbonica.* — **Carbonate de Strontiane.** — Ang.: *Strontic Carbonate, Carbonate of Strontia.* — All.: *Kohlensaurer Strontian.* — Ital. : *Carbonato di stronziana.*

Le carbonate de strontiane constitue la strontianite naturelle, qui est isomorphe avec l'aragonite. Il se forme par l'action de l'acide carbonique sur l'hydrate de strontium ou d'un carbonate alcalin sur un sel de strontium.

Caractères et Propriétés. — La densité du carbonate précipité est égale à 3.55 — 3.62.

Il est à peu près insoluble dans l'eau. Il se dissout un peu dans l'eau chargée d'acide carbonique et s'en sépare de nouveau en aiguilles.

Préparations. — Les atténuations homœopathiques se font suivant le type *Ferr. met.*

STRYCHNINUM

Syn. — Strychnine.— Angl. : *Strychnine, Strychnia.*

Alcaloïde découvert, en 1818, par Pelletier et Caventou.

On la retire de la noix vomique par différents procédés, on pourrait la retirer aussi d'autres organes des strychnos. Elle est le principe actif de la *Fève Saint-Ignace* et de l'*Upas tieuté.*

Le *Codex* donne le procédé suivant pour obtenir la strychnine. Épuisez 1.000 gram. de noix vomique râpée par 4.000 gram. d'alcool à 90° bouillant ; distillez au bain-marie les liqueurs alcooliques. Reprenez le résidu par de l'acide sulfurique très dilué : filtrez. Ajoutez 100 grammes de chaux éteinte et délayée dans l'eau, recueillez le précipité, séchez-le et traitez-le par l'alcool : filtrez le soluté alcoolique ; rapprochez-le par distillation. Par refroidissement, la strychnine se dépose accompagnée d'un peu de brucine, la plus grande partie de celle-ci restant dans l'eau-mère. — Délayez la strychnine impure dans l'eau distillée ; ajoutez de l'acide azotique étendu par dix fois son volume d'eau en q. s. pour dissoudre l'alcaloïde ; concentrez au bain-marie et laissez cristalliser. Le nitrate de strychnine se dépose ; celui de brucine reste en dissolution. — Dissolvez les cristaux dans l'eau, ajoutez au soluté du charbon animal lavé ; faites bouillir quelques instants et filtrez. Traitez à froid par q. s. d'ammoniaque, recueillez le précipité, et après l'avoir fait sécher, dissolvez dans l'alcool bouillant. Par refroidissement la strychnine cristallisera en octaèdres à base rectangle ou en prismes quadrilatères terminés par des pyramides à quatre faces, incolores, anhydres, fusibles vers 300°, d'une amertume excessive.

Caractères et Propriétés. — La strychnine est lévogyre, soluble dans 7.000 parties d'eau froide, dans 2.500 d'eau bouillante, dans 106 parties d'alcool à 95°.

C'est un des poisons les plus énergiques que l'on connaisse; à la dose de 10 milligr. la strychnine agit d'une manière sensible ; à celle de 5 à 6 centigr., elle peut donner la mort. C'est le type des médicaments tétaniques.

Préparations. — Les atténuations homœopathiques se font suivant le type *Strychn. sulf.*, mais en raison de la faible solubilité de cet alcaloïde dans l'alcool, la première préparation liquide qui puisse être obtenue est la 3/10 ou 1/1000.

Posologie. — Cinquante centigr. à 2 gram. de la première trituration centésimale, doses correspondant à 5
et à 20 milligr. de substance.

STRYCHNINUM ARSENICUM

Syn. — **Arséniate de strychnine.**

S'obtient par la double décomposition de deux solutions neutres et équivalentes d'arséniate de potasse et de
chlorhydrate de strychnine.

Caractères et Propriétés. — Il est cristallisable, assez
soluble dans l'eau, très soluble dans l'alcool à 85° et l'éther.

Préparations. — Les atténuations homœopathiques
se font suivant le type *Strychn. sulf.*

Posologie. — Les doses sont les mêmes que celles de
la *strychnine.*

STRYCHNINUM SULFURICUM

Syn. — **Sulfate de strychnine.** — Angl. — *Normal Sulphate of Strychnine* ou *Strychnia.*

Délayez 10 gram. de strychnine pulvérisée dans 25
gram. d'eau bouillante; ajoutez de l'acide sulfurique au
10ᵉ q. s. (12 gr. 50 environ) pour dissoudre, filtrez et
évaporez à sec au b.-m. Reprenez par 50 gram. d'alcool
à 90°, élevez la température jusqu'à dissolution et laissez refroidir lentement (*Codex*). Le sulfate de strychnine cristallisera sous des formes diverses et avec des
quantités d'eau variées. Le sel qui cristallise pendant le
refroidissement d'une solution dans l'alcool concentré
renferme 5 équivalents d'eau : il constitue le *Sulfate de
strychnine officinal.*

Caractères et Propriétés. — Ce dernier cristallise en aiguilles ; il est neutre au tournesol ; il est soluble à froid dans moins de 10 parties d'eau et dans 75 parties d'alcool à 90° ; il se dissout dans 2 parties de ces liquides bouillants. Ses solutions possèdent une amertume excessive. 100 parties de ce sel cristallisé contiennent 78,04 de strychnine et 10,51 d'eau qu'il perd par dessiccation à 100°.

Préparations. — Les trois premières atténuations homœopathiques se font, soit sous forme de dilutions alcooliques, et directement avec la substance, soit sous forme de triturations (suivant le *modus operandi* indiqué aux notions générales), et ici, nous le répétons, la préparation la plus certaine au point de vue du dosage est la trituration, cela pour la raison indiquée à l'article digitaline.

Ainsi que nous l'avons recommandé également pour les substances dont la digitaline est le *type*, le pharmacien ne devra jamais préparer directement la première trituration centésimale de sulfate de strychnine et des autres substances ayant le même mode de préparation.

Il fera d'abord une première trituration décimale et avec cette première décimale, la première centésimale.

Posologie. — Les doses sont les mêmes que celles de la strychnine.

Le *sulfate de strychnine* nous servira de type pour la préparation de tous les produits chimiques qu'on emploie, soit au centigramme, soit par fraction de centigramme.

Indications principales. — Tétanos, douleurs fulgurantes, épilepsie, tétanie, chorée, convulsions.

SULFUR

Syn. — Sulphur. — Soufre. — Angl. : *Common Brimstone.* — All. : *Schwefel.* — Ital. : *Zolfo.* — Esp. : *Azufre.*

Caractères et Propriétés. — Le soufre est un corps solide jaune citron, sans saveur, qui acquiert par le frottement l'odeur des corps électrisés, et la propriété d'attirer les corps légers. Il est également mauvais conducteur de la chaleur, ce qui détermine des craquements et même la rupture d'un bâton de soufre qu'on chauffe rien qu'en le tenant dans la main, parce que les parties intérieures résistent à la dilatation qu'éprouvent les points échauffés par le contact de la main. La densité du soufre solide est voisine de 2.

Il est insoluble dans l'eau, à peu près insoluble dans l'alcool, très peu soluble dans l'éther, plus soluble dans les huiles grasses et les essences, et très soluble dans le sulfure de carbone, à l'exception d'une de ses variétés.

Le soufre fond vers 111°.

En pharmacie, on emploie le soufre sous trois états différents :

1° *Soufre en canon;*

2° *Soufre sublimé, Fleur ou Crème de Soufre;*

3° *Soufre précipité, Magistère.*

Pour l'usage homœopathique, nous ne nous servons que de la fleur de soufre. La fleur de soufre du commerce est salie par de l'acide sulfureux, et même de l'acide sulfurique produit à ses dépens et à ceux de l'air. Elle doit donc être purifiée avec soin. Pour cela, on la malaxe avec une petite quantité d'eau distillée froide, on en forme une pâte que l'on délaye avec de l'eau bouillante, on laisse déposer, on décante le liquide surnageant, on renouvelle les eaux de lavage jusqu'à ce qu'elles cessent de rougir le papier bleu de tournesol et de précipiter ou louchir par le chlorure de baryum, on jette le dépôt sur une toile et l'on fait sécher. La fleur de soufre ainsi purifiée est désignée sous le nom de *Fleur de soufre sublimée et lavée*, ou tout simplement de *Soufre lavé : Sulphur lotum.*

Préparations. — Les trois premières atténuations du soufre se font par la trituration, comme pour les substances insolubles dont le type est le *Ferrum metal.*

Indications principales. — Maladies de peau, chlorose, aménorrhée, phtisie pulmonaire, toux sèche, diarrhée, constipation, pneumonie, ozène, impuissance.

SULFURE DE CARBONE

Syn. — *Sulfur alcoolisatum, Alcool sulfuris Lampadii.* — Soufre alcoolisé, Alcool sulfurique de Lampadius.

Les traités de chimie indiquent, pour la préparation du sulfure de carbone, de faire passer lentement du soufre à travers du charbon chauffé au rouge dans un tube de porcelaine légèrement incliné. Le produit est reçu dans un récipient entouré de glace. Aujourd'hui, l'industrie le produit en grande quantité et à très bas prix, ce qui a permis de lui donner une foule d'applications.

Caractères et Propriétés. — Le sulfure de carbone du commerce doit aux nombreuses impuretés qu'il contient son odeur repoussante. Quand il est suffisamment purifié, c'est un liquide transparent, incolore, d'une odeur éthérée bien différente de l'odeur primitive. Sa densité est 1,271. Il bout à 46°, est extrêmement volatile et très inflammable. Sa saveur est âcre et brûlante. Ses vapeurs sont délétères. Le sulfure de carbone devra donc être manié avec les plus grandes précautions. Il est insoluble dans l'eau, soluble dans l'alcool, l'éther et les corps gras.

Il dissout l'iode, le soufre, le phosphore, les huiles volatiles, les corps gras, etc., etc.

Sa solution alcoolique s'altère assez facilement.

Il se colore en jaune sous l'influence des rayons solaires.

Pour l'obtenir pur et propre à l'usage homœopathique, nous agitons le sulfure de carbone du commerce, pendant 10 minutes, avec 10 o/o d'acide sulfurique à 66°, jusqu'à ce qu'il cesse de se colorer par une nouvelle addition d'acide. Nous décantons le sulfure qui surnage et nous le battons avec de l'eau alcaline jusqu'à ce que celle-ci ne colore plus le papier de tournesol. Après décantation et un repos de quelques heures, nous enlevons avec un papier Joseph toute l'eau qui surnage et nous soumettons le sulfure de carbone à la distillation dans un alambic ordinaire chauffé à la vapeur. Nous obtenons par ce moyen un sulfure d'une très grande pureté, ne laissant ni résidu, ni odeur après son évaporation.

Préparations. — Les atténuations homœopathiques se prépareront exclusivement sous forme de dilutions alcooliques, suivant le type *Cafeina*.

TARTARUS EMETICUS

Syn. — *Tartarus stibiatus, Antimonium tartaricum* ou *tartaratum, Tartras potassii et antimonii, Antimonii Potassio-Tartras.* — Tartre émétique, Tartre stibié, Tartrate de potasse et d'antimoine. — Angl. : *Potassic antimonious Tartrate, Tartar Emetic.* — All. : *Brechweinstein.*

Caractères et Propriétés. — L'émétique est un sel blanc, opaque, inodore ; sa saveur est âcre et désagréable ; il cristallise en octaèdres qui s'effleurissent à l'air. Il est soluble dans 14 parties d'eau froide et dans 2 parties d'eau bouillante ; il est insoluble dans l'alcool.

L'émétique du commerce contient du cuivre, du fer, du sulfure d'antimoine. Pour l'obtenir propre à l'usage homœopathique, on devra avoir soin de le préparer par le procédé suivant : on prend parties égales d'oxyde d'antimoine préparé par voie humide et de bitartrate de potasse pulvérisé et bien pur, on les fait digérer ensemble durant une heure, dans un vase de porcelaine ou d'argent, avec parties égales d'eau distillée, et, lorsque la chaleur est arrivée au point de faire entrer la masse en ébullition, on y ajoute cinq fois son poids d'eau distillée bouillante, on filtre la solution pendant qu'elle est encore chaude, et on la laisse cristalliser. La première cristallisation faite, on décante le liquide et on le laisse de nouveau cristalliser, en répétant cette opération tant que les cristaux qui se forment sont encore incolores; ensuite on broie tous les cristaux obtenus, on les dissout dans quinze fois leur poids d'eau distillée froide, on filtre la solution, on la laisse cristalliser de nouveau, on pulvérise les cristaux obtenus et on renferme la poudre dans un flacon bien bouché.

Préparations. — Les trois premières atténuations homœopathiques se font par la trituration suivant le type *Ferrum met.*

Indications principales. — Variole, acné, asthme, bronchite, pneumonie, vomissements.

TELLURIUM

Syn. — **Tellure.**

Cet élément, dont l'apparence et beaucoup de propriétés rappellent celles des métaux, mais qui doit être classé parmi les métalloïdes de la famille du soufre, a été signalé par Müller de Reichenstein en 1782 et caractérisé pour la première fois par Klaproth en 1798. Il est fort rare. On le trouve à l'état natif ou sous forme de tellures de bismuth, de plomb, d'or, d'argent et parfois de nicckel.

L'extraction du tellure peut s'effectuer par les mêmes procédés que celle du sélénium. L'un d'eux consiste à chauffer au rouge blanc, dans un creuset couvert, du tellure de bismuth réduit en pâte avec son poids de potasse d'Amérique et de l'huile d'olive. On traite la masse fondue par l'eau bouillie qui se charge de tellurure de potassium, lequel est décomposé par l'oxygène de l'air avec production de tellure en paillettes métalliques.

Le tellure obtenu par ce procédé peut être facilement purifié et rendu propre à l'usage homœopathique par un procédé dû à Oppenheim. On le pulvérise et on le fait bouillir pendant huit ou dix heures avec une solution de cyanure de potassium ; tout le soufre et tout le sélénium se dissolvent, à l'état de sulfocyanate et de séléniocyanate, et le tellure se dépose.

Caractères et Propriétés. — L'aspect du tellure est celui d'un métal cristallin d'un blanc assez éclatant. Les cristaux sont des rhomboèdres isomorphes avec ceux de l'antimoine, de l'argent et du bismuth.

La tellure est fragile, d'une dureté voisine de 2,5. Il conduit la chaleur et l'électricité, mais moins bien que les métaux proprement dits. Densité 6,25. Il fond vers 500°, et se volatilise à une température supérieure, en gouttelettes cristallines ou en aiguilles. La vapeur est d'un jaune d'or ; elle fournit un beau spectre d'absorption caractérisé par des bandes qui courent du jaune au violet et qui sont en général moins réfrangibles que celles du soufre et du sélénium.

Le tellure brûle avec une flamme bleu tendre, verdâtre intérieurement, en répandant des fumées d'anhydride tellureux. On perçoit en même temps une odeur faible et particulière généralement due à des traces de sélénium.

Préparations. — Les trois premières atténuations homœopathiques se font par la trituration.

TEREBINTHINA

Syn. — *Terebinthinae oleum.* — **Térébenthine, Huile** volatile ou **Essence de Térébenthine.** — Angl.: *Oil of Turpentine.* — All. : *Terpenthinöl.* — Ital. : *Olio della Trementina.* — Esp.: *Aceyte de Trementina.*

On l'obtient par la distillation de la térébenthine, et plus particulièrement de la térébenthine de Bordeaux ; l'Amérique du Nord fournit aussi ce produit à l'Europe en quantité considérable. L'essence brute étant toujours un peu visqueuse et colorée, on la rectifie en la distillant avec de l'eau et en l'agitant avec du chlorure de calcium.

Caractères et Propriétés. — Elle est très fluide, incolore, d'une odeur forte et désagréable, très inflammable ; elle est insoluble dans l'eau, un peu soluble dans l'alcool, très soluble dans l'éther.

Sa densité est de 0,86.

Pour l'usage homœopathique, nous employons l'essence de la térébenthine de Venise, produite par le mélèze, *Larix Europœa*, *Abies Larix*, *Pinus Larix*, arbre qui croît en Europe. Nous l'obtenons pure, et débarrassée de son odeur et de sa saveur désagréables, en l'agitant avec un huitième de son volume d'alcool rectifié, et répétant plusieurs fois ce traitement.

Préparations. — Les atténuations homœopathiques se

font, soit sous forme de triturations ; soit, et de préférence, sous forme de dilutions alcooliques, en employant de l'alcool à 96°, et directement avec la substance.

Indications principales. — Catarrhe de la vessie, cystite, néphrite, hématurie.

TRINITRINE

Syn. — *Nitroglycerinum* ou *Glonoïnum.* — **Nitroglycérine** ou **Glonoïne.** — Angl. : *Glyceric Trinitrate, Nitroglycerine, Glonoïne.*

La trinitrine, découverte par Sobrero, de Turin, en 1847, est l'éther nitrique de la glycérine.

Caractères et Propriétés. — C'est une substance huileuse incolore ou légèrement jaunâtre lorsqu'elle est pure, inodore, d'une saveur douceâtre, aromatique, d'une densité de 1.60. Elle est peu soluble dans l'eau, très soluble dans l'alcool, l'éther, l'alcool méthylique. L'addition de l'eau la précipite de sa solution alcoolique. A 100°, elle se décompose en donnant des vapeurs nitreuses. A une température plus élevée, elle détone avec violence, ainsi, du reste, que par le choc. Elle peut cristalliser par un froid prolongé et prend, sous l'influence réfrigérante d'un mélange d'acide carbonique solide et d'alcool, l'aspect d'un corps gras.

Préparations. — Les premières atténuations doivent se faire sous forme de dilutions alcooliques et la première que le pharmacien doive préparer et le médecin prescrire est la première centésimale. C'est la solution officinale du Codex allopathique Français.

La deuxième dilution centésimale et les suivantes se feront, par le procédé habituel, en partant de cette 1.100.

Posologie. — Une à dix gouttes de la 1.100 dans les vingt-quatre heures.

(*La nitroglocérine étant peut-être la plus redouta-
ble de toutes les substances explosibles, bien que, en certaines circonstances, elle brûle tranquillement au contact des corps en ignition et sans explosion, il faut avoir
bien soin de ne jamais préparer les premières atténuations, sous forme de triturations.*)

Indications principales. — Migraine, céphalalgie,
angine de poitrine, artério-sclérose, albuminurie.

URANIUM NITRICUM

Syn. — *Uranii Nitras.* — Azotate ou **Nitrate d'Urane.** —
Angl. : *Uranic Nitrate, Uranyl Nitrate, Nitrate of Uranium.*

Ce sel se prépare facilement avec la pechblende. On
pulvérise la pechblende, après l'avoir étonnée, puis on
l'attaque par l'acide azotique. La solution évaporée à
sec est reprise par l'eau, qui laisse un résidu insoluble,
formé de sulfate de plomb, d'arséniate et d'oxyde ferriques. Le liquide filtré, qui est d'un jaune verdâtre,
fournit par la concentration une masse radiée confuse,
imprégnée d'une eau mère sirupeuse; on la fait égoutter
et on la soumet à une nouvelle cristallisation. On obtient
alors des prismes allongés qu'on fait égoutter et qu'on
ave avec une petite quantité d'eau froide. Après avoir
séché les cristaux, on les reprend par l'éther qui dissout
l'azotate d'urane et l'abandonne par l'évaporation sous
forme cristalline. Une dernière cristallisation dans l'eau
chaude fournit ce sel tout à fait pur.

Caractères et Propriétés. — Il est 'extrêmement soluble et
fond à une douce chaleur dans son eau de cristallisation. L'eau
à 18° en dissout le double de son poids. Il s'effleurit dans le

vide en perdant la moitié de son eau de cristallisation. Il est soluble dans l'alcool et dans l'éther.

Il cristallise en magnifiques cristaux, d'un jaune serin, appartenant au type orthorombique.

Préparations. — Les atténuations homœopathiques se font suivant le type *Cafeina.*

Posologie. — Dix à vingt centigrammes de la première trituration décimale, dans les vingt-quatre heures, doses correspondant à un et à deux centigrammes de la substance.

Indications principales. — Diabète sucré.

ZINCUM METALLICUM

Syn. — *Zincum.* — **Zinc métallique, Zinc.** — Angl. : *Zinc.* — All. : *Zink.* — Ital. et esp. : *Zinco.*

Albert le Grand, le premier, en parle au xiiime siècle.

La calamine (*zinc silicaté*) et la blende (*zinc sulfuré*) sont les minerais de ce métal.

Pour le retirer de la calamine on calcine le minerai, ce qui fournit de l'oxyde de zinc. Pour l'extraire de la blende on grille le minerai, ce qui donne encore de l'oxyde. Puis on réduit cet oxyde par le charbon.

Pour obtenir du zinc pur, il ne suffit pas de redistiller celui du commerce, car l'arsenic et le cadmium, et même de petites quantités de plomb sont entraînées dans cette opération. Il est donc nécessaire de transformer préalablement le zinc en oxyde pur par voie humide, puis de le réduire par l'hydrogène au rouge ou par du sucre en poudre dans un appareil distillatoire traversé par un courant d'hydrogène.

Caractères et Propriétés. — Le zinc est un métal blanc

bleuâtre cristallin. Sa densité oscille entre 6, 8 et 7,2. Il est cassant à froid et vers 200° ; on ne peut le laminer qu'à une température intermédiaire. Il fond vers 410°, et il bout vers 900°.

Il se recouvre à l'air d'une pellicule très mince d'hydrocarbonate, qui, adhérant fortement au métal, le préserve de l'oxydation.

Préparations. — Les trois premières atténuations se font par la trituration avec la poudre métallique obtenue, par le broiement sous l'eau, du zinc pur sur une fine pierre à rasoir.

Indications principales. — Névralgie faciale, tics, convulsions.

ZINCUM MURIATICUM

Syn. — *Murias Zinci, Zinci Chloridum.* — Chlorure de zinc, Muriate de zinc. — Angl. : *Zincic Chloride.*

Ce sel se prépare en traitant à froid le zinc laminé par de l'acide chlorhydrique étendu de 2 fois son volume d'eau.

Caractères et Propriétés. — Masse blanche, onctueuse, fusible vers 250°, très déliquescente.

Préparations. — Les trois premières atténuations se font par la trituration.

ZINCUM OXYDATUM

Syn. — *Zinci Oxidum.* — Oxyde de zinc, Fleurs de zinc. — Angl. : *Zincic Oxide, Oxide of Zinc.* — All. : *Zink Oxyd.* — Ital. : *Ossido di zinco.*

On l'obtient en chauffant au rouge-blanc, dans un creuset de terre, le zinc pur au contact de l'air, recueillant le produit qui se volatilise, et, après refroidissement, passant au tamis de soie.

Caractères et Propriétés. — Il est très blanc, très léger, insipide, inodore et insoluble.

Préparations. — Les trois premières atténuations se font par la trituration.

ZINCUM PHOSPHORICUM

Syn. — *Zinci Phosphidum*. — **Phosphate de zinc**. — Angl. : *Zincic Phosphide*.

Il se précipite lorsqu'on ajoute du phosphate disodique à la solution d'un sel de zinc. Obtenu à froid, le précipité est au premier moment gélatineux, mais il devient bientôt opaque et se réunit sous forme d'une poudre cristalline. A chaud, le précipité est immédiatement pulvérulent.

Préparations. — Les trois premières atténuations se font par la trituration.

ZINCUM SULFURICUM

Syn. — *Sulfas zincicus, Zinci Sulphas*. — **Sulfate de zinc, Vitriol blanc, Couperose blanche**. — Angl. : *Zincic Sulphate, Sulfate of Zinc, White Vitriol*. — Ital. : *Solfato di zinco*.

Caractères et Propriétés. — C'est un sel blanc cristallisé en prismes droits rhomboïdaux, renfermant 43,8 pour 100 d'eau de cristallisation, inodore, d'une saveur styptique. Il est soluble dans 0,74 d'eau froide, 0,15 d'eau bouillante et dans 0,86 de glycérine.

Ce sel nous venait autrefois d'Allemagne. Vée l'a fabriqué industriellement, le premier en France, en traitant directement le zinc par l'acide sulfurique étendu.

Le sulfate de zinc du commerce pouvant contenir des sulfates de fer et de manganèse, on le purifie en le calcinant au rouge dans un creuset, traitant le produit par environ deux fois son poids d'eau bouillante, filtrant, faisant évaporer et cristalliser.

Préparations. — Les trois premières atténuations de ce sel se font par la trituration.

ZINCUM VALERIANICUM

Syn. — *Zinci Valerianas.* — **Valérianate de zinc.** — Angl. : *Zincic Isovalerate.*

On peut se le procurer en saturant un soluté aqueux d'acide valérianique par un léger excès d'hydrocarbonate de zinc bien lavé et encore humide.

Caractères et Propriétés. — Il se présente sous forme de paillettes brillantes, légères, nacrées comme l'acide borique; il est neutre, soluble dans l'eau et dans l'alcool. Il a une odeur particulière d'acide valérianique, et une saveur astringente un peu métallique.

Préparations. — Les trois premières atténuations se font par la trituration.

APPENDICE

THYROIDINE

Syn. — **Extrait thyroïdien, extrait de corps thyroïde.**

Depuis les travaux de Brown-Séquard, on a commencé à employer les extraits de produits organiques dans le traitement des maladies (*opothérapie*). La thyroïdine a été particulièrement employée par quelques homœopathes, d'après sa pathogénésie.

Préparations. — On prend le corps thyroïde d'un mouton jeune et vigoureux ; on le débarrasse des impuretés adhérentes ; on le lave à l'eau tiède récemment bouillie ; on le divise en petits morceaux avec un couteau flambé et on le fait macérer dans son poids de glycérine à 28°. Des précautions sont nécessaires pour que les fragments du corps thyroïde soient recouverts par la glycérine et ne flottent pas à la surface. Après 24 heures de macération, on ajoute à la masse le quart de son poids d'eau salée à 5 p. 100 ; on agite, on laisse macérer encore pendant une heure, puis on filtre au papier.

Le liquide ainsi obtenu, stérilisé en le faisant passer sous pression à travers des bougies d'alumine, doit être conservé dans un lieu frais et dans des flacons de petite capacité. Ce liquide servira de point de départ aux dilutions, on pourra le prescrire sous le nom de *substance*. Les dilutions sont faites jusqu'à la 3e dilution décimale en se servant de 1/2 glycérine, 1/2 alcool ; les dilutions suivantes à l'alcool (1).

Indications principales. — Myxœdème, goître, goître exophtalmique, obésité, palpitations.

(1) On peut préparer de la même manière l'*extrait pancréatique*, l'*extrait hépatique*, l'*extrait testiculaire*, l'*extrait de substance cérébrale*, l'*extrait de moëlle épinière*, l'*extrait ovarique*, etc.

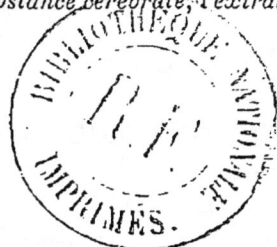

LIVRES CONSULTÉS

DE LA PHARMACOPÉE FRANÇAISE HOMŒOPATHIQUE

———

BAILLON (H.). — **Botanique médicale.** Paris, 1884-1889, 2 vol. in-8. .

BARDET et EGASSE. — **Formulaire annuel des nouveaux Remèdes.** Paris, 1896.

BOCQUILLON-LIMOUSIN. — **Formulaire des Médicaments nouveaux,** 9e Edition, Paris, 1898. 1 vol. in-18.

BŒNNINGHAUSEN (C. de). — **Manuel de Thérapeutique homœopathique,** pour servir de guide au lit des malades et à l'étude de la matière médicale pure. 1846, 1 vol. in-8°,

BOUANT. — **Nouveau Dictionnaire de Chimie,** 2e édition, 1896, 1 vol. gr. in-8.

British Homœopathic Pharmacopœia, published under the Direction of the British Homœopathic Society. 3e Edition, London, 1882, 1 vol. in-8°

CAUVET. — **Nouveaux éléments d'Histoire nouvelle médicale.** 3e édition, Paris, 1885, 2 vol. in-18. j.

— **Nouveaux éléments de Matière médicale.** Paris 1887, 2 vol. in-18 j.

Codex medicamentarius. Paris, 1884.

Dictionnaire de Médecine, de Chirurgie, de Pharmacie, par E. Littré. 18e Edition, Paris, 1898, 1 vol. gr. in-8 avec fig.

DORVAULT. — **L'Officine.** 13e édition, 1893.

DUCHARTRE. — **Éléments de Botanique,** 3e Edition, Paris 1885, 1 vol. in-8.

ENGEL. — **Traité élémentaire de Chimie,** 1896. 1 vol. in-8.

— et MOITESSIER. — **Traité élémentaire de Chimie biologique,** 1897. 1 vol. in-8.

FERRAND (E.). — **Aide-mémoire de Pharmacie,** Vade mecum à l'officine et au laboratoire, 5e Edition, Paris, 1891, 1 vol. in-18.

GUBLER. — **Commentaires Thérapeutiques du Codex,** 4e Edition, Paris, 1891, 1 vol. in-8.

GUIBOURT et PLANCHON (G.). — **Histoire Naturelle des Drogues simples,** 7e Edition, Paris, 1876, 4 vol. in-8.

HAHNEMANN. — **Exposition de la Doctrine médicale homœopathique ou Organon de l'art de guérir,** 5e édition, augmentée de Commentaires par le docteur Léon Simon père, 1873, 1 vol. in-8 de 640 pages, avec un portrait

— **Doctrine et traitement homœopathique des maladies chroniques,** 2e édition, 1846, 3 vol. in-8 chacun de 600 p.

— **Études de Médecine homœopathique,** 1856, 2 vol. in-8 de 609 p.

— **Traité de Matière médicale homœopathique,** Traduit par Léon Simon et V.-P. Léon Simon, 1891, 4 volumes in-8, de 600 pages chacun.

HERAUD. — **Nouveau Dictionnaire des Plantes médicinales,** 3e édition, 1896, 1 vol. in-18.

HERING. — **Médecine homœopathique domestique,** septième édition, par le Docteur Léon Simon, 1891, 1 vol. in-18 jésus.

HUGHES. — **Manuel de Thérapeutique,** selon la méthode de Hahnemann, 1881, 1 vol. in-18 jésus de 668 pages.

JAHR (G.-H.-G.). — **Principes et règles** qui doivent guider dans la pratique de l'homœopathie. Exposition raisonnée des points essentiels de la doctrine médicale de Hahnemann, 1857, 1 vol. in-8.

JAHR (G.-H.-G.) et CATELLAN. — **Nouvelle Pharmacopée homœopatique,** 3e édition, Paris, 1862, 1 vol. in-18 j.

JOUSSET (P.). — **Éléments de Médecine pratique,** contenant le traitement homœopathique de chaque maladie, deuxième édition, 2 volumes in-8.

MANQUAT. — **Traité élémentaire de Thérapeutique,** 3e édition, 1897, 2 vol. in-8.

MÉRAT et DE LENS. — **Dictionnaire de Matière médicale.** Paris, 1830-1846, 7 vol. in-8.

RICHE. — **Manuel de Chimie médicale et pharmaceutique.** Paris, 1881.

WEBER. — **Codex des Médicaments homœopathiques.** Paris, 1854, 1 vol. in-18 j.

WURTZ. — **Dictionnaire de Chimie.** 18

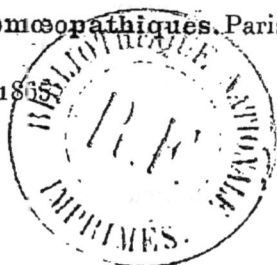

TABLE DES MATIÈRES

CHAPITRE II. — **Substances animales**................. 209

CHAPITRE III. — **Substances minérales et produits chimiques**............. 230

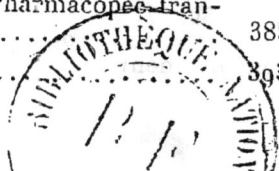

TABLE ALPHABÉTIQUE DES NOMS FRANÇAIS

DES MÉDICAMENTS

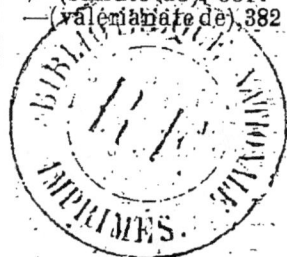

Poitiers. — Imprimerie Blais et Roy, rue Victor-Hugo, 7.

www.ingramcontent.com/pod-product-compliance
Lightning Source LLC
Chambersburg PA
CBHW061003220326
41599CB00023B/3813